肠胃好，可以让您年轻10岁

胡维勤 ◎ 主编

黑龙江出版集团
黑龙江科学技术出版社

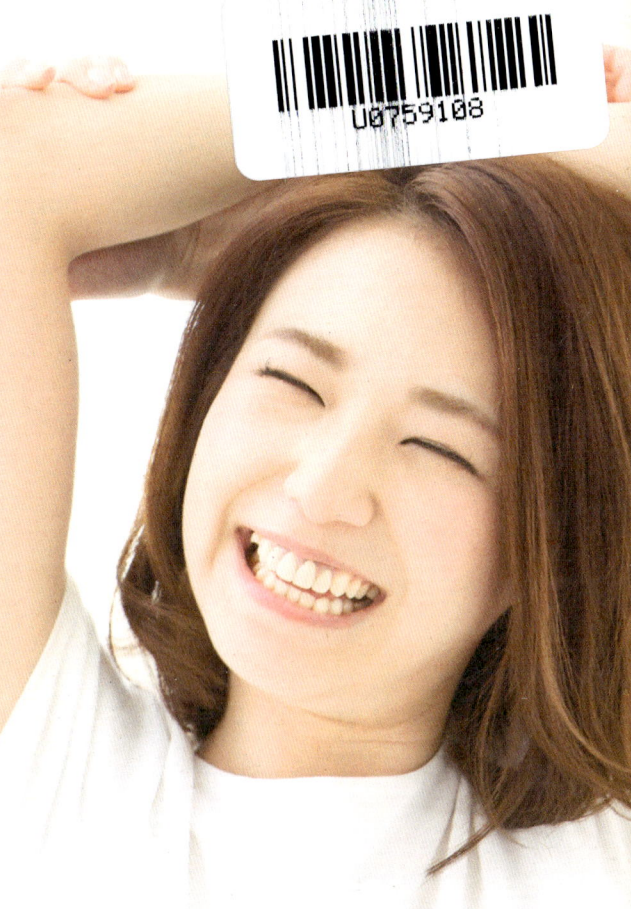

图书在版编目（CIP）数据

肠胃好，可以让您年轻10岁 / 胡维勤主编. -- 哈尔滨：黑龙江科学技术出版社，2016.11
ISBN 978-7-5388-8962-8

Ⅰ．①肠… Ⅱ．①胡… Ⅲ．①胃肠病－防治 Ⅳ．①R573

中国版本图书馆CIP数据核字(2016)第223794号

肠胃好，可以让您年轻10岁
CHANGWEIHAO, KEYI RANGNIN NIANQING 10 SUI

主　　编	胡维勤
责任编辑	徐　洋
摄影摄像	深圳市金版文化发展股份有限公司
策划编辑	深圳市金版文化发展股份有限公司
封面设计	深圳市金版文化发展股份有限公司
出　　版	黑龙江科学技术出版社
	地址：哈尔滨市南岗区建设街41号　邮编：150001
	电话：（0451）53642106　传真：（0451）53642143
	网址：www.lkcbs.cn　www.lkpub.cn
发　　行	全国新华书店
印　　刷	深圳市雅佳图印刷有限公司
开　　本	723 mm×1020 mm　1/16
印　　张	12
字　　数	150 千字
版　　次	2016年11月第1版
印　　次	2016年11月第1次印刷
书　　号	ISBN 978-7-5388-8962-8
定　　价	36.80元

【版权所有，请勿翻印、转载】

目录 CONTENTS

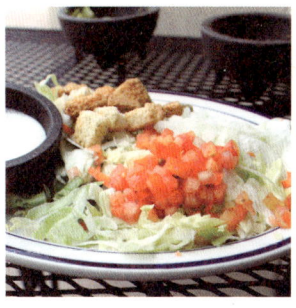

Chapter 1
肠胃是人体的健康基石

- 002　一、"脾胃"与"肠胃"
- 003　二、肠胃是人体的营养"源泉"
- 005　三、肠胃不好，人易衰老
- 007　四、请注意，"寒、热、暑、湿"易伤肠胃
- 009　五、易患肠胃病的人群
- 011　六、肠胃健康状况的自测

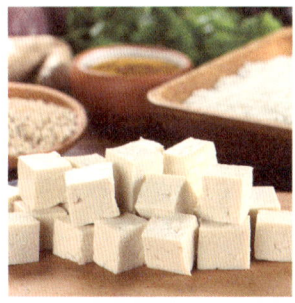

Chapter 2
守护肠胃就是守住"青春"

- 014　一、选准食材，吃出健康肠胃
- 014　1 不可不知的肠胃调养黄金饮食法则
- 016　2 这些食材要常吃
- 022　3 调养肠胃食谱
- 022　　糯米红薯甜粥
- 023　　蒜香茶树菇蒸牛肉
- 024　　花生酱拌荞麦面
- 025　　西红柿炒山药
- 026　　小米蒸红薯
- 027　　萝卜丝蒸牛肉
- 028　　山楂高粱粥
- 029　　香蕉粥
- 030　　蜂蜜蒸红薯
- 031　　生姜大枣粥

001

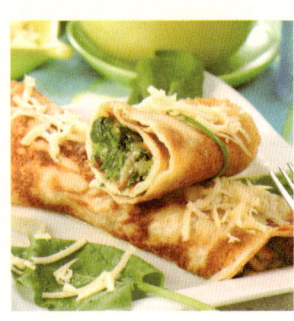

032	青椒炒莴笋
033	鹿茸竹笋烧虾仁
034	大枣糯米莲藕
035	冬瓜燕麦片沙拉
036	浓香黑芝麻糊
037	冰糖百合蒸南瓜

038 | 二、敲经按穴，疏通肠胃病不侵

038	1 敲打足阳明胃经
039	2 敲打足太阴脾经
040	3 敲打手太阳小肠经
041	4 敲打手阳明大肠经
042	5 按摩足三里穴
043	6 按摩天枢穴
044	7 按摩丰隆穴
045	8 按摩阴陵泉穴
046	9 按摩太白穴
047	10 按摩曲池穴

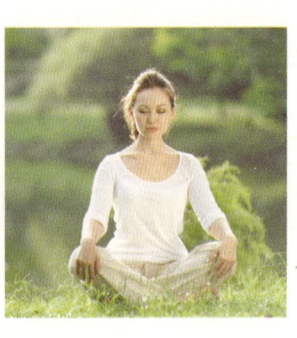

048 | 三、古人养肠胃的"功"法

048	1 叩齿吞津，健脾美颜
049	2 静坐能让肠胃更舒适
050	3 呼吸吐纳六字诀
052	4 学好八段锦，三焦得养身自安
056	5 华佗五禽戏，神医的养生法

058 | 四、新式运动助你守护肠胃

058	1 瑜伽——优雅中收获健康
059	2 健美操——完美外形气质佳
060	3 保龄球——借力打力协调好
061	4 壁球——健身休闲运动之首

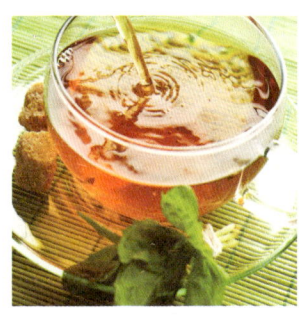

Chapter 3
调治肠胃，重获"不老之术"

064	一、肠胃常见症状，这么养远离大毛病
064	1 口臭：一杯柠檬水解君忧
065	2 口水多：煲一碗益智仁粥
066	3 打嗝：天突、翳风，一按就灵
067	4 吞咽有困难：鼓手和吮指有奇效
068	5 恶心和呕吐：按摩手三里和足三里
069	6 胃泛酸：多喝生姜红茶可调养
070	7 烧心：喝蒲公英茶消炎治酸
071	8 胃胀气：橘皮和莱菔子茶来消胀
072	9 胃痛：三七粉蒸蛋止血又止痛
073	10 食欲不振：用香菜和砂仁醒脾开胃
074	11 消化不良：山楂麦芽轻松助肠
075	12 厌油怕腻：乌梅、萝卜来帮忙
076	13 腹痛：简单热敷就能缓解
077	14 腹胀：薄荷姜茶能顺气
078	15 腹泻：扁豆山药粥巧止泻
079	16 肠鸣：艾灸神阙穴显奇功
080	17 屁多、屁臭：一碗杂粮粥解决问题
081	18 便秘：来份蜂蜜拌魔芋
082	二、16种常见肠胃病的调治
082	1 功能性消化不良
083	西红柿炒包菜
084	陈皮姜汁玉米粥
085	肉丝扒菠菜
086	按摩疗法

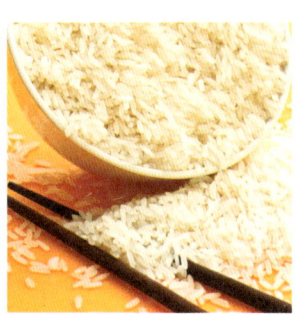

003

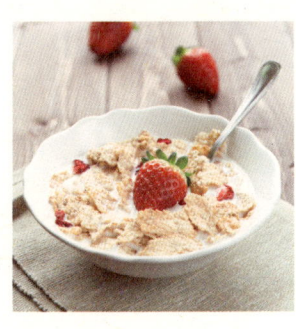

087	刮痧疗法
088	2 反流性食管炎
089	胡萝卜粳米粥
090	胡萝卜片小炒肉
091	豆瓣排骨蒸南瓜
092	按摩疗法
093	艾灸疗法
094	3 急性胃炎
095	鱼蓉豆腐
096	榛仁豆浆
097	肉末烧魔芋结
098	刮痧疗法
099	按摩疗法
100	4 慢性胃炎
101	豉油清蒸武昌鱼
102	香芋燕麦豆浆
103	肉末烧蟹味菇
104	拔罐疗法
105	艾灸疗法
106	5 慢性浅表性胃炎
107	蜜汁蒸大枣莲子
108	姜糖蒸大枣
109	蜂蜜蒸木耳
110	按摩疗法
111	艾灸疗法
112	6 十二指肠炎
113	山药西红柿煲排骨
114	西红柿洋芹汤

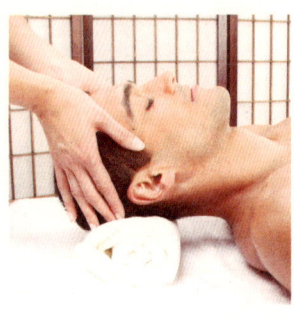

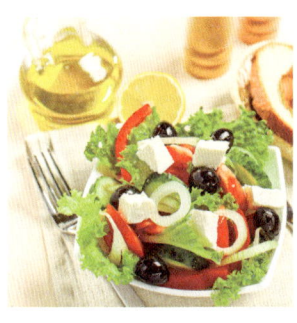

115	虫草花香菇蒸鸡
116	艾灸疗法
117	刮痧疗法
118	7 慢性结肠炎
119	腐乳凉拌鱼腥草
120	蟹味菇炒小白菜
121	排骨酱焖藕
122	刮痧疗法
123	拔罐疗法
124	8 胃及十二指肠溃疡
125	腰果西蓝花
126	黑芝麻拌莴笋丝
127	牛奶香蕉蒸蛋羹
128	按摩疗法
129	艾灸疗法
130	9 胃下垂
131	陈皮瘦肉粥
132	花椒生姜粥
133	莴笋炒瘦肉
134	拔罐疗法
135	艾灸疗法
136	10 肠易激综合征
137	竹笋炒鸡丝
138	莲藕菱角排骨汤
139	红豆腰果燕麦粥
140	按摩疗法
141	艾灸疗法
142	11 胃肠型感冒

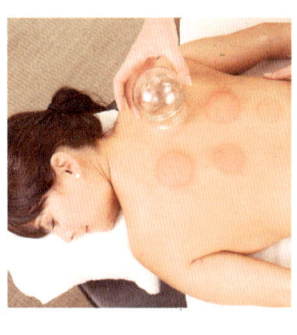

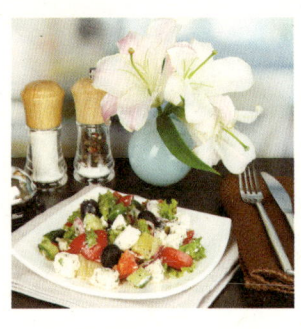

143	小白菜香菇肉片
144	蒸红袍莲子
145	风味蒸莲子
146	按摩疗法
147	艾灸疗法
148	12 阑尾炎
149	红糖山药粥
150	芸豆红腰豆糙米粥
151	大枣山药炖猪脚
152	按摩疗法
153	拔罐疗法
154	13 慢性腹泻
155	拔丝苹果
156	石榴银耳莲子羹
157	山楂麦芽猪腱汤
158	拔罐疗法
159	艾灸疗法
160	14 细菌性痢疾
161	银耳莲子马蹄羹
162	大蒜猪肚汤
163	蒜薹炒肉丝
164	拔罐疗法
165	艾灸疗法
166	15 痔疮
167	山药酱焖鸭
168	猪红韭菜豆腐汤
169	丝瓜咸蛋蒸羊肉
170	刮痧疗法

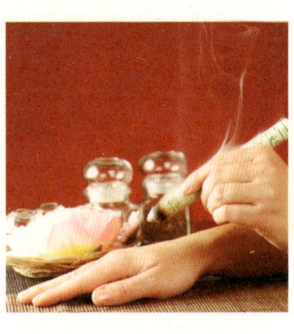

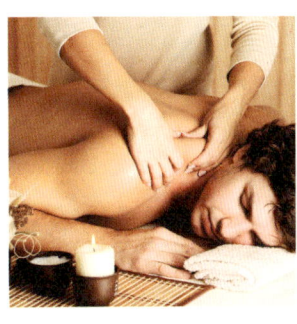

171	拔罐疗法
172	16 功能性便秘
173	五仁大米粥
174	鸡肉拌黄瓜
175	芝麻猪肝山楂粥
176	按摩疗法
177	拔罐疗法

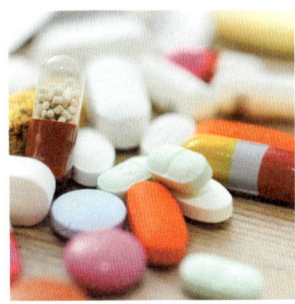

Chapter 4
肠胃病常用药使用详解

180	**一、中和胃酸药**
180	复方氢氧化铝片
180	胃必治
180	斯达舒
180	丽珠得乐
181	**二、抑制胃酸药**
181	雷尼替丁
181	法莫替丁
181	西咪替丁
182	**三、胃泌素受体阻断药**
182	丙谷胺片
182	**四、胃动力药类**
182	吗丁啉
182	胃复安
182	莫沙比利

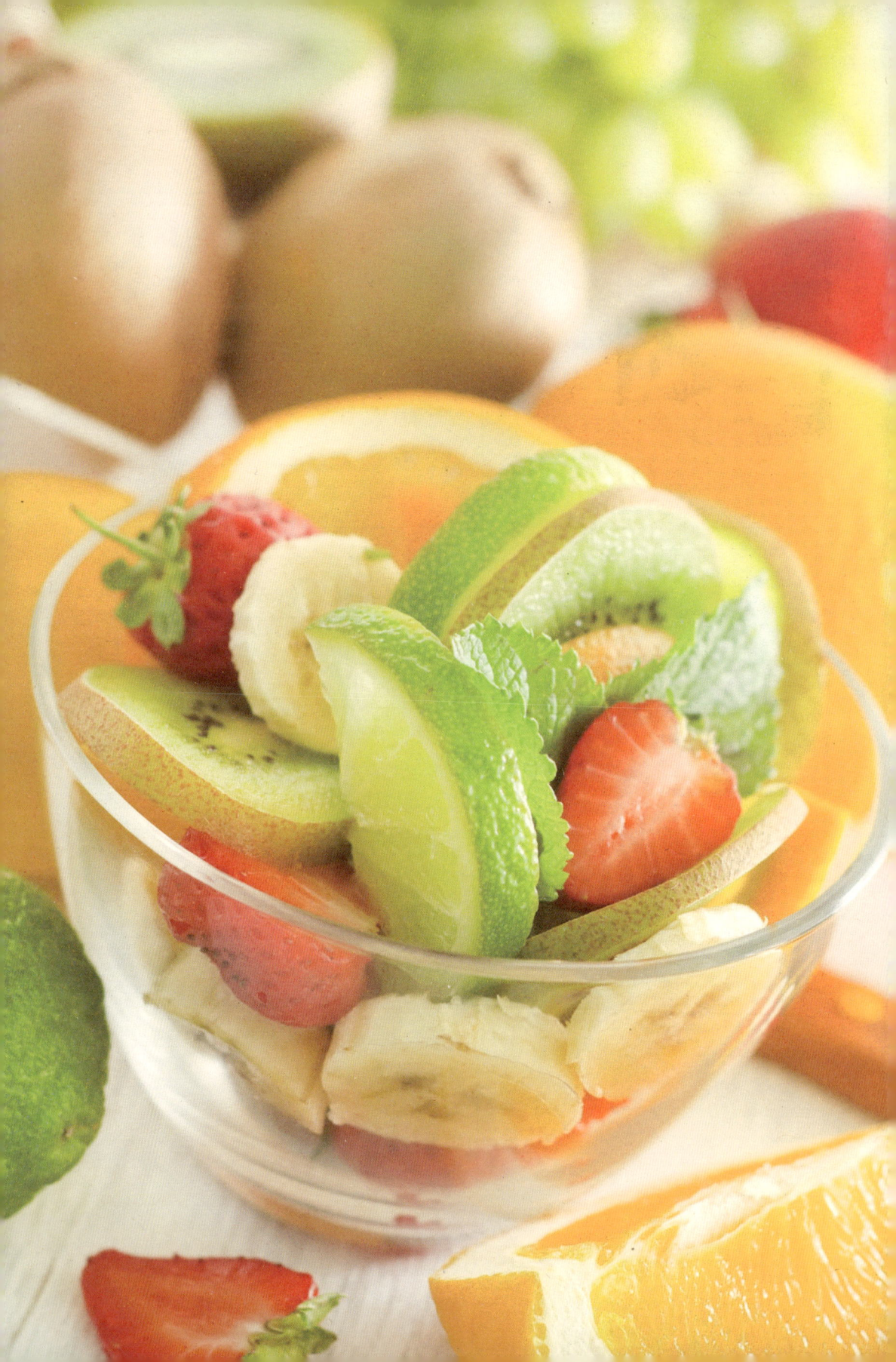

Chapter 1

肠胃是人体的健康基石

肠胃是人体的加工厂，人体每天摄入的水、食物等进入胃肠道后会被分割成比原来体积小很多的物质，经过胃肠道自身一些消化酶的作用，变成能被人体吸收的精微物质，被胃肠道的血管吸收，这才能为人体所用。所以说，肠胃是人体的健康基石。

一 "脾胃"与"肠胃"

中医说的脾胃是一个整体概念，它包括了人体的整个消化系统，并不只是脾和胃两个器官。同时脾除了包括现代医学中消化系统的主要功能外，还涉及到神经、代谢、免疫、内分泌等系统的功能，是最大的免疫器官。为了形象地说明脾和胃的关系，我们可以将胃比作是一个粮仓，而脾则是运输公司。我们吃下去的食物先由胃初步研磨、消化，再由脾进行再次消化，取精华、去糟粕，最后把食物中的精微物质上输于肺，由肺输布至全身。

脾与胃在生理上息息相关，在病理上也相互影响。胃功能不好，必然会影响脾的运化，所以临床上患者往往同时出现食欲不振、饭后腹部饱胀、消化不良等症状。脾胃之所以被称为"后天之本"，主要是因为人体的生命活动有赖于脾胃输送的营养物质，是生命健康的轴心力量。脾胃有问题，不但影响食欲、睡眠、情绪，时间长了，还会引起器质性疾病。相反，脾胃健运，能让身体气血充足，保证各个器官有条不紊地工作。

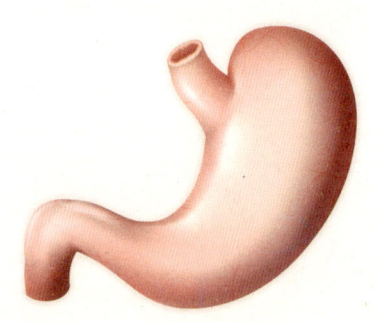

而我们经常说到的肠胃是西医概念，一般指消化系统的胃、小肠和大肠部分，是实质性器官，通过解剖我们可以观察到它的器官结构。肠胃联手共同发挥着吸收营养、排出废物的作用，被比作人体的"第二大脑"。

当吃的食物到达胃部时，胃将大块食物研磨成小块（物理消化），并将食物中的大分子降解成较小的分子（化学消化），以便于进一步被吸收。胃主要吸收少量水、酒精及很少的无机盐。同时，胃腺还分泌胃液，胃液中含有盐酸和蛋白酶，可初步消化蛋白质。

小肠是人体消化的主要部位。食物经过在小肠内的消化作用，已被分解成可被吸收的小分子物质。食物在小肠内停留的时间较长，一般是3～8小时，这提供了充分吸收时间。大肠接受小肠下传的食物残渣，吸收其中多余的水液，形成粪便。大肠之气的运动，将粪便传送至大肠末端，并经过肛门有节制地排出体外。

总的来说，"脾胃"与"肠胃"说的都是人体的消化功能，它们之间既有共同之处，又存在着差异。所以，当我们用中医和西医不同角度去调养人体消化吸收能力时，需要有所区分。

二 肠胃是人体的营养"源泉"

肠胃一般是指消化系统的胃、小肠和大肠部分。而胃和小肠是营养吸收的核心。因此，这里我们主要为大家介绍胃和小肠。

❶ 胃是人的后天之本

胃是一个由肌肉组成的中空器官，是人体消化道的一个组成部分。它上接食管，下通小肠。人身体的发育以及正常运行所需要的基本营养物质都需要胃来转化和供给。

当人体进食的食物进入胃中后，胃部通过自身蠕动，先将大块的食物"研磨"成小块，并将食物中的大分子分解成小分子，以便身体进一步吸收。身体在吸收的过程中，胃腺的泌酸细胞分泌出胃酸，杀死附着在食物表面的细胞。主细胞会分泌蛋白酶、凝乳酶等酶类，在这些酶的帮助下，人体摄入的蛋白质、糖分等营养物质开始分解，然后，食物进入十二指肠。

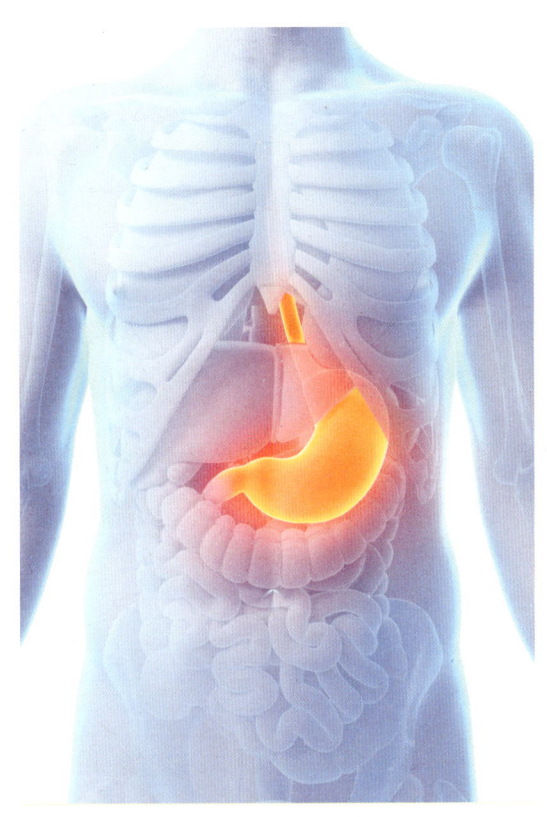

《黄帝内经》记载："胃为仓廪之官，五味出焉。"仓廪之官，即管理并按时发放财物的官员。这句话的意思是通过胃的管理，人的五味才会出现。由此，也印证了西医所说的人体所需要的能量来自于胃的消化和吸收这一观点。中医认为胃为后天之本，胃气一败，百药难施，有胃气则生，无胃气则死。

② 小肠是人体食品加工厂

小肠位于腹中，上端接幽门与胃相通，下端通过阑门与大肠相连，是食物消化吸收的主要场所。小肠盘曲于腹腔内，全长4～6米，分为十二指肠、空肠和回肠三部分。

食物在小肠内停留的时间一般为3～8小时，这给小肠提供了允分的吸收时间。小肠黏膜形成许多环形皱褶和大量绒毛突入肠腔，每条绒毛的表面是一层柱状上皮细胞，柱状上皮细胞顶端的细胞膜又形成许多细小的突起，称微绒毛。小肠黏膜上的环形皱襞、小肠绒毛和每个小肠绒毛细胞游离面上的1000～3000根微绒毛，使小肠黏膜的表面积增加600倍。小肠绒毛上皮细胞朝向肠腔的一侧，估计一个成年人小肠的内表面积为200平方米。内表面积越大，吸收越多。另外，小肠绒毛内有毛细血管，小肠绒毛壁和毛细血管壁很薄，都只有一层上皮细胞构成，这些结构特点使营养物质很容易被吸收而进入血液。小肠的巨大吸收面积有利于提高吸收的效率。

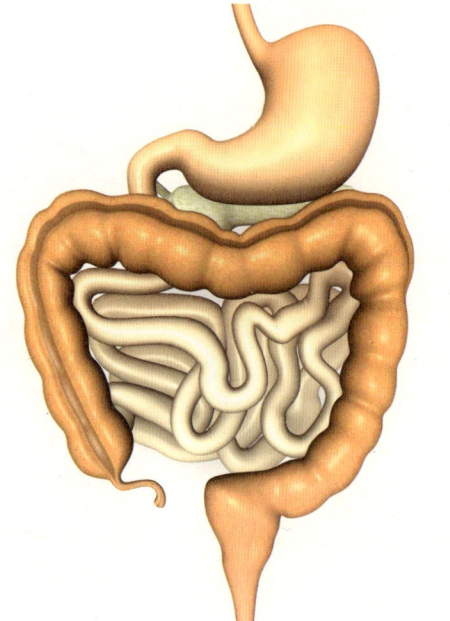

中医对小肠的认识与西医有共同之处，认为小肠是受盛化物之官。受盛，即接受，以器盛物之意；化物，即变化、化生之意。小肠的受盛化物表现以下两方面：一是指小肠接受由胃腑下传的初步消化的食物，起了容器的作用，即受盛；二是胃初步消化的食物，在小肠必须停留一定时间，由小肠对其进行进一步消化，将饮食水谷精微化为精微和糟粕，即化物作用。

小肠不仅具有吸收功能，而且还具有分泌功能。小肠的分泌功能主要是由小肠壁黏膜内的腺体（十二指肠腺和肠腺）完成的。正常人每天分泌1～3升小肠液。小肠液的成分比较复杂，主要含有多种消化酶、脱落的肠上皮细胞以及微生物等。这些酶对于将各种营养成分进一步分解为最终可吸收的产物具有重要作用。

三 肠胃不好，人易衰老

如今，打开任何一种社交软件，都会被"颜值爆表""小鲜肉""国民美女"等热词频频刷屏，"颜值高"渐渐成为人们评判美的新标准。"颜值"一词的流行反映了现今人们对于外在容貌的密切关注，然而真正的高颜值并不仅仅体现在外表，它与我们的肠胃健康也息息相关。诺贝尔医学奖获得者、俄罗斯微生物学与免疫学家梅契尼科夫在其著作《延年益寿》中明确提出，肠道健康就是世界上最好的驻颜秘诀。也就是说，外在容貌与肠胃同岁，"不老"容颜要从拥有健康的肠胃开始。

正如我们的生理年龄一样，肠胃也有自己的年龄。如果平时我们不关注、不呵护自己的肠胃状况，长期高压、高负荷的不断运转，肠胃很可能会出现超龄和早衰的现象，进而导致面色暗沉等面部问题。所以说，肠胃的沧桑都会写在我们的脸上，想要拥有由内而外的美丽，焕发真正的年轻活力，还得从养好"肠胃"开始。

虽然说我们并不能让肠胃永远不老，也不可能让它从不生病，但正确的做法仍然可以让我们的肠胃离"早衰"远一些，也让我们的"颜值"不至于过早降低。

① 保持进食好心情

很多人可能都有过这样的体验，在伤心难过的时候，我们往往会"茶不思，饭不想"；在生气的时候进食或者进食的过程中郁郁寡欢，可能会出现腹胀、腹痛甚至消化不良。这些都是负面情绪对饮食健康带来的不良影响。相反，进食的时候如果能保持愉悦舒畅的心情，脾胃的气机自然通畅，不仅能使得胃口大开，食欲旺盛，还能促进饮食的消化吸收。

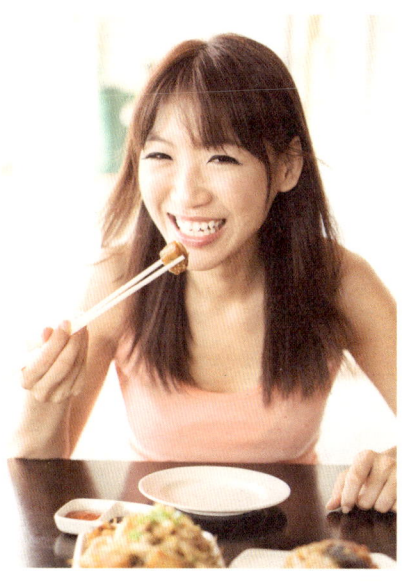

这里还要特别提及"喝闷酒"的问题。人在愁苦不乐时，郁闷、烦恼等不良情绪持续发酵，会对脾胃功能产生负面影响，如果这个时候借酒消愁，对胃来说，无疑是雪上加霜。所以说，喝闷酒很容易导致胃溃疡等肠胃疾病。

② 再忙，也要记得吃早餐

不吃早餐的人群中，肠胃病的发生率很高。人体经过一夜睡眠，到早晨时肠内食物早已消化殆尽，急需补充，如果不吃早餐，将会使消化系统的生物节律发生改变，并使肠胃蠕动及消化液的分泌发生变化。消化液若没有得到食物的中和，就会对肠胃黏膜产生不良的刺激，轻者会引起胃炎，重者会引发消化性溃疡。

经常不吃早餐还会增大患胆结石的概率。正常吃早餐的情况下，胆囊收缩，使胆固醇随胆汁排出，同时食物刺激胆汁分泌，使胆囊内胆固醇饱和度降低，结石则不易形成；如果不吃早餐，空腹时间过长，胆囊内胆汁贮存时间过久，可能导致胆固醇过饱和，进而引起胆固醇沉积，逐渐形成胆结石。另外，如果不吃早餐，午餐的饭量便可能大增，就会造成胃肠道负担过重，导致消化不良、胃炎、胃溃疡等疾病的发生。

③ 避免滥用抗生素

抗生素是医学史上一个重大发明，但从保护胃肠道的角度考虑，抗生素仍是应该尽量避免滥用的。因为它除了可能增加一些细菌耐药，也可能导致人体内菌群结构发生变化。许多妈妈遇见宝宝腹泻，就让他吃抗生素，这样很容易造成肠道菌群紊乱。甚至有研究人员提出，过量使用抗生素可能让人发胖，或者带来其他胃肠道疾病，也是因为药物改变了肠道菌群结构。

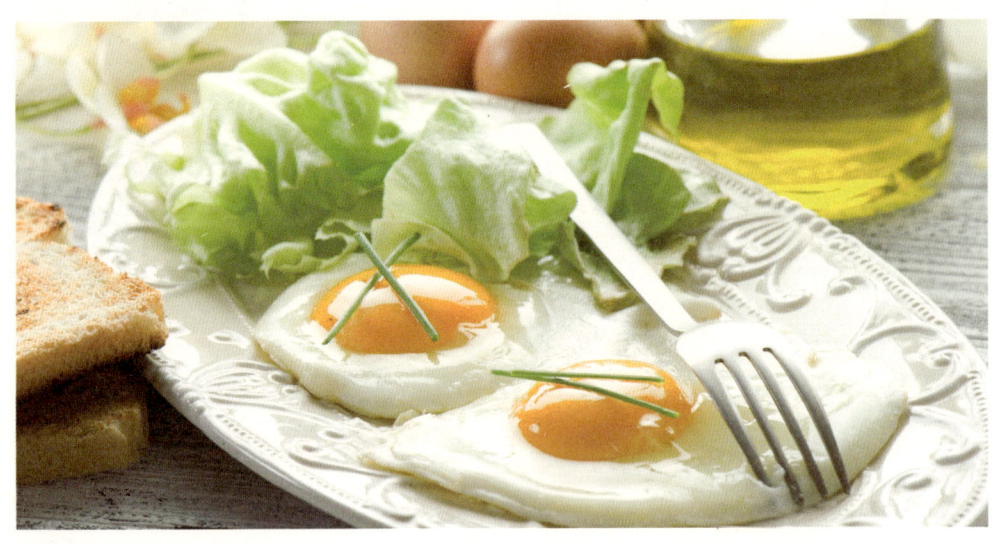

四 请注意,"寒、热、暑、湿"易伤肠胃

胃寒、胃热、暑湿犯胃,这些病症你是否在日常生活中经常看到或亲身经历过呢?有些人或许对他们不了解,但我要告诉他们的是,确实很多人的肠胃都或多或少被寒、热、暑、湿侵犯过。

❶ 胃寒

胃寒是指人体脾胃阳气虚衰,过食生冷,或寒邪直中所致阴寒凝滞胃腑的证候。症见胃脘部疼痛,得温则痛减,呕吐清涎,口中无味,喜热饮,饮食不消化,舌淡苔白滑。

胃寒的主要致病因素可概括为四个方面:

饮食

胃寒患者多由于食用生冷食物(水),造成黏膜的刺激。

生活习惯

常常不按时吃饭,冷热交替进食,饱一顿饿一顿,久而久之会造成胃寒。

精神因素

生活节奏快,精神紧张,饮食不规律也是促进胃寒症状加剧的重要原因。

天气原因

胃寒患者多怕天冷,常常由于天气变冷而经常性的胃痛、腹痛、腹泻等。

胃寒的人每天早晚都要喝点姜糖水来满足自己的身体能量需求,因为这样可以使自己的胃暖起来,而且还可以增强免疫力、预防感冒。

❷ 胃热

胃热，即是胃火，多由偏食辛辣厚味，胃火素旺或邪热犯胃或气郁化火所致。火热内炽，胃腑脉络气血壅滞，故脘部灼热疼痛；热邪伤津，则口渴喜冷饮；火能消谷，则消谷善饥；若肝火犯胃，则吞酸嘈杂；火邪循经上炎，则口臭，牙龈肿痛，衄血等；阳明热或伤津，则便秘溲赤，舌红苔黄。

中医认为，胃阴不足亦会引起胃热。但胃阴不足与胃实热的根本区别在于胃阴不足属虚证，胃实热属实证。胃虚热者，脘部隐痛，干呕，口咽干燥，大便干结，舌红少苔；胃实热者，脘部灼痛，呕吐酸苦，渴喜冷饮，大便秘结，舌红苔黄。

胃热的人推荐食疗方有：

1 西瓜饮： 以榨汁机榨取西瓜汁150毫升、梨汁80毫升、白菜汁50毫升，混合后凉饮。

2 小米绿豆粥： 绿豆20克，加清水煮50分钟后，加入小米50克，待小米煮烂后即可，凉饮。

❸ 暑湿犯胃

暑湿是夏季的时令邪气，尤其在南方，夏令气候炎热，空气潮湿，容易形成暑兼湿邪。若人体正气不足，或因天气炎热而嗜食生冷，以致水湿内停，往往容易感受暑兼湿邪而病。本病所及部位、脏腑，主要是卫分肌表、肺、三焦、肠胃等。暑湿之邪一旦侵入人体肠胃则会导致胃脘痞满，胀闷不舒，按之腹软而痛，纳差食减，口干而腻，头身沉重，肢软乏力，小便黄热，大便滞而不爽，或兼见发热恶寒，舌质红，苔白黄而腻。

暑湿的治疗，以清暑利湿为主（如藿香、薏米等），佐以芳香化湿（如砂仁、豆蔻等）。推荐的药茶方有：

香薷饮： 香薷10克，厚朴、白扁豆各5克。用剪刀把厚朴剪碎，白扁豆炒黄捣碎，放入保温杯中，以沸水冲泡，盖严温浸1小时，代茶频饮。

五 易患肠胃病的人群

我们身边患肠胃病的人很多，他们或因为工作压力所致，或因为饮食不当所致等。仔细观察，患肠胃病的人具有一定群体性。意思就是说，有些群体的人相比较其他人更容易患上肠胃疾病。

❶ 上班族白领

人的一生中，需要工作的时间通常在20～60岁这40年中，而在这段时间里，肠道的健康状况也发生着由好转坏的变化。这种变化除了人体迈向衰老所致之外，更多的是由于工作繁忙而忽视了肠胃健康。上班族白领一般长时间伏案工作，运动锻炼也很少，时常需要应酬，都会使肠胃面临很大的压力。此外，还有不少上班族时常需要加班，作息时间受工作影响而变得不规律。

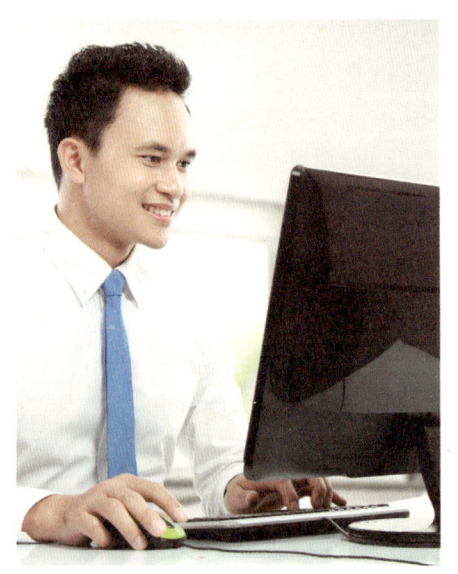

长期如此，人体肠胃不能得到足够的休息，消化吸收时间也较混乱。最后就会引发胃酸、胃痛、腹泻等症状，进而发展为胃炎、胃溃疡、肠炎等疾病。

❷ 网游爱好者

网游爱好者每天坐在电脑前的时间非常长，一日三餐通常都是在玩游戏过程中完成。这样食物容易长时间滞留在胃里，胃排空减缓，胃部负担加重，胃黏膜受到更多刺激，严重影响胃健康。

另外，网游爱好者以年轻人居多。他们在长时间面对电脑后，口渴时最常见的是无限制地饮用碳酸饮料，而这样只会加重对胃黏膜的刺激和损伤，同时也是引发胃炎、胃溃疡的原因之一。

③ 教师

在肠胃病患者人群中，从事教育工作的人占有一定的比例。看似体面、规律的教师职业并不像一般人所想得那样轻松惬意。繁忙的教学任务、强大的心理压力让他们长期处于紧张状态。研究表明，长期的精神紧张会破坏胃部的消化、吸收功能，导致胃消化、吸收功能紊乱，胃液也会过量分泌。当胃酸和胃部蛋白酶持续不断增多后，会引发胃炎、胃溃疡等肠胃病。所以说，教师作为易受肠胃病困扰的人群，应更加注重胃部保健，学会自我压力调节，照顾好自己才能更好地教育学生。

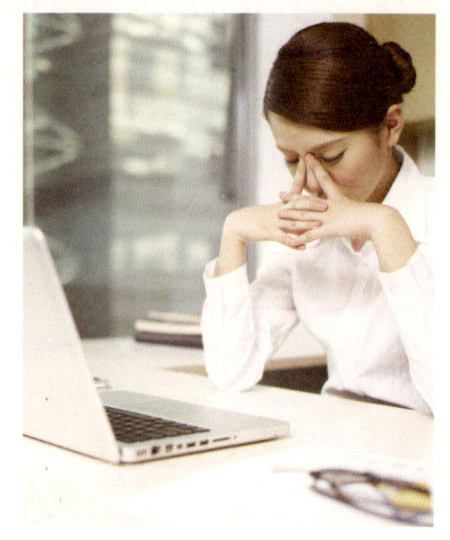

④ 记者

从事媒体行业的人不少都有不同程度的胃病，其中，以记者最突出。这是因为他们的工作时间不固定，常常夜晚上班，白天休息，所以饮食也极其不规律。长此以往，容易受到胃病的困扰。

⑤ 销售人员

由于工作需要，饭桌上的应酬成了他们工作的一个重要部分，有时候一天要同时参加几个饭局。过量饮酒、不定时进餐、吃夜宵等习惯严重损害了肠胃健康，扰乱了其正常的消化、吸收功能，为诱发各类肠胃疾病提供了条件。随之而来的就是经常会有胃部泛酸、绞痛症状，最终导致美食当前，却经常一点感觉也没有。

既然已经有这么多人都受到肠胃病的伤害，那我们怎样才能打好肠胃的"保卫战"呢？一定要记住四条原则：合理膳食、坚持锻炼、心情愉悦、合理用药。如果不能更换工作，也要尽量调整自己的作息，让身体的生物钟处于相对规律、稳定的状态，不能放任病情的发展，否则胃病进一步发展后，再后悔就来不及了。

六 肠胃健康状况的自测

肠胃的重要性我们了解了这么多，那么如何来判断自己的肠胃是否健康呢？下面可以通过这份表格来完成测试。

	能做到（3分）	大多做到（2分）	少数做到（1分）	没有做到（0分）
三餐规律				
只吃七分饱				
用餐时坐在餐桌旁				
用餐后，静坐休息几分钟				
用餐速度不急不缓				
不吃辛辣食物				
不吃冰、凉或生冷的食物				
定期体检				
吃下顿时，确定上顿已消化				
不抽烟				
不饮酒				
总计（分）				

坚持一个星期，对您的饮食习惯进行详细记录，计算实际分数，就可以看出您的消化系统情况。①假如您的得分超过20，恭喜！您的胃运转情况非常好。②假如您的得分是14～20，相信您的胃在正常的工作。③假如您的得分只有7～14，您的胃已陷入现下最流行的亚健康状态了。④假如您的得分低于7，要注意，您的胃开始敲响警钟了。

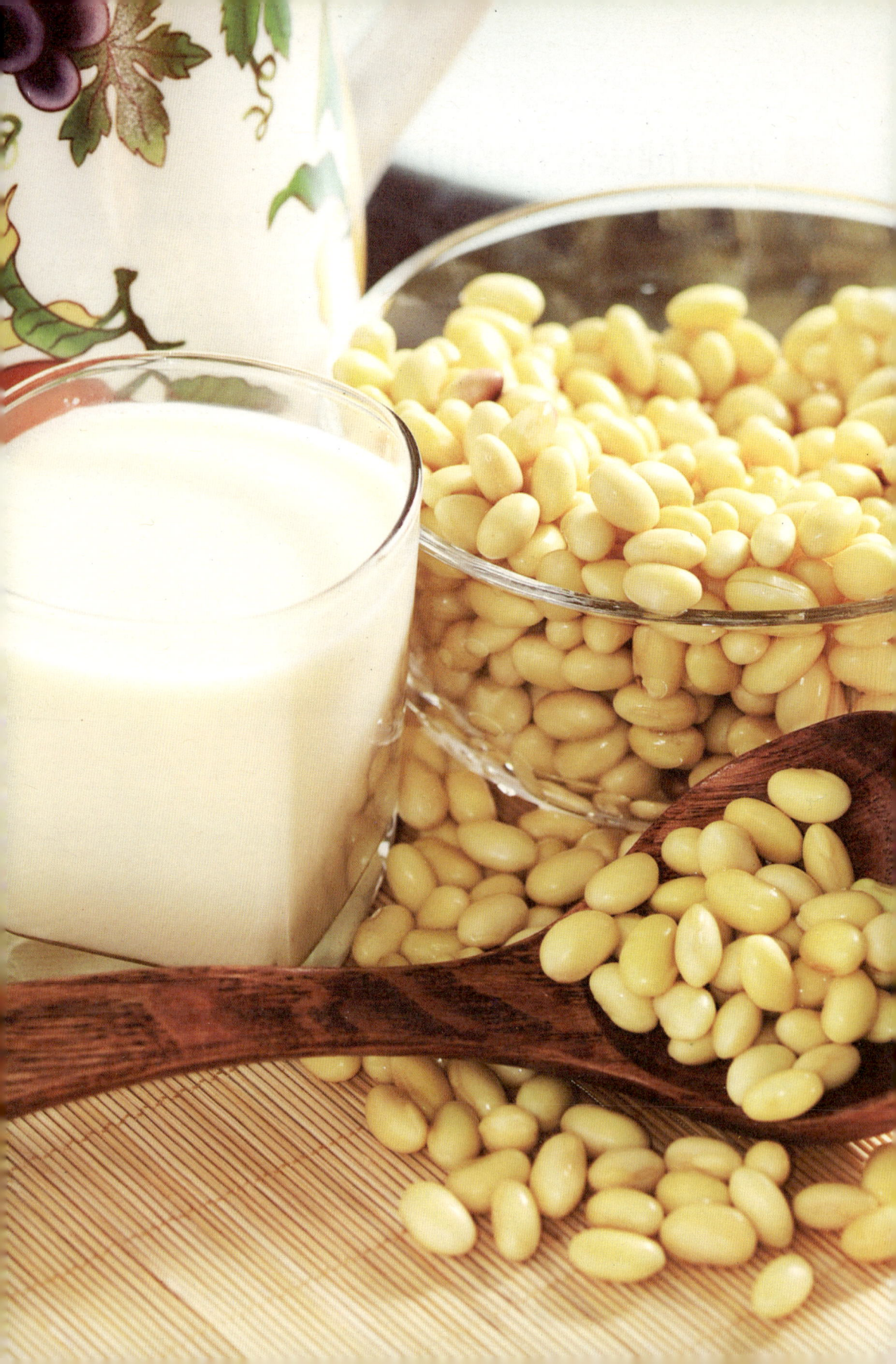

Chapter 2

守护肠胃就是守住"青春"

肠胃是人体的营养源泉,不断地为身体各个脏器输送着原料。所以,保护好肠胃能守护健康,让人活力四射不显老。本章将从饮食、自然疗法、古人功法以及新式运动四个方面告诉大家守护肠胃的技巧。每个部分的内容通俗易懂,大家学习起来一点也不费劲,快来学学吧!

一　选准食材，吃出健康肠胃

饮食与肠胃健康关系密切。好的饮食能使肠胃健康，使肠胃顺利地完成消化食物的任务，但不好的饮食会使肠胃生病，给人们带来痛苦。

1 不可不知的肠胃调养黄金饮食法则

❶ 营养全面，食物不宜太精

和人体的各个脏器一样，肠胃也需要众多来源的食物才能满足其营养的平衡。只有这样，肠胃才能健康地工作，并源源不断地为人体提供能量。

偏食或食物过精易造成营养元素中铁、锌、碘、钙和某些维生素的缺乏或某种营养素的过剩。因此，除需要注意食品的色、香、味、形以外，更应提倡食品来源的多样化。人体对营养素的需求不是单一的，而是多种组合、全面需要，所以不要"食不厌精"，应尽量吃得杂些、糙些。因为每种食物的营养价值都不同。

❷ 干稀搭配，肠胃不累

俗话说："饭前先喝汤，胜过良药方"，这句话是有一定科学道理的。人体从口腔、咽喉、食管到胃，犹如一条通道，是食物必经之路。吃饭前，先喝几口汤，等于给这段消化道加点"润滑剂"，使食物能顺利下咽，防止干硬食物刺激消化道黏膜。

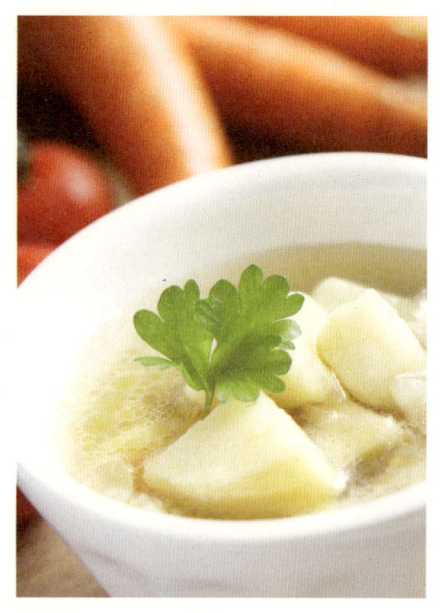

中午把饭煮成干饭，而早晚把米熬成粥、稀饭，配着馒头、大饼一起吃，既利于消化吸收，又能补充充足的水分，有益于身体健康。当然，我们这里说的"稀"还包括汤。如果每天的饮食中都有米饭、炒菜这些"干"的食物和菜汤、稀饭这些"稀"的食物，那么我们的肠胃就能更好地发挥作用。

当然干稀搭配不是让大家用汤泡饭吃。有些人喜欢吃饭时将干饭或面食泡在汤里吃，这种饮食习惯不利于健康。这是因为汤泡饭由于饱含水分，松软易吞，人们往往懒于咀嚼，未经唾液的消化过程就把食物快速吞咽下去，这无疑会增加胃的负担。

③ 温度适中，不寒不烫

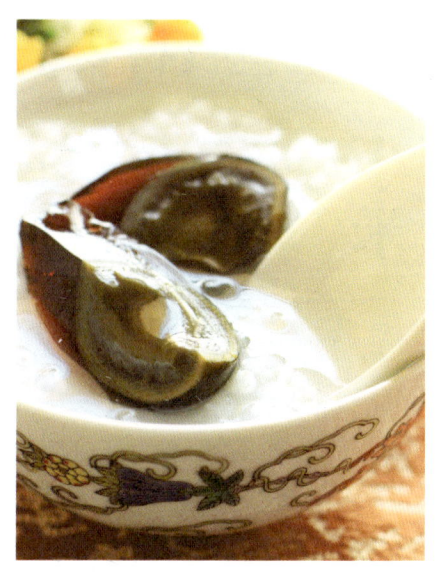

《黄帝内经》说："水谷之寒热，感则害于六腑。"饮食过寒、过热，易于损伤脾胃。如果过食寒凉，贪食生冷瓜果，日久则损伤脾胃阳气，导致脾胃虚弱，寒湿内生，从而引发腹痛、泄泻等病。

长期吃过热、过烫的食品，会对口腔、食管、胃黏膜造成损害，导致慢性口腔黏膜炎症、口腔黏膜白斑、食管炎、萎缩性胃炎等病症，时间长了，甚至会发生癌变。

④ 生熟搭配，有益健康

熟食可使食物的消化利用率大大提高。如作为主食的淀粉类食品（米、面等），由于生淀粉外壳不易消化，煮熟后淀粉破裂而成糊状物，就容易被淀粉酶消化。

日常生活中，除熟食外，适当地搭配生食蔬菜，更有益于人们的健康，也更有助于肠胃的消化，如生食黄瓜、西红柿、萝卜、生菜、小青菜等，可确保各种维生素不被加热破坏。

⑤ 细嚼慢咽，利于消化

口腔是重要的消化器官。食物在口腔内通过牙齿的研磨和切割、舌头的协同搅拌、唾液的湿润消化，变得温度适中、松软光滑，这样就有利于食物通过食管。如果吃饭过快，就会使硬的、粗糙的、有棱角的、过冷或过热的食物直接进入食管而刺激甚至损伤食管，日久就会导致食管疾病，也会导致胃病的发生。

细嚼慢咽能够促进胃液分泌，将食物磨得更细，便于消化吸收并减轻肠胃负担。同时，增加的唾液中的消化酶还可助消化，形成保护胃部的薄膜。

2 这些食材要常吃

小米
补虚损、开肠胃

每日食用量 **50克**

【推荐食法】粥、糕点
【性味归经】性凉，味甘咸，归胃、脾经
【功　　效】小米被古人称为粟米，是养胃的佳品，常煮粥食用。小米具有健胃除湿、安眠、清虚热、补虚损等功效，主治胃虚失眠、胃热、反胃作呕等症。

糯米
改善脾胃功能

每日食用量 **50克**

【推荐食法】粥、年糕、酒糟
【性味归经】性温，味甘，归脾、胃、肺经
【功　　效】糯米有补中益气、健脾暖胃、固表止汗等功效，适合食欲不振、便溏久泄者食用。糯米在加热状态下，支链淀粉会糊化，有利于被消化酶分解，更易消化。

黑米
开胃益中

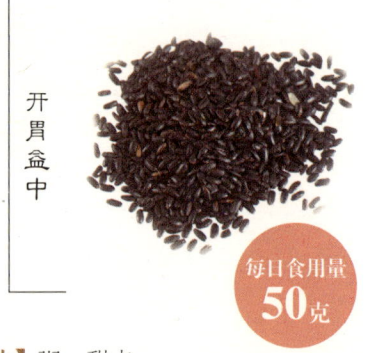

每日食用量 **50克**

【推荐食法】粥、甜点
【性味归经】性平，味甘，归肝、肾、脾经
【功　　效】黑米中的糖蛋白和蛋白多糖有润滑作用，能减轻胃部负担，促进消化吸收；膳食纤维可促进肠道蠕动，有利于肠道排便。

荞麦
消积宽肠

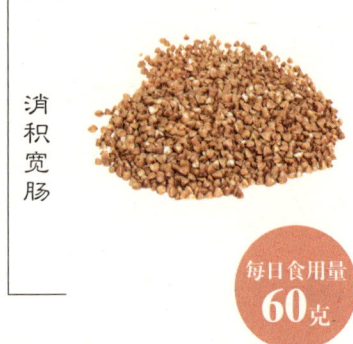

每日食用量 **60克**

【推荐食法】粥
【性味归经】性平，味甘，归大肠、肾经
【功　　效】荞麦中的膳食纤维含量是面粉的4倍、大米的9倍，是很好的"大肠清道夫"，能刺激肠蠕动，加速粪便排泄，预防便秘。

莴笋

宽肠通便

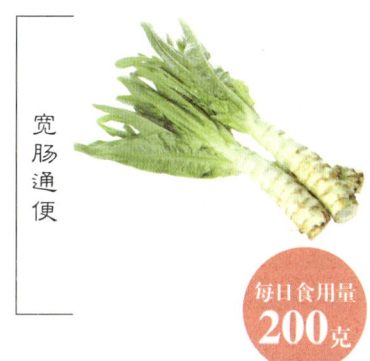

每日食用量 **200克**

【推荐食法】煲汤、炒菜
【性味归经】性凉，味甘，归胃、大肠经

【功　　效】莴笋中含有大量植物纤维素，能促进肠壁蠕动，通利消化道，帮助大便排泄，可用于治疗各种便秘。莴笋可刺激消化酶分泌，增进食欲，其乳状浆液，可增强胃液、消化腺的分泌和胆汁的分泌，对消化功能减弱和便秘的病人尤其有利。

莲藕

开胃健中

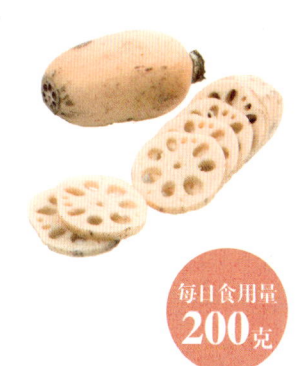

每日食用量 **200克**

【推荐食法】炒菜、煲汤、粉蒸
【性味归经】性凉，味辛、甘，归肺、胃经。

【功　　效】莲藕中含有黏液蛋白和膳食纤维，能与人体内胆酸盐，食物中的胆固醇及三酰甘油结合，使其从粪便中排出，从而减少脂类的吸收。莲藕含有鞣质，有一定健脾止泻作用，能增进食欲，促进消化。

南瓜

润肠排毒

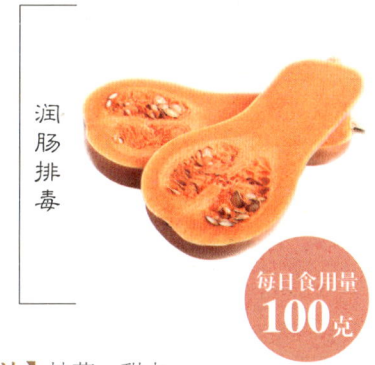

每日食用量 **100克**

【推荐食法】炒菜、甜点
【性味归经】性温，味甘，归脾、胃经

【功　　效】南瓜中含有丰富的维生素A，可参与胃内上皮组织的正常代谢，保护胃黏膜，促进溃疡愈合；果胶则可以让消化道免受粗糙食品的刺激，预防胃炎、胃溃疡。南瓜中所含的甘露醇有润肠通便的作用，可减少粪便中毒素对人体的危害。

西红柿

开胃消食

每日食用量 **2~3个**

【推荐食法】炒菜、榨汁、煲汤
【性味归经】性凉，味甘、酸，归肝、胃、肺经

【功　　效】西红柿所含苹果酸、柠檬酸等有机酸，能增加胃酸浓度，调节胃肠功能，所含果酸及纤维素，可帮助消化、防治便秘。西红柿中的番茄红素可有效清除体内的自由基，预防胃癌、直肠癌等多种癌症。

扁豆

健脾和胃

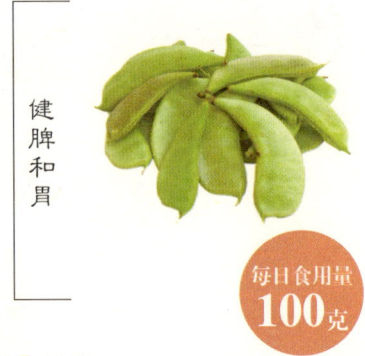

每日食用量 **100**克

【推荐食法】炒菜

【性味归经】味甘，性温，入脾、胃经

【功　　效】扁豆蛋白质含量较丰富，经常食用可增进食欲，健脾养胃；扁豆味甘，入脾、胃经，是一味补脾、除湿而不燥烈的健脾化湿良药，对脾胃不和所致的呕吐、腹泻、体倦乏力等症有很好的食疗功效。

豇豆

促进肠胃蠕动

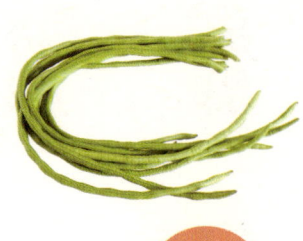

每日食用量 **80**克

【推荐食法】炒菜

【性味归经】性平，味甘，归脾、大肠经

【功　　效】豇豆所含B族维生素能维持正常的消化腺分泌和胃肠道蠕动的功效，抑制胆碱酶活性，有帮助消化、增进食欲的功效。

山药

补脾胃、祛湿止泻

每日食用量 **200**克

【推荐食法】煲汤、炒菜、甜点

【性味归经】性平，味甘，归脾、肺、肾经

【功　　效】山药含有淀粉酶、多酚氧化酶等物质，可以改善脾胃的消化吸收功能，对脾胃虚弱、食少体倦、腹泻等症有食疗作用。山药中的尿囊素则有助于胃黏膜的修复，对溃疡病有很好的辅助治疗作用。

竹笋

开胃健脾

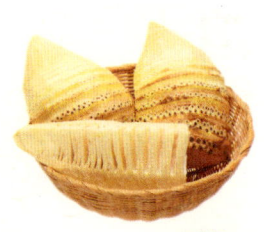

每日食用量 **100**克

【推荐食法】炒菜

【性味归经】性微寒，味甘，归胃、大肠经

【功　　效】竹笋又名竹肉、玉兰片，被认为是菜中的珍品。竹笋所含有的植物纤维可以增加肠道水分的储留量，促进肠胃蠕动，降低肠内压力，减少粪便黏度，使粪便变软，利于排出，用于治疗便秘，预防肠癌。

牛肉

益气血、强筋骨

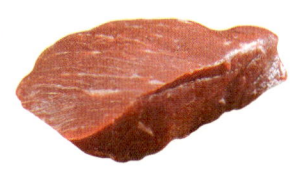

每日食用量 **100**克

【推荐食法】炖汤、爆炒、卤
【性味归经】性温，味甘，归脾经
【功　　效】牛肉含有丰富的蛋白质、B族维生素，能补脾胃、益气血、强筋骨，对虚损羸瘦、消渴、脾弱不运、癖积、水肿、久病体虚等症状有食疗作用。

猪肚

补虚损、健脾胃

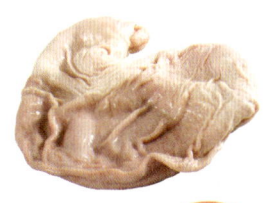

每日食用量 **100**克

【推荐食法】炖汤、爆炒、卤
【性味归经】性微温，味甘，归脾、胃经
【功　　效】中医认为，猪肚可以补虚损、健脾胃，用于虚劳羸弱、泻泄、下痢、消渴、小便频数、小儿疳积等症的食疗。

鸡胗

健胃消食

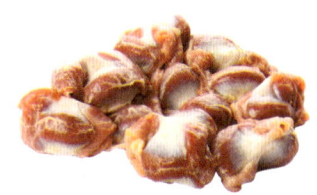

每日食用量 **50**克

【推荐食法】卤、爆炒
【性味归经】性涩，味甘，平，归脾、胃、小肠、膀胱经
【功　　效】鸡胗主要含有胃激素、角蛋白、氨基酸等成分，有增加胃液分泌量和胃肠消化能力，加快胃的排空速率等作用。鸡胗同时也是补铁的最佳食品，对于缺铁的人士来说是一个很好的选择。

鲫鱼

健脾、利水

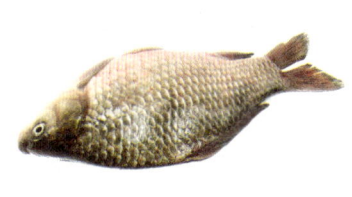

每日食用量 **100**克

【推荐食法】煲汤、油煎
【性味归经】性平，味甘，归脾、胃、大肠经
【功　　效】中医认为，鲫鱼具有健脾和胃、利水消肿、通血脉的作用，是脾胃虚弱、食欲不振、水肿、胃痛等患者的食疗佳品。民间有"鱼生火"的说法，但鲫鱼是个例外，据《本草纲目》记载"诸鱼属火，唯鲫鱼属土，故能养胃"。

苹果

生津、止渴、消食

每日食用量 **1~2个**

【推荐食法】榨汁、甜水
【性味归经】性凉,味甘、微酸,归脾、肺经
【功　　效】苹果具有润肺、健胃、生津、止渴、止泻、消食、顺气、醒酒等功效,而且对于癌症有良好的食疗作用。苹果含有大量的纤维素,常吃可以使肠道内胆固醇减少,缩短排便时间,能够减少直肠癌的发生。

山楂

消食化积

每日食用量 **2~3个**

【推荐食法】糕点、煎汁
【性味归经】性微温,味微酸、甘,归肝、胃、大肠经
【功　　效】山楂是开胃消食的首选,很多促进消化的药品中都含有山楂成分。这是因为山楂含山楂酸等多种有机酸和解脂酸,食用后能增强消化酶的作用,促进肉食消化,助力胆固醇转化。

柠檬

祛暑、消食

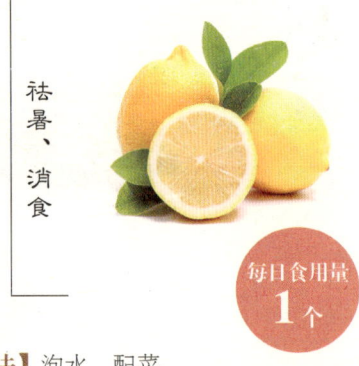

每日食用量 **1个**

【推荐食法】泡水、配菜
【性味归经】性微温,味甘、酸,归肺、胃经
【功　　效】柠檬具有生津祛暑、化痰止咳、健脾消食之功效,可用于暑天烦渴、食少无味。喝柠檬水可刺激胃液分泌,帮助消化,促进排便,清理肠道。此外还能缓解消化不良、烧心和胀气等症状。

香蕉

润肠通便

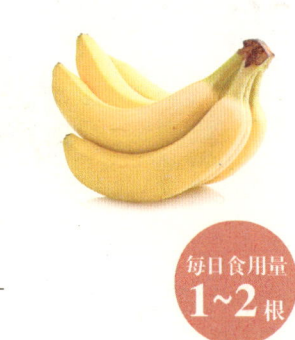

每日食用量 **1~2根**

【推荐食法】羹、奶冻
【性味归经】性寒,味甘,归脾、胃、大肠经
【功　　效】香蕉富含果胶,能有效调节肠胃功能,促进排便。另外,香蕉营养价值高,热量低,又有高蛋白,健脾养胃的健康功效显著。

茴香

健胃、化滞、散寒

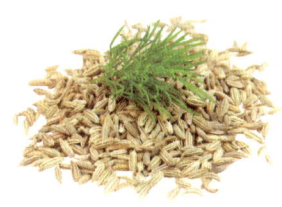

每日食用量 **10克**

【推荐食法】入菜、饮品

【性味归经】性温,味辛,归肾、膀胱、胃经

【功　　效】茴香能开胃进食、理气散寒,有消胀、止痛之效,用于调理各种胃寒型胃病。茴香中的茴香醚有抗菌功效,对大肠杆菌、痢疾杆菌等都有很好的抑制作用,可以预防多种感染性腹泻,促进炎症及溃疡的痊愈。

生姜

温胃止呕

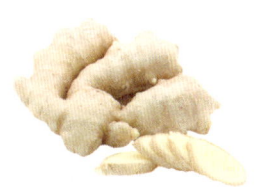

每日食用量 **30克**

【推荐食法】煎汁、腌渍、入菜

【性味归经】性微温,味辛,归脾、胃、肺经

【功　　效】生姜所含的姜烯,具有保护胃黏膜细胞的作用。饭前吃几片生姜,可刺激唾液、胃液和消化液的分泌,增加胃肠蠕动,增进食欲。这就是人们常说的"冬吃萝卜,夏吃姜""饭不香,吃生姜"的道理。

陈皮

健脾胃、促消化

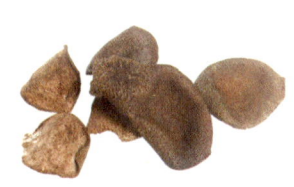

每日食用量 **30克**

【推荐食法】煎汁、九制陈皮

【性味归经】性温,味苦、辛,归肺、脾经

【功　　效】陈皮苦能健脾、辛能醒脾、温能养脾。陈皮所含的挥发油对肠胃道有温和刺激作用,可促进消化液的分泌,排除肠管内积气,增加食欲。

大枣

益气补血

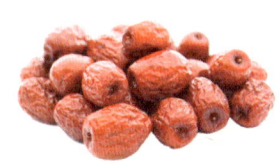

每日食用量 **50克**

【推荐食法】煲汤、甜点

【性味归经】性温,味甘,归心、脾、肝经

【功　　效】大枣有补中益气、养血安神、缓和药性等功效。脾胃虚弱、腹泻、倦怠无力的人,每日吃大枣7颗,或与党参、白术共用,能补中益气、健脾胃,达到增加食欲、止泻的功效。

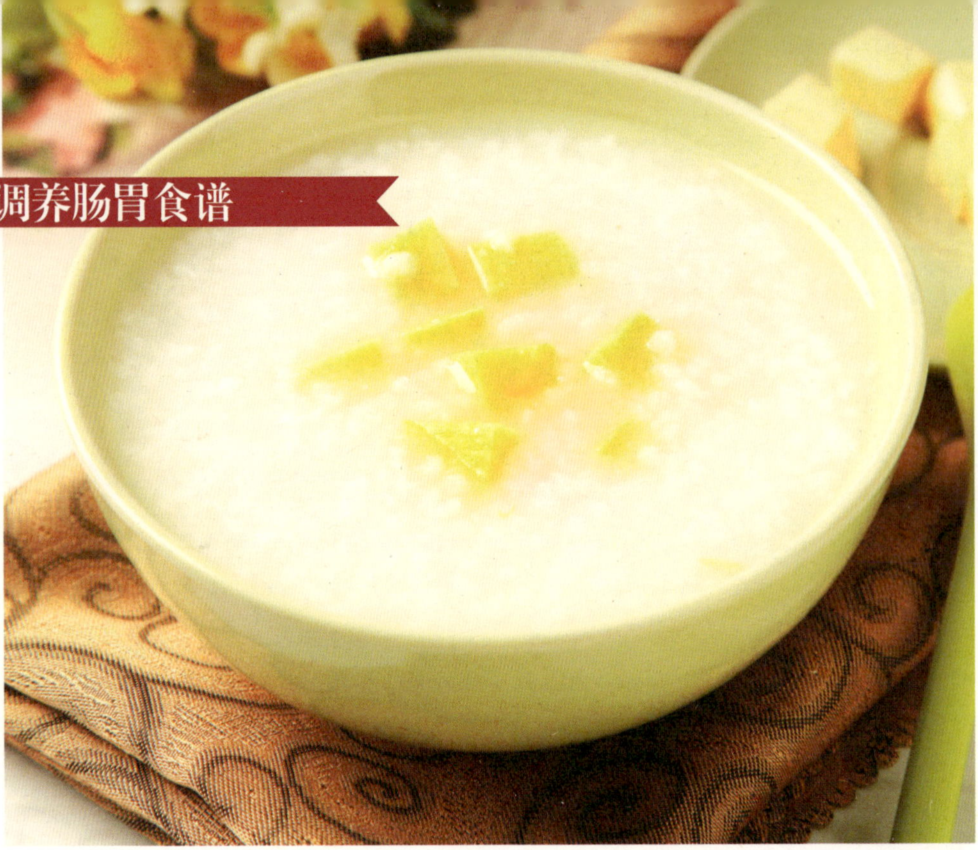

3. 调养肠胃食谱

糯米红薯甜粥

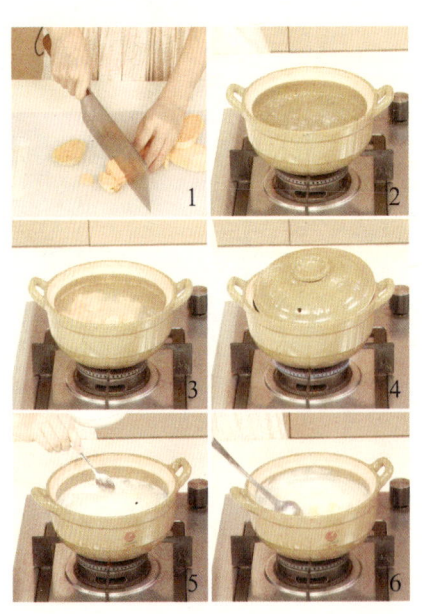

原料 红薯80克，水发糯米150克

调料 白糖适量

做法

1. 洗净去皮的红薯切厚片，切条切丁备用。
2. 锅中注入适量的清水大火烧开。
3. 加入备好的糯米、红薯，搅拌一会儿煮至沸。
4. 盖上锅盖，用小火煮40分钟至食材熟软。
5. 掀开锅盖，加入白糖。
6. 搅拌片刻至白糖溶化，使粥更入味，将煮好的粥盛出装入碗中即可。

蒜香茶树菇蒸牛肉

原料 牛肉150克,茶树菇150克,蒜蓉18克,姜蓉8克,葱花3克

调料 盐、胡椒粉各2克,蚝油5毫升,干淀粉8克,生抽7毫升,料酒8毫升,食用油适量

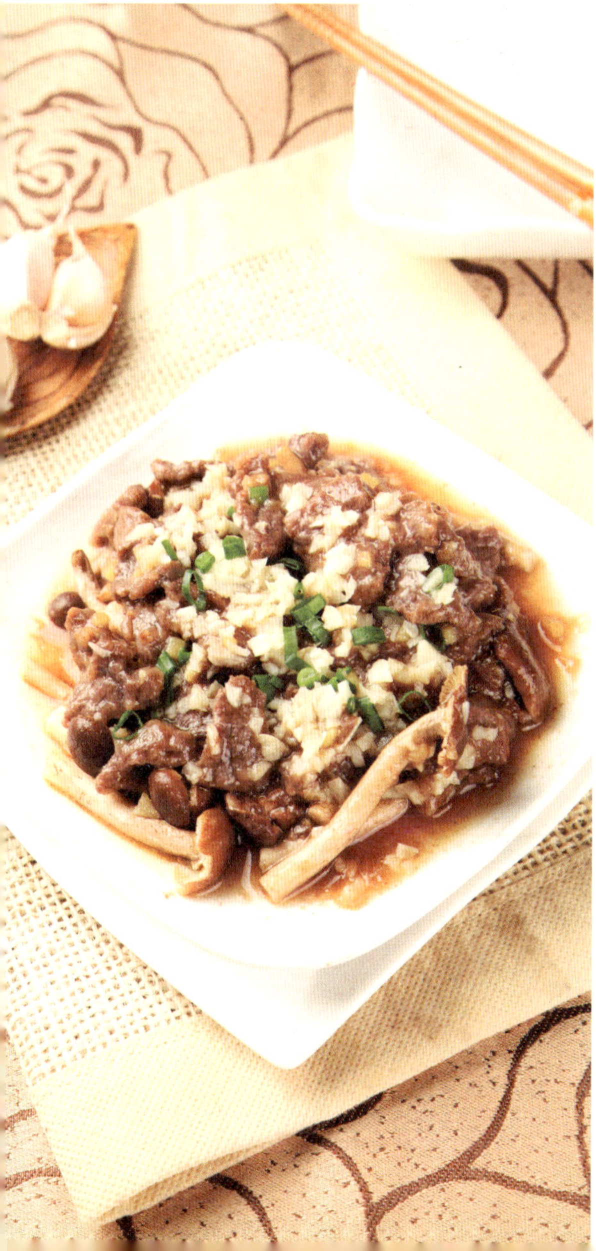

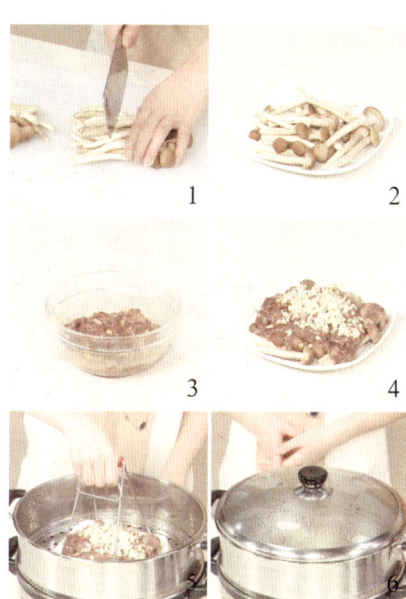

做法

1. 将洗净的茶树菇切段;洗好的牛肉切片。
2. 把切好的茶树菇放在蒸盘中,撒上1克盐,腌渍一会儿,待用。
3. 肉片装碗中,放入料酒、姜蓉、生抽、蚝油、胡椒粉、1克盐、食用油、干淀粉,拌匀,腌渍约15分钟。
4. 取备好的蒸盘,铺上腌渍好的牛肉,撒上蒜蓉,摆放整齐。
5. 备好蒸锅,烧开水后放入蒸盘。
6. 盖上盖,蒸约15分钟,至食材熟透,取出蒸盘,趁热撒上葱花即可。

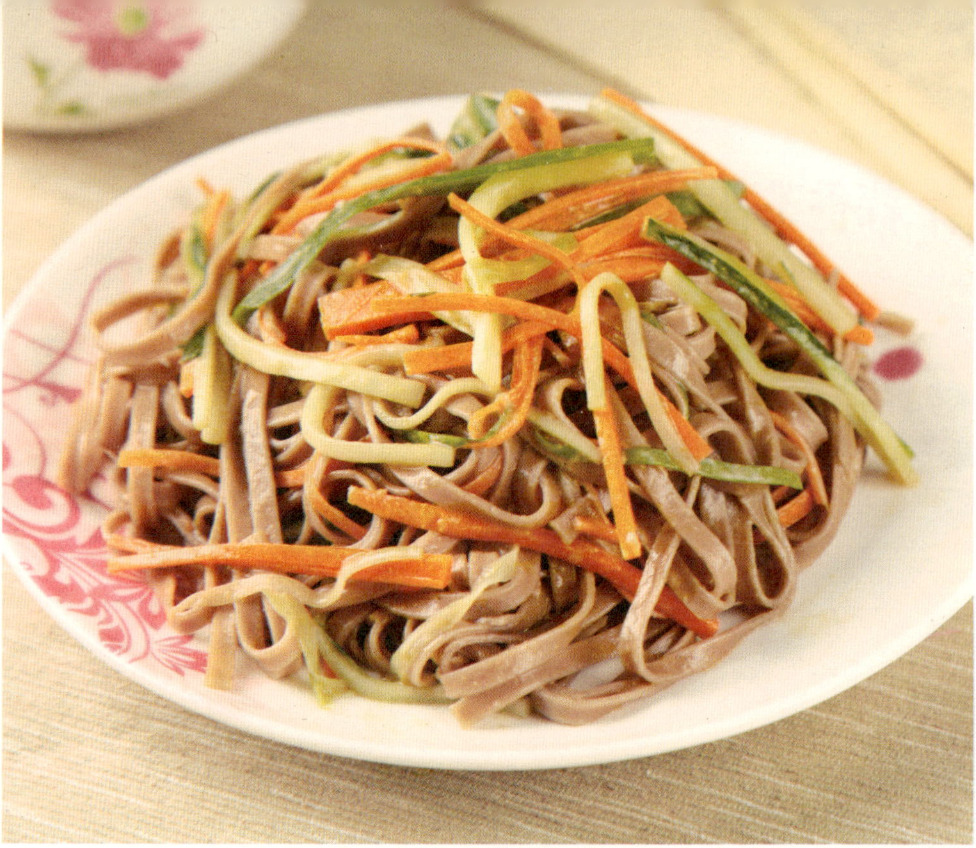

花生酱拌荞麦面

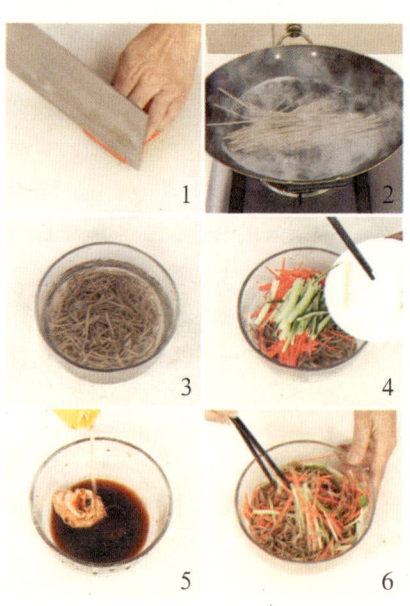

原料 荞麦面95克,黄瓜60克,胡萝卜50克,葱丝、花生酱各少许

调料 陈醋4毫升,生抽5毫升,芝麻油7毫升,盐、鸡粉各2克,白糖适量

做法

1 胡萝卜洗净去皮切丝;黄瓜洗净切丝。
2 锅中注水烧开,放入荞麦面,搅散,煮至熟软。
3 将面条捞出,放入凉开水过凉,捞出。
4 面条装碗,加胡萝卜、黄瓜、葱丝,搅拌均匀。
5 另取一个小碗,放入花生酱、盐、生抽、鸡粉、白糖,淋入陈醋、芝麻油,搅匀,调成味汁。
6 将味汁浇到拌好的荞麦面上,拌匀至其入味,将拌好的面装入盘中即可。

西红柿炒山药

原料 去皮山药 200 克，西红柿 150 克，大葱 10 克，大蒜、葱段各 5 克

调料 盐、白糖各 2 克，鸡粉 3 克，食用油、水淀粉各适量

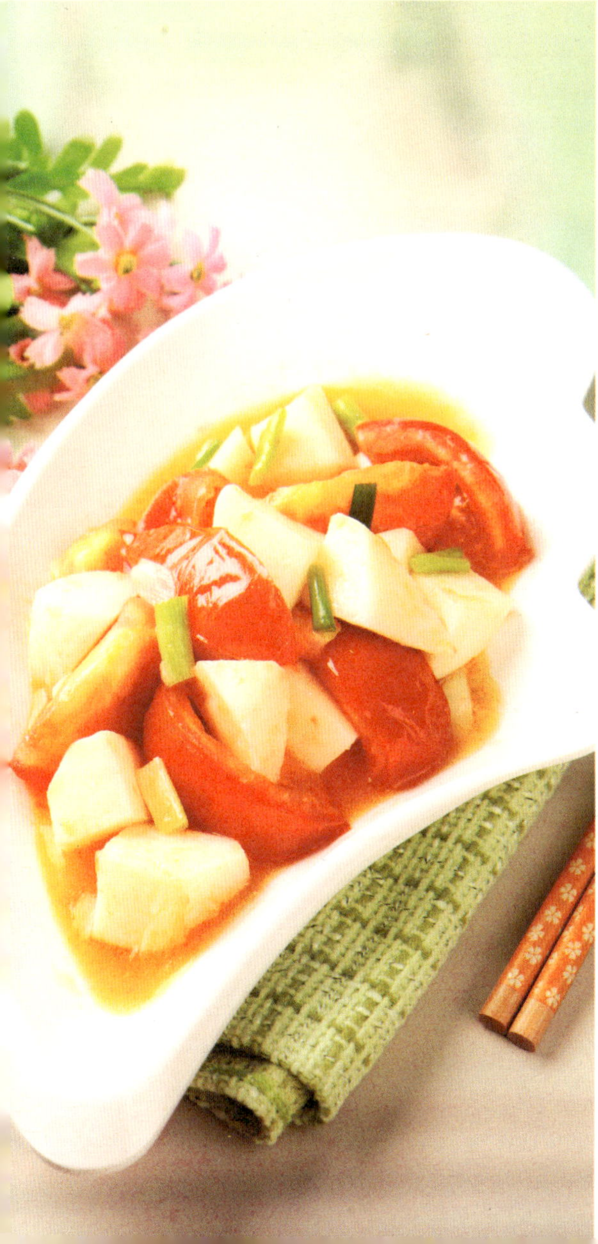

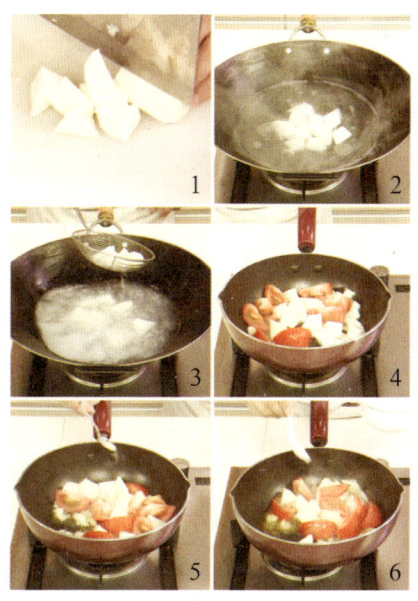

做法

1. 山药切成块状；西红柿切成小瓣；大蒜切片；大葱切段。
2. 锅中注入适量清水烧开，加入 1 克盐、食用油，倒入山药，焯片刻至断生。
3. 关火，将焯好的山药捞出，装盘备用。
4. 用油起锅，倒入大蒜、大葱、西红柿、山药，炒匀。
5. 加入 1 克盐、白糖、鸡粉，炒匀。
6. 倒入水淀粉，炒匀，加入葱段，翻炒约 2 分钟至熟，将炒好的菜肴盛出，装入盘中即可。

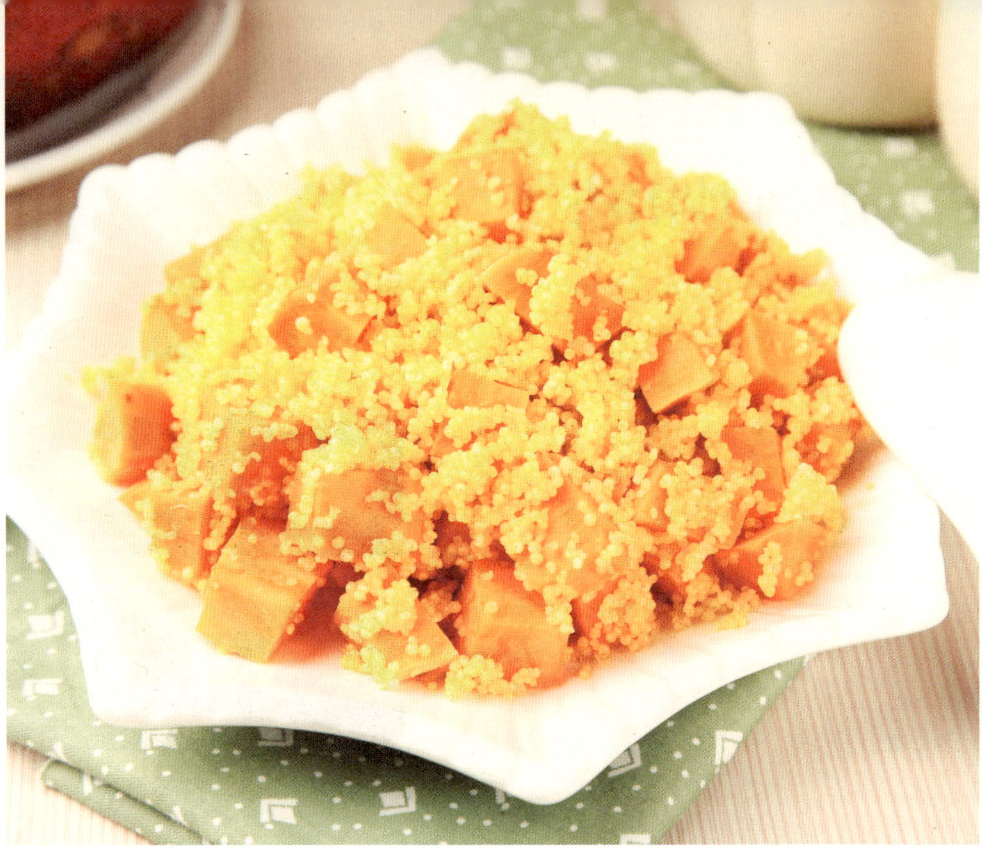

小米蒸红薯

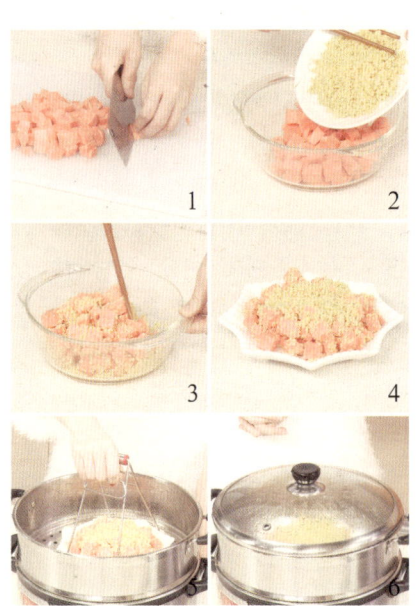

原料 水发小米 80 克，去皮红薯 250 克

做法

1. 红薯切小块。
2. 将切好的红薯块装碗，倒入泡好的小米，搅拌均匀。
3. 将拌匀的食材装盘。
4. 备好已注水烧开的蒸锅，放入食材。
5. 加盖，调好时间旋钮，蒸 30 分钟至熟。
6. 取出蒸好的小米红薯即可。

萝卜丝蒸牛肉

原料 白萝卜200克,牛肉150克,蒜蓉、姜蓉各5克,葱花2克

调料 盐2克,辣椒酱5克,蒸鱼豉油8毫升,料酒8毫升,芝麻油、生油各适量

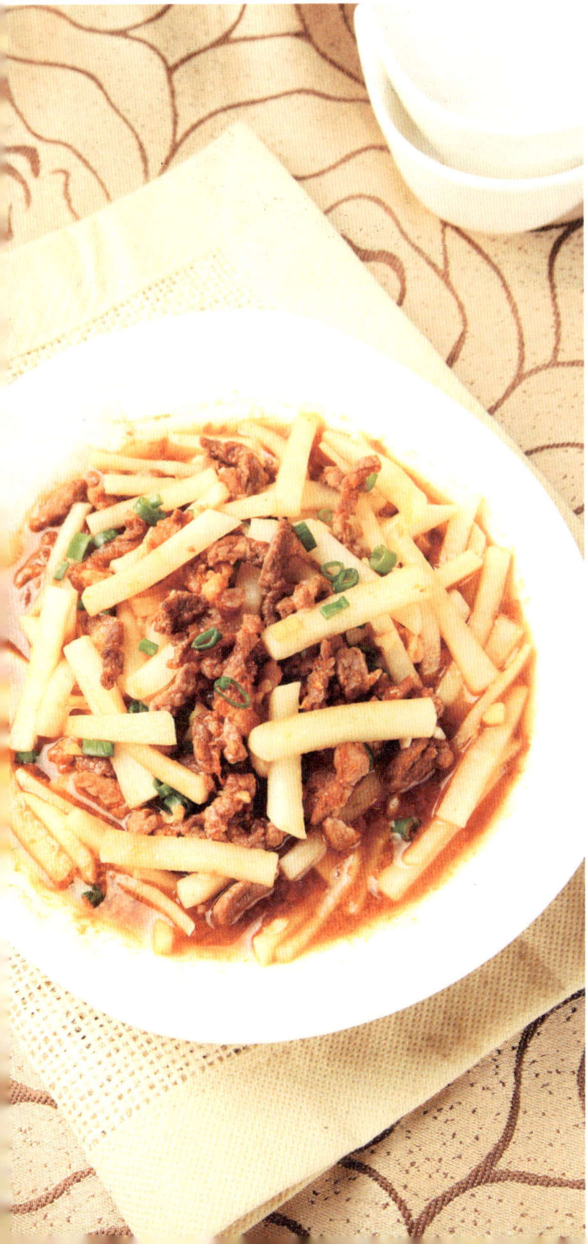

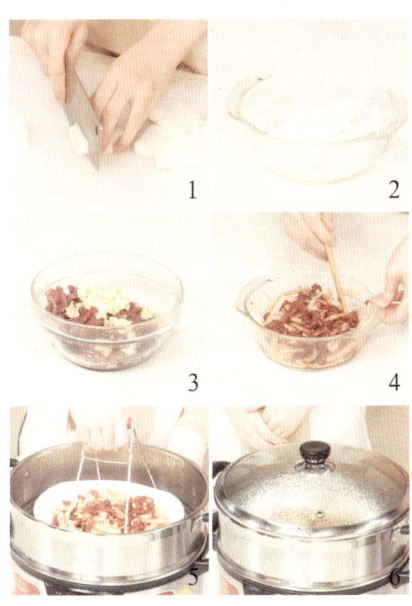

做法

1. 将洗净的白萝卜切丝;洗好的牛肉切丝。
2. 把萝卜丝装碗中,撒上盐,拌匀,腌渍一会儿,至其变软。
3. 肉丝装在另一碗中,加入料酒、蒸鱼豉油、生抽、姜蓉、蒜蓉、芝麻油、辣椒酱,拌匀,腌渍约15分钟,待用。
4. 取腌渍好的萝卜丝,去除多余水分,倒入腌渍好的牛肉,拌匀,再转到蒸盘中,摆好造型。
5. 备好电蒸锅,烧开水后放入蒸盘。
6. 盖上盖,蒸约15分钟,至食材熟透,取出蒸盘,趁热撒上葱花即可。

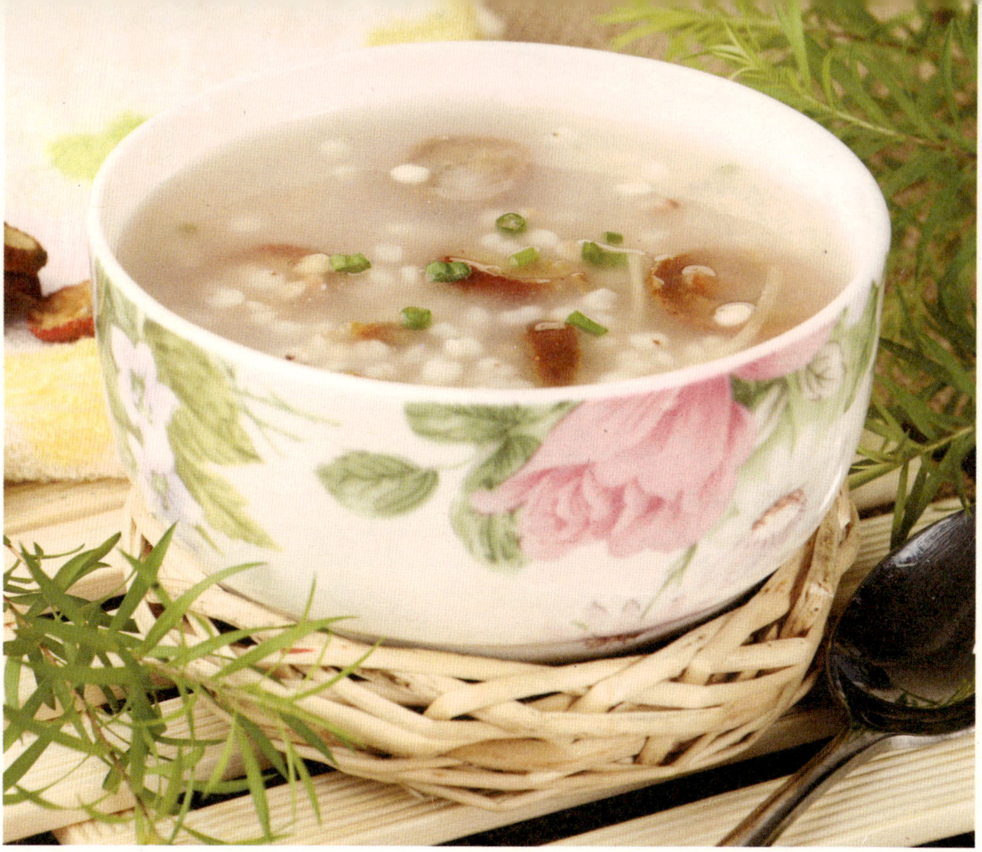

山楂高粱粥

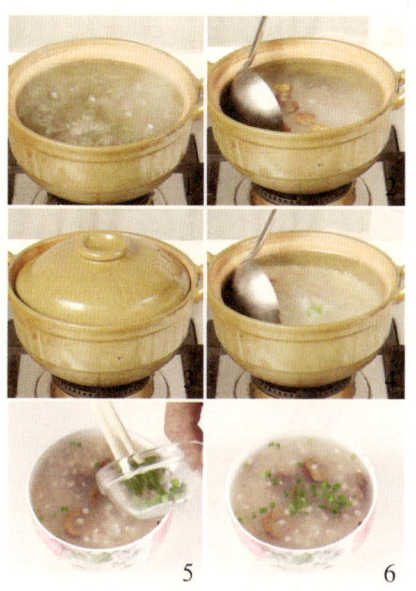

原料 水发高粱米 200 克,山楂片 15 克,姜丝、葱花各少许

调料 盐、鸡粉各 2 克

做法

1. 砂锅中注入适量清水,用大火烧开。
2. 倒入备好的高粱米、山楂片,拌匀。
3. 盖上盖,烧开后用小火煮 40 分钟。
4. 揭盖,放入姜丝、盐、鸡粉,拌匀。
5. 关火后盛出煮好的粥,装入碗中,撒上葱花。
6. 待稍微放凉后即可食用。

香蕉粥

原料 去皮香蕉 250 克，水发大米 400 克

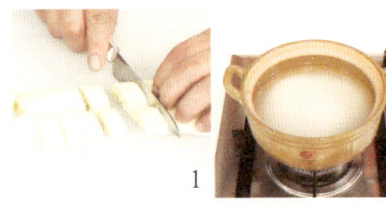
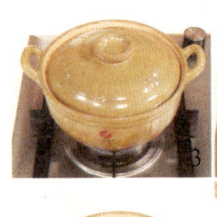 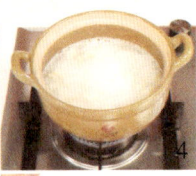
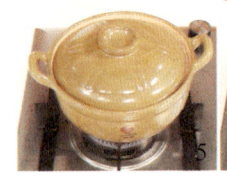 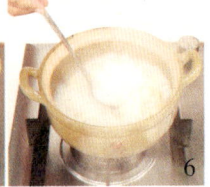

做法

1. 洗净的香蕉切丁。
2. 砂锅中注入适量清水烧开，倒入大米，拌匀。
3. 加盖，大火煮20分钟至熟。
4. 揭盖，放入香蕉。
5. 加盖，续煮2分钟至食材熟软。
6. 揭盖，搅拌均匀，将煮好的粥盛出，装入碗中即可。

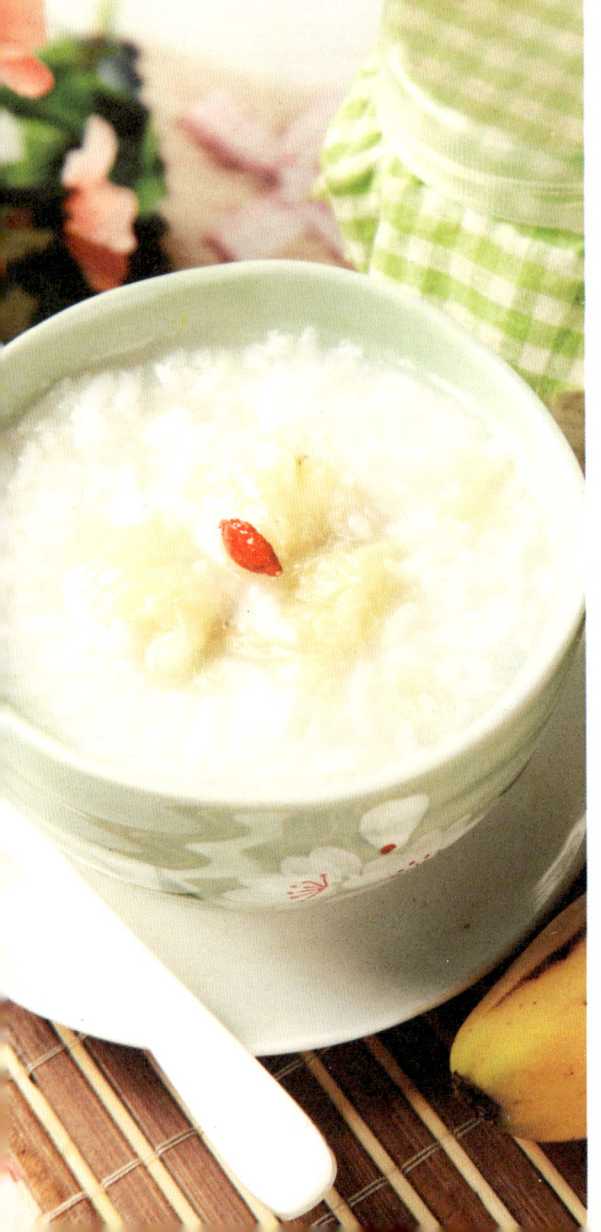

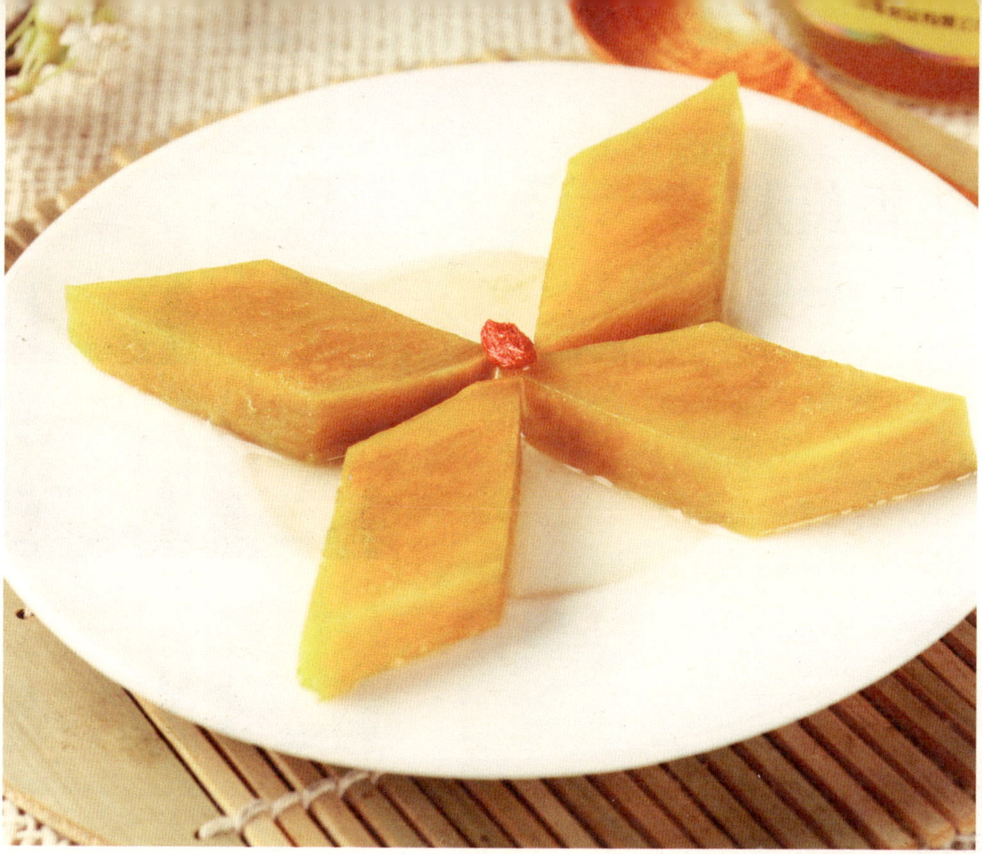

蜂蜜蒸红薯

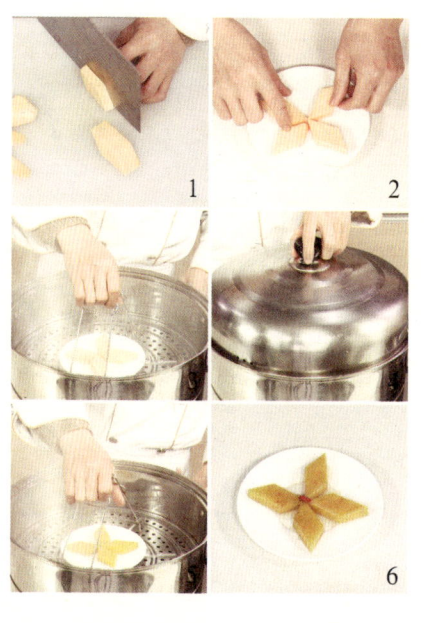

原料 红薯 300 克

调料 蜂蜜适量

做法

1. 洗净去皮的红薯修平整，切成菱形状。
2. 把切好的红薯摆入蒸盘中，备用。
3. 蒸锅上火烧开，放入蒸盘。
4. 盖上盖，用中火蒸约 15 分钟至红薯熟透。
5. 揭盖，取出蒸盘。
6. 待稍微放凉后浇上蜂蜜即可。

生姜大枣粥

原料 水发大米 140 克，大枣 40 克，姜片少许
调料 白糖适量

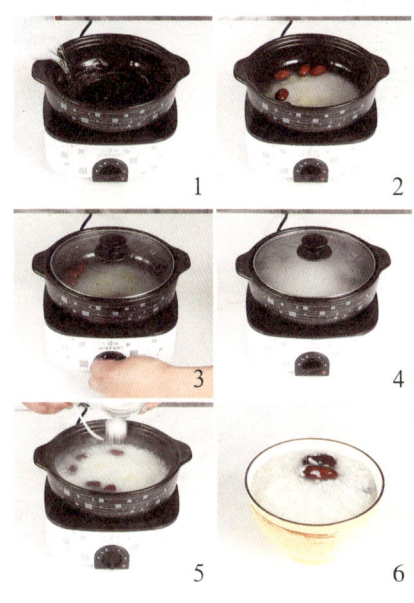

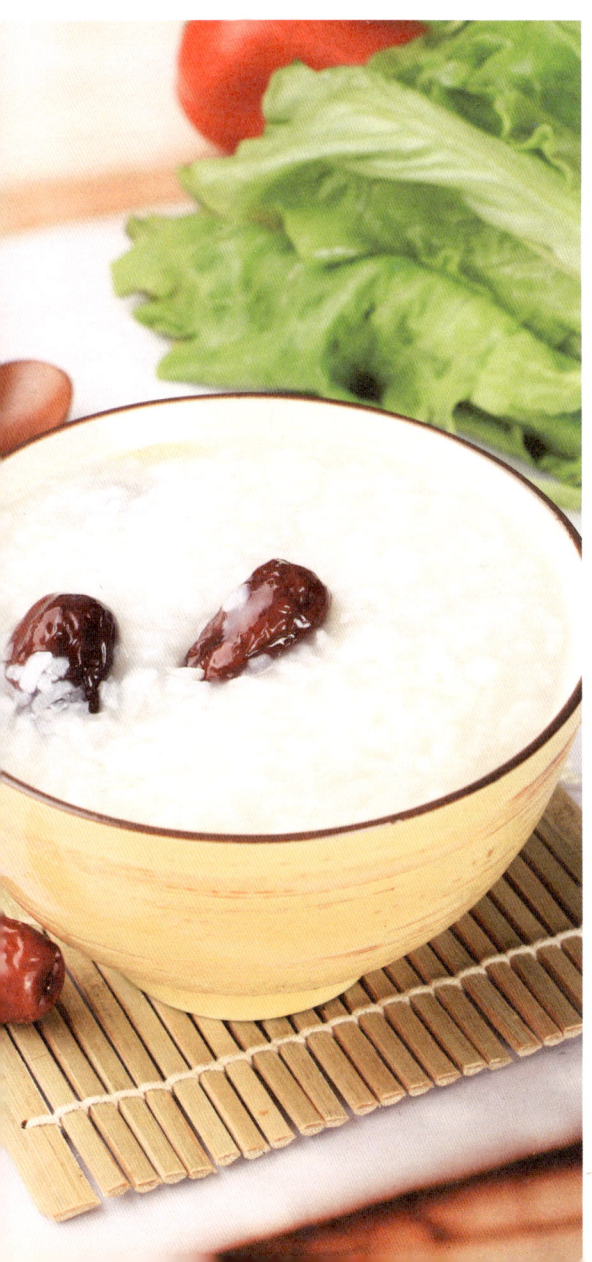

做法

1. 摆放好电火锅，注入适量的清水，待用。
2. 倒入备好的大米、大枣、姜片，搅拌匀。
3. 盖上锅盖，调旋钮至高档。
4. 煮沸后，调旋钮到中低档，煮30 分钟至熟。
5. 掀开锅盖，放入白糖，搅拌至溶化。
6. 切断电源后将煮好的粥盛出装入碗中即可。

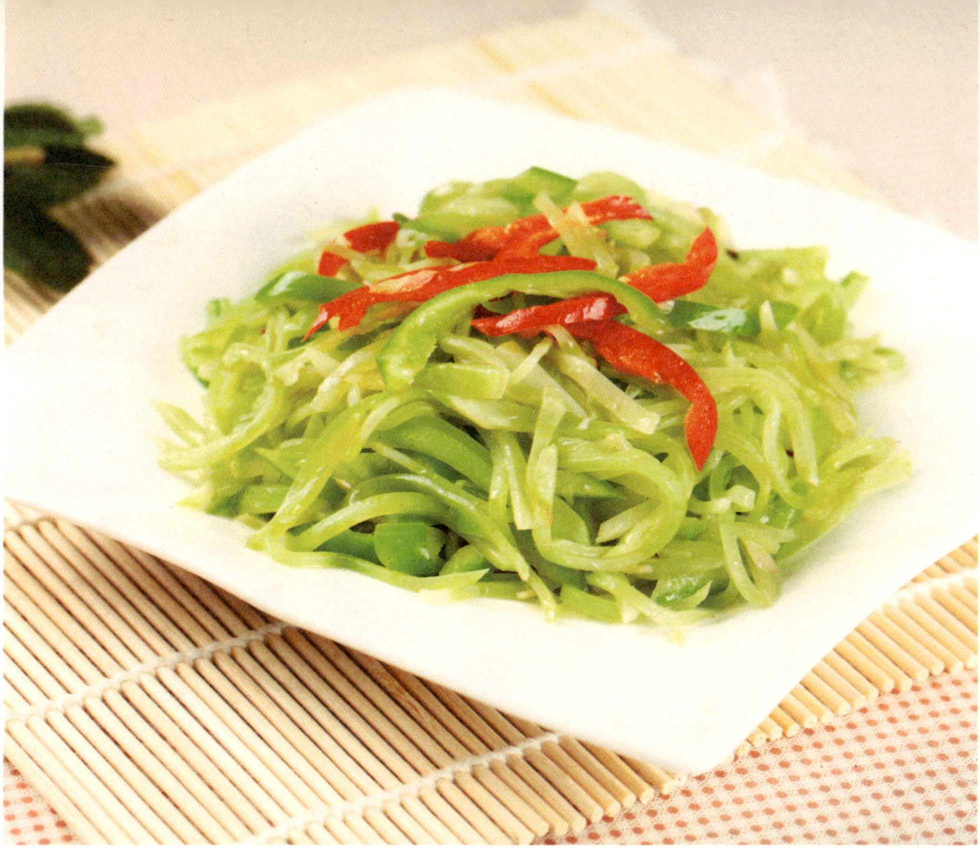

青椒炒莴笋

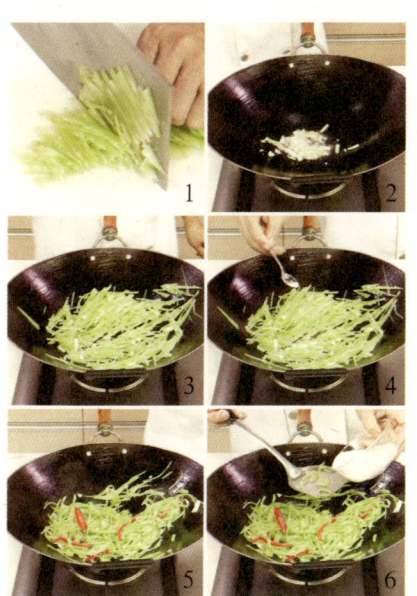

原料 青椒50克，莴笋160克，红椒30克，姜片、蒜末、葱末各少许

调料 盐、鸡粉各2克，水淀粉、食用油各适量

做法

1. 洗净去皮的莴笋切成细丝；洗好的青椒、红椒分别对半切开，去籽，再切成丝。
2. 用油起锅，放入姜片、蒜末、葱末，爆香。
3. 倒入莴笋丝，快速翻炒一会儿，至食材变软。
4. 加入盐、鸡粉，炒匀调味。
5. 放入切好的青椒、红椒，翻炒匀。
6. 倒入适量水淀粉，炒至食材熟透、入味，盛出炒好的材料，装在盘中即成。

鹿茸竹笋烧虾仁

原料 虾仁 150 克，竹笋 200 克，鹿茸 5 克，鸡汤 200 毫升，花椒少许

调料 料酒 8 毫升，鸡粉、盐各 2 克，食用油、水淀粉各适量

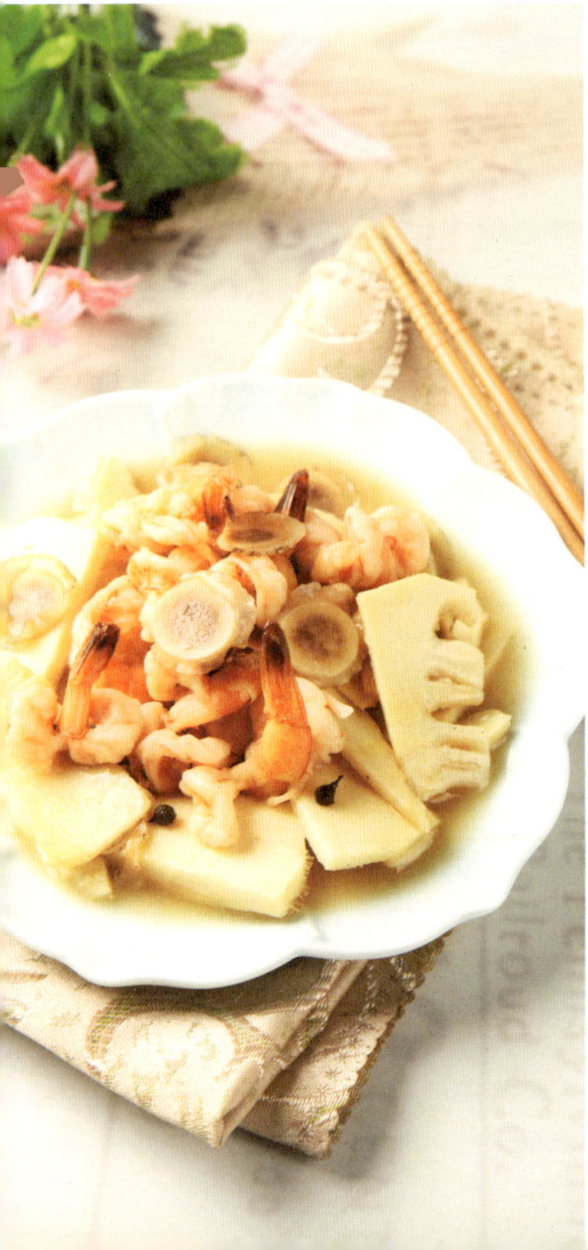

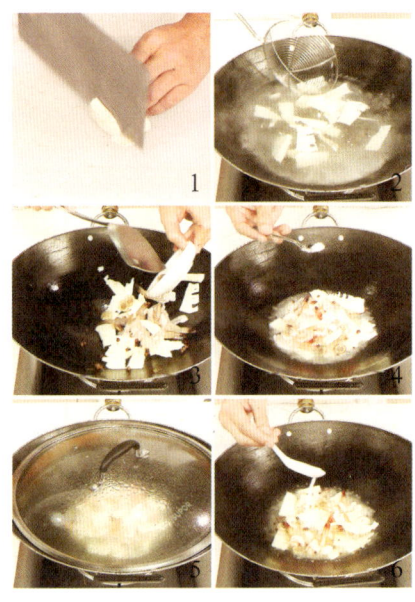

做法

1. 处理好的竹笋切成片；处理好的虾仁横刀切开，去除虾线。
2. 锅中注入清水烧开，倒入笋片，余去杂质后将竹笋捞出，沥干水分。
3. 热锅中注油，倒入花椒、笋片、虾仁、鹿茸。
4. 淋入料酒，翻炒去腥，倒入鸡汤，加入盐、鸡粉，翻炒均匀调味。
5. 盖上锅盖，大火焖 20 分钟使食材入味。
6. 掀开锅盖，倒入水淀粉，炒匀，将炒好的菜盛出装入盘中即可。

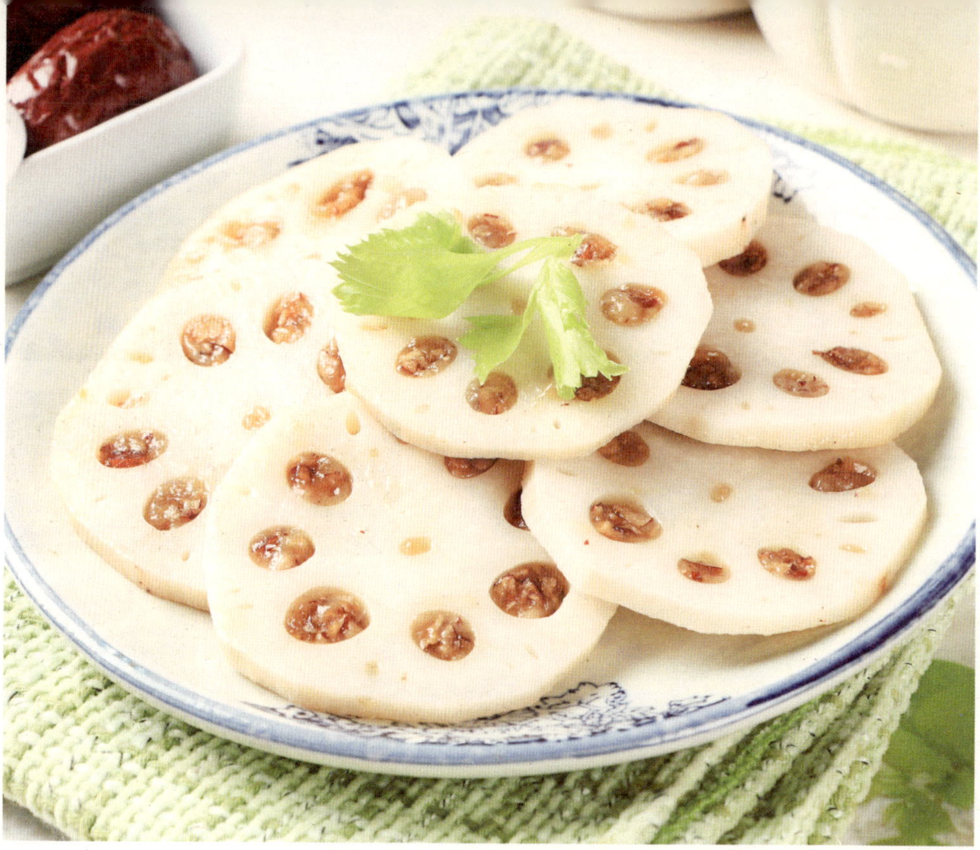

大枣糯米莲藕

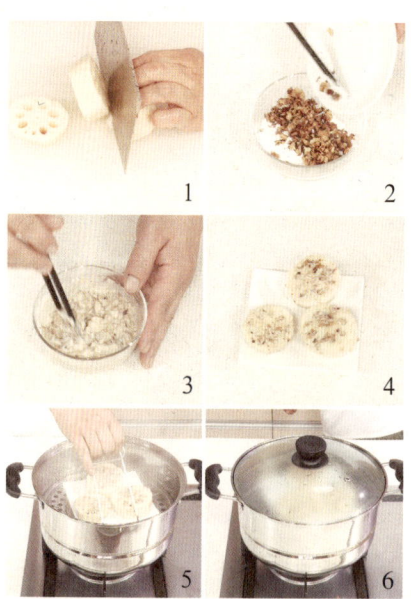

原料 大枣 3 颗，糯米粉 200 克，去皮莲藕 300 克

调料 红糖 30 克

做法

1. 洗净的大枣切开，去核，切碎；洗好的莲藕切小段，待用。
2. 取一碗，倒入糯米粉，放入大枣碎。
3. 倒入红糖，加入少许温开水，拌匀成米糊。
4. 将米糊塞满莲藕的小孔，装盘，待用。
5. 蒸锅注水烧开，放上莲藕。
6. 加盖，用中火蒸 1 小时至熟软，取出蒸好的糯米莲藕，放凉，放砧板上切成片，装入盘中即可。

冬瓜燕麦片沙拉

原料 去皮黄瓜、去皮冬瓜各80克,圣女果30克,酸奶20毫升,熟燕麦70克

调料 盐2克,沙拉酱10克

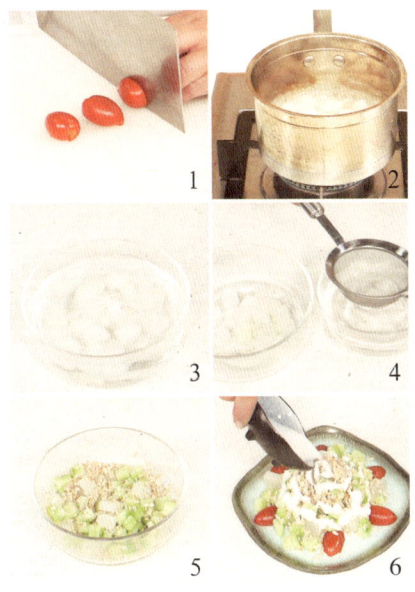

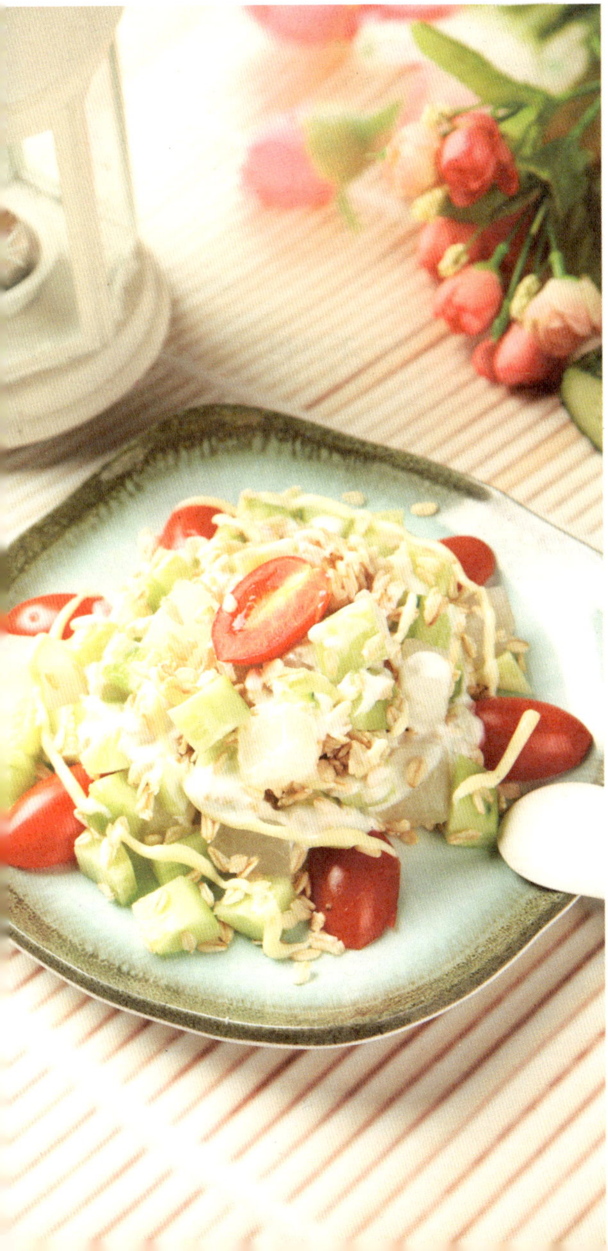

做法

1. 洗净的圣女果对半切开;洗好的黄瓜切成丁;洗净的冬瓜切成丁。
2. 锅中注入适量清水烧开,倒入冬瓜,加入盐,焯片刻。
3. 关火后将焯好的冬瓜捞出,放入凉水中。
4. 待凉后捞出,沥干水分,放入碗中。
5. 倒入黄瓜、熟燕麦,拌匀。
6. 取一盘,将圣女果摆放在盘子周围,倒入拌好的黄瓜、燕麦、冬瓜,浇上酸奶,挤上沙拉酱即可。

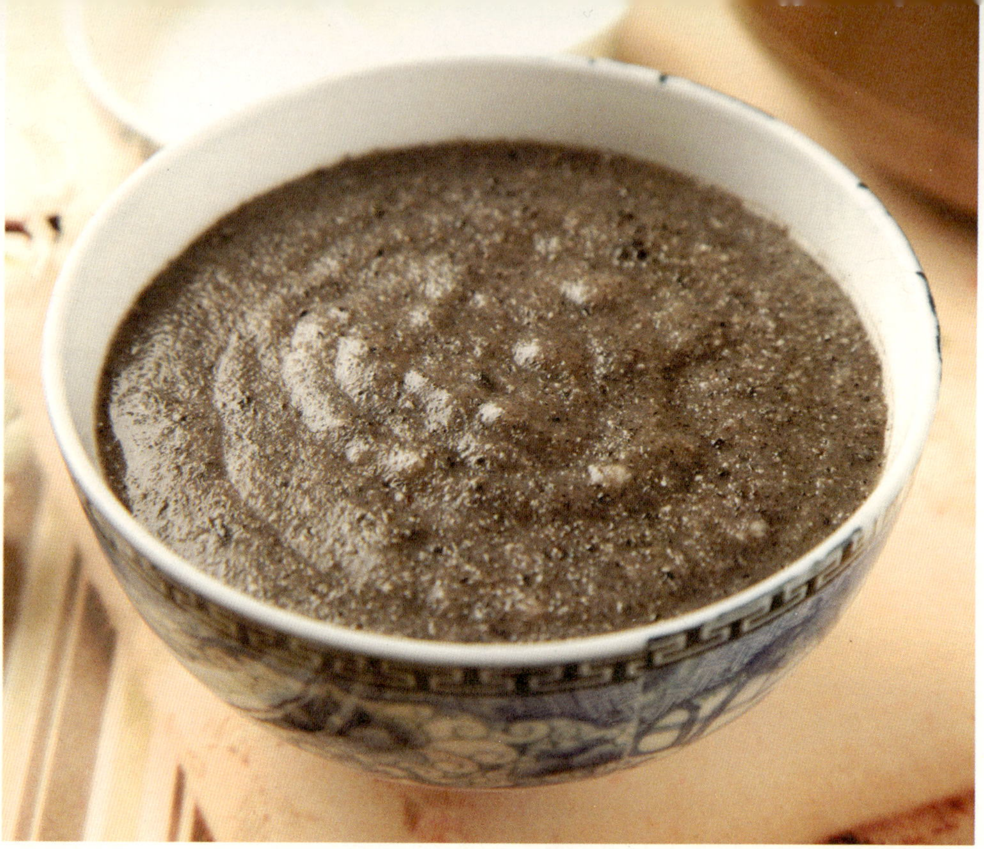

浓香黑芝麻糊

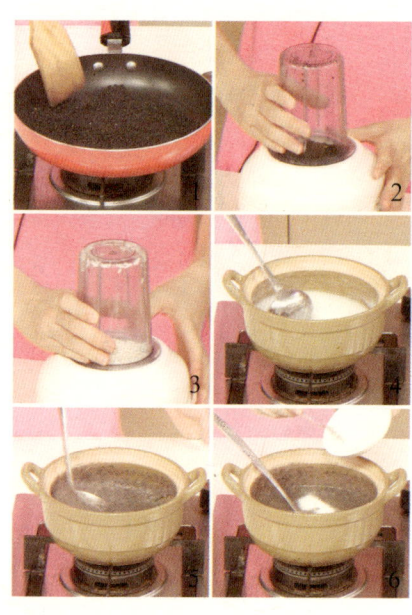

原料 糯米100克,黑芝麻100克

调料 白糖20克

做法

1. 锅置火上,倒入黑芝麻,炒至香味飘出,将炒好的黑芝麻装盘待用。
2. 将黑芝麻倒入搅拌机,磨制成黑芝麻粉末。
3. 将糯米倒入干净的干磨杯中制成糯米粉末,操作方法和磨制黑芝麻相同。
4. 砂锅中注入清水烧开,分次加入糯米粉,不停搅拌均匀至呈黏稠状。
5. 分次倒入黑芝麻粉,不停搅拌至和糯米浆均匀融合。
6. 加入白糖,拌匀至溶化,盛出装碗即可。

冰糖百合蒸南瓜

原料 南瓜条130克,鲜百合30克
调料 冰糖15克

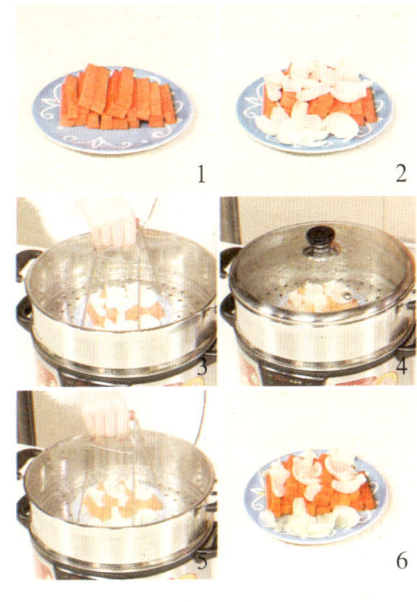

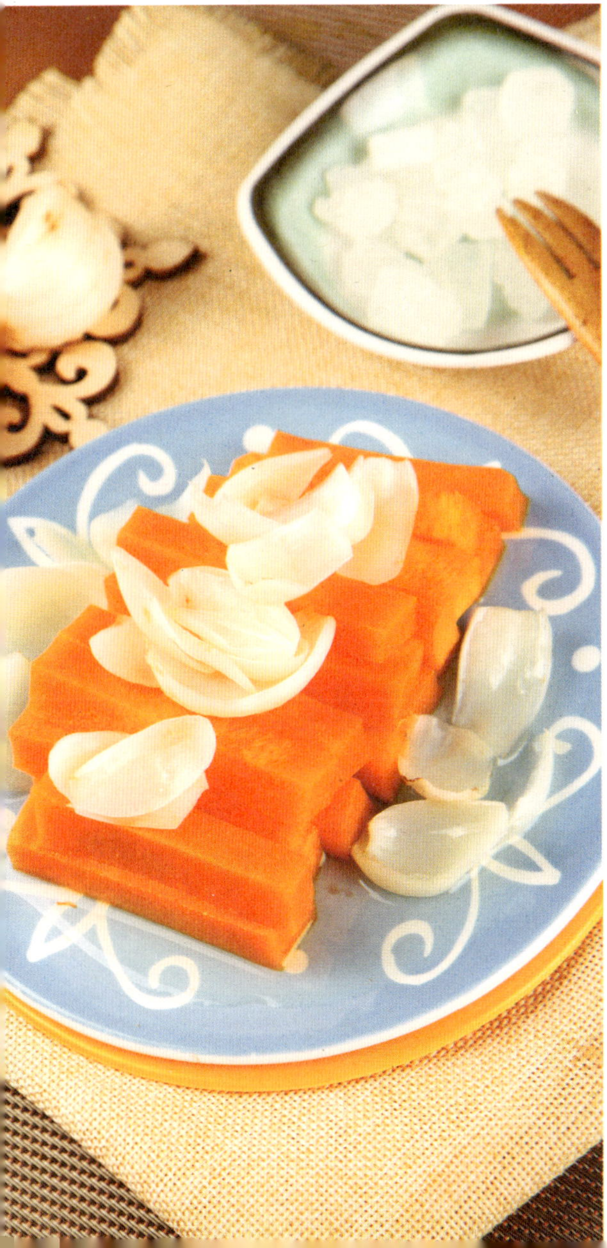

做法

1. 把南瓜条装在蒸盘中。
2. 放入洗净的鲜百合,撒上冰糖,待用。
3. 备好电蒸锅,放入蒸盘。
4. 盖上盖,蒸约10分钟,至食材熟透。
5. 断电后揭盖,取出蒸盘。
6. 稍微冷却后食用即可。

二 敲经按穴，疏通肠胃病不侵

1 敲打足阳明胃经

足阳明胃经，简称胃经，是体现和调节胃功能的经脉。调理好胃经不但能直接切断各种胃病的发展通路，还能使人体气血充盛，精力无穷。倘若胃经出现瘀堵，则会直接影响胃功能。如果胃失和降，导致饮食滞留于胃，人就会出现胃脘胀痛、无食欲等症；如果胃气上逆，人还会出现恶心、呕吐、呃逆等症状。

/ 敲打时间 /　胃经的经气旺在辰时，即早晨7～9点。此时是敲胃经的最佳时间。

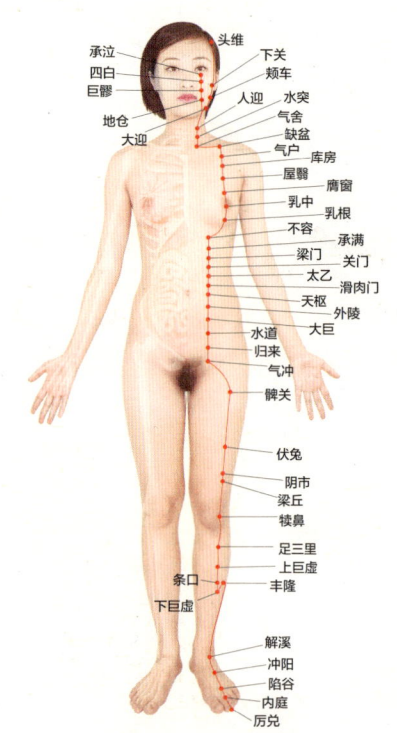

/ 敲打方法 /

1. 将指甲剪平，用10个手指肚敲击面部胃经的循行区域。
2. 两手掌搓热，分别置于两侧颈部后方，由后向前拉动，摩擦颈部皮肤。
3. 手握半空拳，敲打胸部乳头上下到心窝，两个拳头相对敲，正好是胃经的循行位置。
4. 手握半空拳，以小指掌指关节由上至下轻敲腿部胃经的循行路径3～5遍，痛点处敲揉5分钟。

/ 敲胃经可调理的病症 /

组织器官的病症：胃胀痛、多食易饥、消化不良、泛酸、肠鸣。

循经病：面神经炎、鼻出血、口眼㖞斜、口唇生疮、咽喉肿痛、牙痛、乳腺炎、胸、腹、股、膝、胫至中趾等胃经循行线肿痛、麻木、发冷等。

情绪问题：狂躁、易受惊、强迫症、忧郁症。

2 敲打足太阴脾经

足太阴脾经，简称脾经，是体现和调节脾脏功能的经脉。《黄帝内经》中很强调脾的作用，因为它还主一身肌肉，倘若脾出现病变，人就可能产生一系列与肌肉相关的病症，如懈怠、疲惫、乏力，甚至重症肌无力、肌肉萎缩等。此外，脾主统血，脾脏除了运化气血外，还控制血不外溢出脉管，与主血运行的心脏一起，负责人体的血液循环系统。

可见，人体的消化系统、运动系统、心脑血管系统的众多病症都与其密切相关。后天体质不足者，常常敲打脾经，能增强脾胃功能，达到延年益寿的目的。

/ 敲打时间 / 脾经的经气旺在巳时，即上午9～11点，此时为敲脾经的最佳时间。

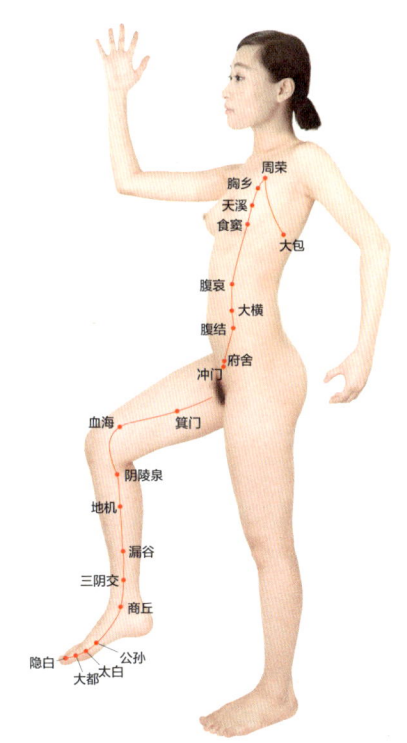

/ 敲打方法 /

1. 坐位，将一只脚的脚踝压在另一条大腿上，将脾经暴露出来。
2. 手握空拳，用掌指关节端由上至下沿着脾经一路拍打下来，用力适中。
3. 对于大腿部位的脾经拍打时可稍用力。
4. 两只腿交换着敲打，每侧以敲打10分钟为好。

/ 敲脾经可调理的病症 /

组织器官的病症：浑身乏力、胃痛、腹胀、呕吐、打嗝、便溏、尿量少、黄疸、免疫力低下、肥胖症。

循经病：大脚趾内侧、脚内侧、小腿、膝盖、大腿内侧、腹股沟等脾经的循行线上出现的冷、麻、痛、胀等不适症状、舌根僵直、疼痛。

3 敲打手太阳小肠经

手太阳小肠经，简称小肠经，是体现和调节小肠功能的经脉。《黄帝内经》有云："小肠者，受盛之官，化物出焉。""受盛"指接受初步加工过的东西，而小肠接受的正是经过胃初步消化过的水谷。小肠将这些水谷腐熟，转化成人体能够吸收的精微，再利用脾将其上输心肺，输布全身。这就是所谓的"化物出焉"。

小肠功能正常，则机体营养齐足，大小便正常；小肠功能失常，则大便稀薄，小便短少。小肠经循于面部，面部的各种问题，如黄褐斑、青春痘等，也可以通过敲打小肠经来调节。

/ 敲打时间 / 小肠经经气旺在未时，即下午13～15点，此时是敲打小肠经的最佳时间。

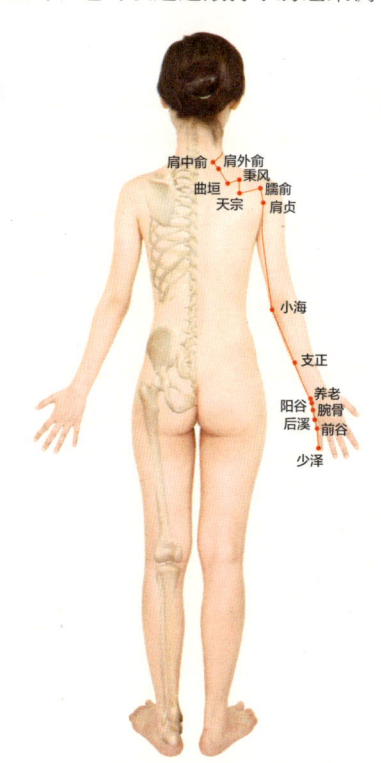

/ 敲打方法 /

1. 坐位，左臂屈肘关节于胸前。
2. 右手握空拳，从左臂小手指开始，沿着小肠经的循行路线从下往上进行敲击，力量以舒适为度。
3. 然后换手，用左拳敲击右臂，敲击至肩部经络即可。
4. 小肠经循行在面部的线路，可以用10个手指肚进行敲击拍打。

/ 敲小肠经可调理的病症 /

组织器官的病症：腹泻、腹胀、腹痛、消化不良、大便不利、心绞痛、心肌梗死、冠心病、睾丸及小肠疝气、痛经、小便赤涩。

循经病：面肿、色斑、痤疮、目黄、口腔炎、咽喉肿痛、耳鸣、耳聋、肩臂外侧后缘小肠循行路线处出现酸胀痛麻等症状。

4 敲打手阳明大肠经

手阳明大肠经，简称大肠经，是体现和调节大肠功能的经脉。《黄帝内经》有云："大肠者，传道之官，变化出焉。""传道"即传导体内垃圾。大肠位于腹中，上接小肠，接受小肠传来的食物残渣，吸收多余水液后，将其化成粪便排出。

因此，大肠运转失常所表现出的症状通常与排便有关。比如说面部是大肠经的循行处，当毒素停留于此处时，人便会出现青春痘、雀斑、甚至牙痛和皮肤病。调理好大肠经，使大肠运转正常，不但可促进体内垃圾及时排出，还可保证皮肤的光泽滑润。

/ 敲打时间 / 大肠经的经气旺在卯时，即早晨5～7点，此时为敲打大肠经的最佳时间。

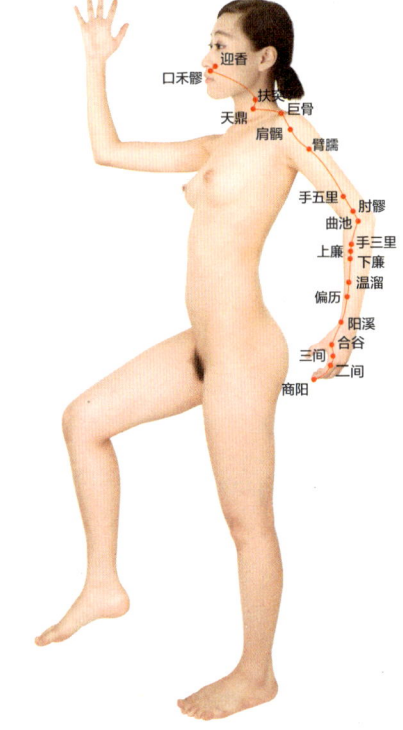

/ 敲打方法 /

1. 坐位，右臂弯曲伸向左侧，握拳，将拳立放在左侧大腿上。
2. 左手握空拳，从右臂手腕开始，沿着大肠经的行经路线从下往上敲。
3. 然后换手，用右拳拍打左臂，一定要把整条经都拍到了。
4. 大肠经在手上还有一个非常重要的穴位，那就是合谷穴。用拇指和食指像钳子一样去"夹住"虎口部掐揉，1天1次，每次左右虎口各掐3分钟。

/ 敲大肠经可调理的病症 /

组织器官的病症：腹痛、腹泻、腹胀、肠鸣、便秘、便血、脱肛、痢疾、呕吐。

循经病：食指、手背、上肢、肩背等经络循行处疼痛、酸胀或麻木、脖子粗、眼睛发黄、眼睛发涩、口发干、鼻流涕、鼻出血、牙龈肿痛、牙痛、咽喉肿痛、发热。

其他疾病：支气管炎、感冒、咳嗽、三叉神经痛、闭经、痤疮。

按摩足三里穴

| 最佳按摩时间：7:00～9:00 |

【穴位功效】

足三里是"足阳明胃经"的主要穴位之一，是一个强壮身心的大穴，传统中医认为，按摩足三里有调节机体免疫力、增强抗病能力、调理脾胃、补中益气、通经活络、疏风化湿、扶正祛邪等作用。

【精确定位】

位于外膝眼下3寸，距胫骨前嵴1横指，当胫骨前肌上。

【快速取穴】

用一只手的掌心按准同侧膝盖的顶部，中指下伸的顶端，向外一横指即是足三里。

【按摩方法】

用拇指指腹推按足三里1～3分钟，长期按摩，可改善消化不良。

【一穴多用】

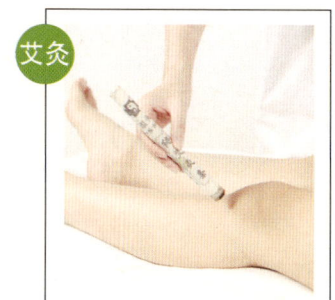

艾灸

用艾条温和灸灸治足三里5～10分钟，1天1次，可治疗腹胀腹痛、脚气、下肢不遂等症状。

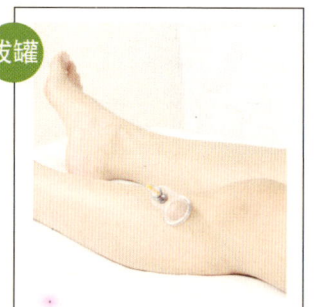

拔罐

用毛巾将穴位清洁干净，用气罐留罐10～15分钟，隔天1次，可治疗脚气、水肿、消化不良等病症。

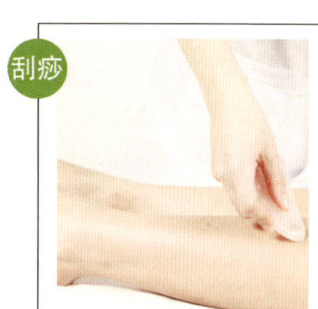

刮痧

在穴位上涂上经络油，用面刮法刮拭足三里，以潮红发热即可，隔天1次，可治疗腹胀、肠鸣等病症。

按摩天枢穴

| 最佳按摩时间：7:00～9:00 |

【穴位功效】

天枢穴属于足阳明胃经，是手阳明大肠经募穴，是阳明脉气所发，主疏调肠腑、理气行滞、消食，为腹部要穴。经常刺激天枢穴对改善肠腑功能，消除或减轻肠道功能失常而导致的各种证候，具有显著的功效。

【精确定位】

在腹中部，距脐中2寸。

【快速取穴】

取穴时，可采用仰卧的姿势，天枢穴位于人体中腹部，肚脐向左右3指宽处。

【按摩方法】

用拇指指腹按揉天枢穴1～3分钟，长期按摩，可改善便秘、消化不良等症状。

【一穴多用】

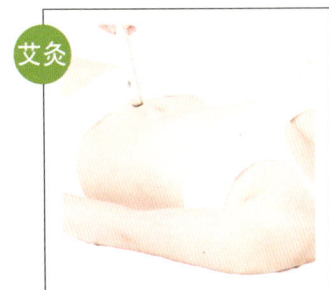

艾灸

用艾条回旋灸灸治天枢穴10分钟，隔天1次，可治疗腹痛、腹胀等病症。

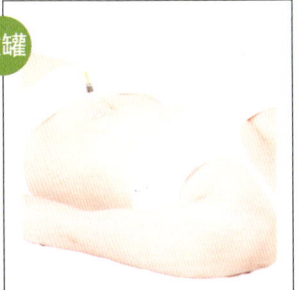

拔罐

用毛巾将穴位清洁干净，用气罐留罐10分钟，隔天1次，可治疗腹泻、痢疾等病症。

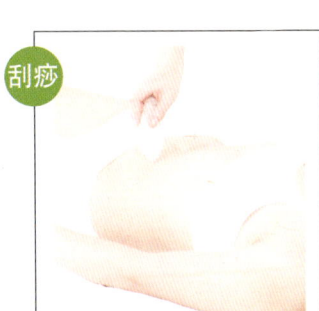

刮痧

在穴位上抹上经络油，用角刮法刮拭天枢穴，以出痧为度，隔天1次，可治疗肠鸣、腹泻等病症。

按摩丰隆穴

| 最佳按摩时间：7:00 ~ 9:00

【穴位功效】

丰隆穴系足阳明胃经的络穴。丰即丰满，隆指突起，足阳明经多气多血，气血于本穴会聚而隆起，肉渐丰厚，故名之。主治头痛眩晕、咳嗽多痰、气喘、胸痛、癫狂、痫症、下肢水肿、腿膝酸痛、下肢痿痹、高血压等。

【精确定位】

位于小腿前外侧，当外踝尖上八寸，条口穴外，距胫骨前缘二横指。

【快速取穴】

找到腿外侧膝眼和外踝的连线中点，找到腿上的胫骨，胫骨前缘外侧两指，和刚才那个中点平齐的地方。

【按摩方法】

用拇指指腹点按丰隆穴3~5分钟，长期按摩，可改善胸闷、眩晕等。

【一穴多用】

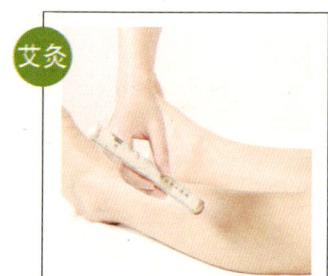

艾灸

用艾条温和灸灸治丰隆穴5~10分钟，1天1次，可治疗咳嗽、痰多、胸闷等症状。

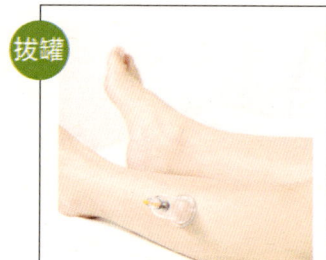

拔罐

用毛巾将穴位清洁干净，用气罐留罐5~10分钟，隔天1次，可治疗痰多、胸闷、眩晕等病症。

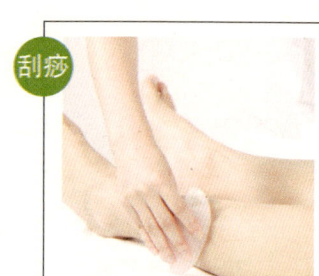

刮痧

在穴位上涂上经络油，用面刮法从上往下刮拭丰隆穴，潮红发热即可，隔天1次。

按摩阴陵泉穴

| 最佳按摩时间：9:00~11:00

【穴位功效】

"阴"，内侧也；"陵"，土丘也，在此指胫骨内侧髁；"泉"，水泉也。脾经气血在此处汇合，如山陵下之水泉，与阳陵泉相对，故名"阴陵泉"。主治腹胀、水肿、黄疸、泄泻、小便不利或失禁、遗精、月经不调、赤白带下等。

【精确定位】

位于小腿内侧，胫骨内侧髁下方与胫骨内侧缘之间的凹陷处。

【快速取穴】

位于人体的小腿内侧，膝下胫骨内侧凹陷中，与足三里相对。

【按摩方法】

用大拇指按揉阴陵泉穴100~200次，每天坚持，能够治疗各种脾胃病。

【一穴多用】

艾灸
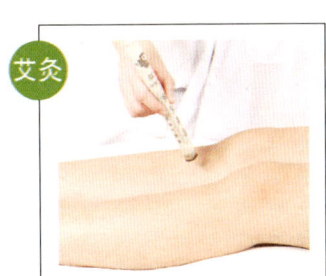

用艾条温和灸灸治阴陵泉穴5~20分钟，1天1次，可改善小便不利、痛经、水肿。

拔罐
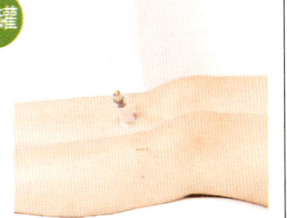

用毛巾将穴位清洁干净，用气罐留罐5~10分钟，隔天1次，可缓解膝痛、下肢疼痛等。

刮痧
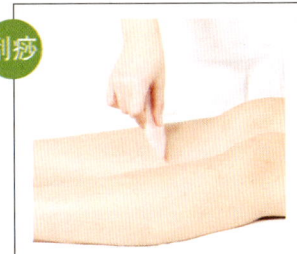

在穴位上涂上经络油，用面刮法从上而下刮拭阴陵泉穴3~5分钟，力度微重，出痧为度，隔天1次。

按摩太白穴

| 最佳按摩时间：9:00～11:00 |

【穴位功效】

太白穴是足太阴脾经上的原穴，能为多血少气的脾经补充经气。故健脾补脾的效果比其他穴位要强。刺激此穴可供养脾经经气，有效增强脾胃功能。对于湿疹患者来说，因此经常点按太白穴，还可有效健脾除湿，消除湿疹。

【精确定位】

位于足内侧缘，当第一跖骨小头后下方凹陷处。

【快速取穴】

在足内侧缘，第一跖骨小头后下方的凹陷处。

【按摩方法】

用大拇指指尖用力掐揉太白穴100～200次，每天坚持，可改善腹胀、胃痛。

【一穴多用】

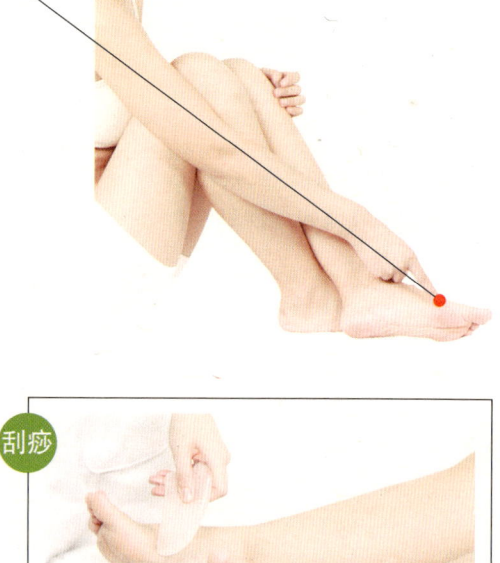

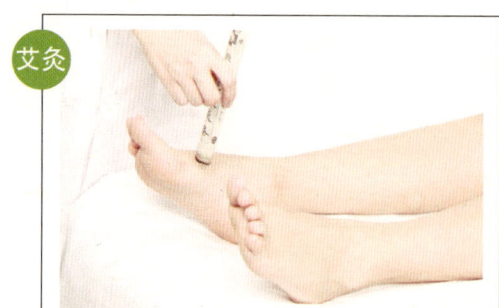

艾灸

用艾条温和灸灸治太白穴5～20分钟，1天1次，可治疗寒湿泻、完谷不化等。

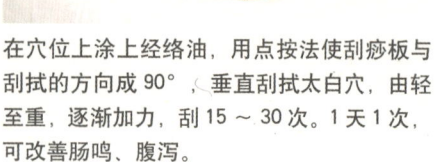

刮痧

在穴位上涂上经络油，用点按法使刮痧板与刮拭的方向成90°，垂直刮拭太白穴，由轻至重，逐渐加力，刮15～30次。1天1次，可改善肠鸣、腹泻。

按摩曲池穴

| 最佳按摩时间：5:00～7:00

【穴位功效】

曲池穴是手阳明大肠经上的要穴，因此具有大肠经的排毒功效。适当刺激曲池穴，可促进血液中毒素的排出，从而达到祛除脸部青春痘的目的。此外，按摩曲池穴还有改善人体血液循环系统和内分泌系统的作用。

【精确定位】

在肘横纹外侧端，屈肘，当尺泽与肱骨外上髁连线中点。

【快速取穴】

屈肘成直角，在肘横纹外侧端与肱骨外上髁连线中点处。

【按摩方法】

用大拇指弹拨曲池穴3～5分钟，可防治肩臂肘疼痛。

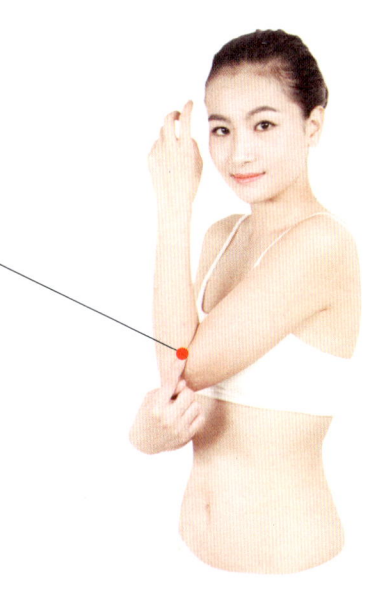

【一穴多用】

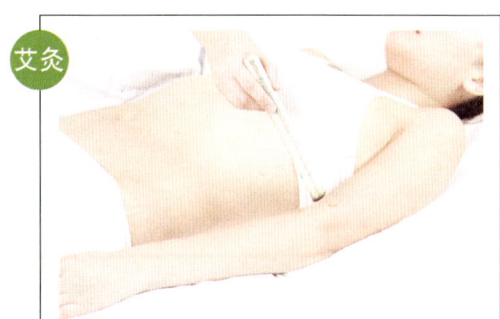

艾灸

用艾条温和灸灸治曲池穴5～20分钟，1天1次，可改善肘痛、上肢痹痛。

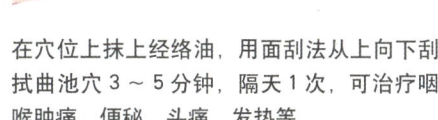

刮痧

在穴位上抹上经络油，用面刮法从上向下刮拭曲池穴3～5分钟，隔天1次，可治疗咽喉肿痛、便秘、头痛、发热等。

三 古人养肠胃的"功"法

1 叩齿吞津，健脾美颜

叩齿吞津保健法，是古代经久不衰的健身术，几乎任何一本养生专著都会把它收录，可见古人对这种方法的重视程度及其实用价值。

① 叩齿

早晨醒来后，先不说话，心静神凝，摒弃杂念，全身放松，口唇微闭，心神合一，闭目，然后使上下牙齿有节奏的互相叩击，铿锵有声，次数不限。刚开始锻炼时，可轻叩20次左右，随着锻炼的不断进展，可逐渐增加叩齿的次数和力度，一般以36次为佳。此为完成1次叩齿。

② 吞津

从传统中医养生之道来看，叩击结束，要辅以"赤龙搅天池"，即叩击后，用舌在腔内贴着上下牙床、牙面搅动，用力要柔和自然，先上后下，先内后外，搅动36次，可按摩齿龈，改善局部血液循环，加速牙龈部的营养血供。当感觉有津液（唾液）产生时，不要咽下继续搅动，等唾液渐渐增多后，以舌抵上腭部以聚集唾液，鼓腮用唾液含漱（鼓漱）数次，最后分三次徐徐咽下（咽津）。

③ 时间及次数

以上为完整的一次"叩齿吞津保健法"，一天在早、中、晚各叩齿10次，多做更佳。

④ 功效

叩齿能健脾胃的功效，其主要表现在两个方面：一是叩齿能健齿。齿健，则食物易被嚼细，胃负减轻，从而养胃；二是脾"在液为涎"与胃相表里，涎为口津是唾液中较轻清稀的部分，具有帮助食物消化的功能。叩齿催生唾液，咽之有助于胃"腐熟食物"和脾的"运化、升清"（把水谷化为精微物质并将之"灌溉四旁"、布散全身），减轻脾胃的负担，达到健脾胃的目的。此外，叩齿可活动面肌，加强面部血液循环，改善面肤的营养，进而美颜。

2 静坐能让肠胃更舒适

人在清醒状态下好比一个对外的放射体,全身能量都是向体表、四肢和向外放射的。外在的活动越剧烈,向外放射的能量就越多,随之,身体内的能力就会越少。这就是为什么人们在剧烈运动之后不宜立即进食过多食物的原因,因为内在能量不足时,其腐熟食物的能力是较弱的。

静坐,最重要的是能凝神聚气,以此将人体向外放射的能量快速的向内收回,进而对身体内在组织器官进行温养、调理或修复。当人体静坐时,身体外在的运动、能量消耗下降至一个较低的水平,而人体更多的生命能就能进入体内,调动人体的自我调节系统,对内在的组织器官进行调理、恢复。同时,当人体在静坐状态时,人体更能通过意念引导体内气的运行,随着意念的越来越集中,气的运行力量会越来越强,进而将因为寒、食积、精制过度肠胃难于受理的食品瘀积形成的胃肠道不通感逐渐的疏通。因此,静坐能让胃肠道渐渐的热起来、通起来、动起来,随之也就舒服起来。

静坐时要选择一处静室,在入坐之前,应宽松衣带,使筋肉不受拘束,气机不致阻滞,但在秋冬等寒冷时,两腿必须盖好,以免膝盖受风。静坐时的两腿必须盘起来,先将左胫加到右股上面,再将右胫扳上来加到左股的上面,这种坐法普通叫做双盘膝。这样的姿势,可使两膝盖的外侧,都紧靠着褥垫,全身的筋肉,正像弓弦的伸张,坐时自然端直,不至于左右前后的倚斜。

两手仰掌,以左掌安放在右掌上面,两拇指头相对,安放在脐下腿部之上。呼息时,脐下腹部收缩,横膈膜向上,胸部紧窄,肺底浊气可以挤出。吸息时,从鼻中徐徐吸入新鲜空气,充满肺部,横膈膜向下,腹部外凸。呼息吸息,均使自然,渐渐细长,达于下腹。

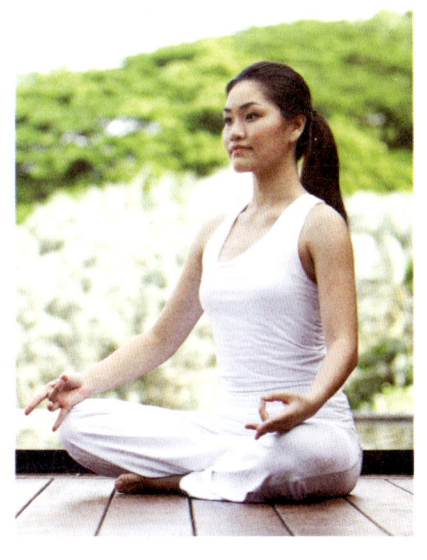

通常的静坐时间以40分钟为基座,能一下子坐40分钟更好,不能的话,一次性分几次加起来达到40分钟也可以,直到后来可以一次坐上40分钟。十分钟一次共4次,或者20分钟一次共2次也可。

3 呼吸吐纳六字诀

呼吸吐纳六字诀是由南北朝医家陶弘景根据道家先人经验所创，是一种由六种特殊的呼气法组成的修炼方法。每一种呼气方法均有特定的吐字口型，以此牵动相应脏腑经络气血的运行，达到有针对性的调整某一脏腑功能祛邪安脏的目的。

① 预备式

两足开立，与肩同宽，头正颈直，含胸拔背，松腰松胯，双膝微屈，全身放松，呼吸自然。采用顺腹式呼吸法，即先呼后吸，呼气时读字，同时提肛缩肾，将重心移至脚跟。

② 嘘字功

嘘，读（xū）。口型为两唇微合，有横绷之力，舌尖向前并向内微缩，上下齿有微缝。呼气念嘘字，足大趾轻轻点地，两手自小腹前缓缓抬起，手背相对，经胁肋至与肩平，两臂如鸟张翼向上、向左右分开，手心斜向上。垂眼帘，尽量往下看，随呼气之势尽力瞪圆。呼气尽吸气时，屈臂两手经面前、胸腹前缓缓下落，垂于体侧。再做第二次吐字。如此动作六次，作一次调息。

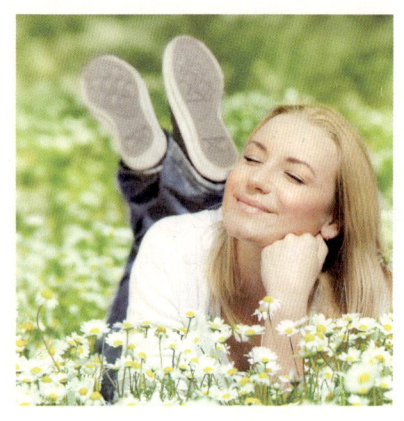

③ 呵字功

呵，读（hē）。口型为半张，舌顶下齿，舌面下压。呼气念呵字，足大趾轻轻点地；两手掌心向里由小腹前抬起，经体前到至胸部两乳中间位置向外翻掌，上托至眼部。呼气尽吸气时，翻转手心向面，经面前、胸腹缓缓下落，垂于体侧，再行第二次吐字。如此动作六次，作一次调息。

④ 呼字功

呼，读（hū）。口型为撮口如管状，舌向上微卷，用力前伸。呼字时，足大趾轻轻点地，两手自小腹前抬起，手心朝上，至脐部，左手外旋上托至头顶，同时右手内旋下按至小腹前。

呼气尽吸气时，左臂内旋变为掌心向里，从面前下落，同时右臂回旋掌心向里上穿，两手在胸前交叉，左手在外，右手在里，两手内旋下按至腹前，自然垂于体侧。再以同样要领，右手上托，左手下按，作第二次吐字。如此交替共做六次，调息一次。

❺ 呬字功

呬，读（sī）。口型为两唇微后收，上下齿相合而不接触，舌尖插上下之缝，微出。呼气念呬字，两手从小腹前抬起，逐渐转掌心向上，至两乳平，两臂外旋，翻转手心向外成立掌，指尖对喉，然后左右展臂宽胸推掌如鸟张翼。呼气尽，随吸气之势两臂自然下落垂于体侧。重复六次，调息一次。

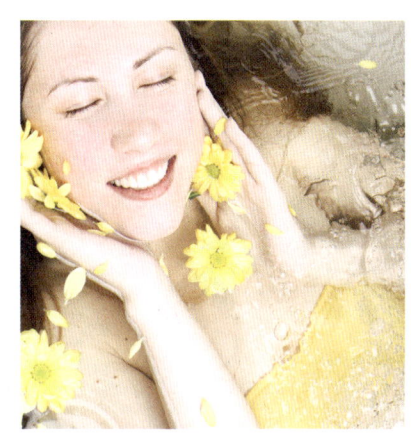

❻ 吹字功

吹，读（chuī）。口型为撮口，唇出音。呼气读吹字，足五趾抓地，足心空起，两臂自体侧提起，绕长强、肾俞向前划弧并经体前抬至锁骨平，两臂撑圆如抱球，两手指尖相对。身体下蹲，两臂随之下落，呼气尽时两手落于膝盖上部。下蹲时要做到身体正直。呼气尽，随吸气之势慢慢站起，两臂自然下落垂于身体两侧。共做六次，调息一次。

❼ 嘻字功

嘻，读（xī）。口型为两唇微启，舌稍后缩，舌尖向下。有喜笑自得之貌。呼气念嘻字，足四、五趾点地。两手自体侧抬起如捧物状，过腹至两乳平，两臂外旋翻转手心向外，并向头部托举，两手心转向上，指尖相对。吸气时五指分开，由头部循身体两侧缓缓落下并以意引气至足四趾端。重复六次，调息一次。

练习本功法吐气时一定要出声。对声音的要求是"深沉的、震动的、富于穿透力的"。吐气出声的特点是：声音震动于胸腔，气息受阻于胸膈。其作用：一是为了规范口型；二是此阶段若吐气无声，气息就会被胸腔、胸膈阻滞，容易造成憋气。而吐气出声，可通过震动胸腔、胸膈，使气流散发于胸部脏腑各处，既能促进脏腑内部运动，又因气息的分散而不觉得憋闷；三是通过发声音频震荡增强呼吸深度，提高肺活量。

4 学好八段锦，三焦得养身自安

八段锦功法是一套独立而完整的健身功法，起源于北宋，至今共八百多年的历史。古人把这套动作比喻为"锦"，意为五颜六色，美而华贵！体现其动作舒展优美。此功法分为八段，每段一个动作，练习无需器械，无需场地，简单易学。经常练习八段锦具有延年益寿、强健脏腑的作用。

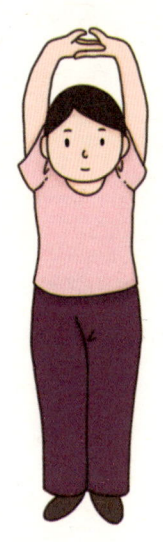

❶ 两手托天理三焦

两脚平行开立，与肩同宽。两臂徐徐分别自左右身侧向上高举过头，十指交叉，翻转掌心极力向上托，使两臂充分伸展。同时缓缓抬头上观，要有擎天柱地的神态，此时缓缓吸气。翻转掌心朝下，在身前正落至胸高时，随落随翻转掌心再朝上，微低头，眼随手运。同进配以缓缓呼气。如此两掌上托下落，练习4～8次。

❷ 左右开弓似射雕

两脚平行开立，成马步站式。上体正直，两臂平屈于胸前，左臂在上，右臂在下。手握拳，食指与拇指呈八字形撑开，左手缓缓向左平推，左臂展直，同时右臂屈肘向右拉回，右拳停于右肋前，拳心朝上，如拉弓状，眼看左手。再朝右开弓，动作相同唯左右相反。展臂及拉弓时吸气，复原时呼气。如此左右各开弓4～8次。

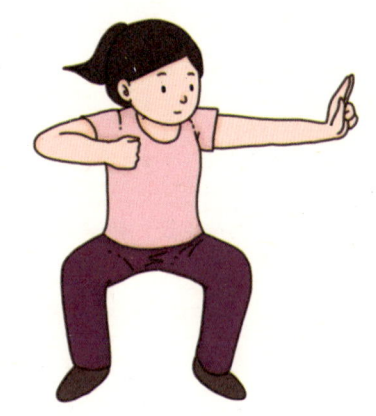

③ 调理脾胃须单举

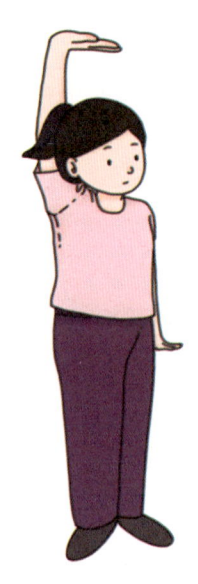

自然站立,两手前伸,掌心朝上,上提至与胸同高,两手收回至脸前,两手翻转使左掌心向上,右掌心向下,做阴阳掌动作,左掌上提至头顶上,成托天姿势,抬头注视左掌;右掌下压成按地姿势,左手臂伸直,由左外侧慢慢放下,头回正,双掌下垂放松,再右掌上提左掌下压做 1 次。全程依此左右手之顺序反复各做 2 轮。

④ 五劳七伤往后瞧

自然站立,两手前伸,掌心向上,手臂伸直慢慢上提,两手上提,至与胸同高,双掌翻转,掌心向下,两手慢慢放下,同时头慢慢转向左侧,两手放至身体两侧做按地姿势,同时头转向左侧,眼睛尽力看左后脚跟,最后一次吐气时,两手慢慢放下后,即回复预备姿势。再依同样动作,头转向右侧尽力看右后脚跟外。全程依此头部转向左、右侧之顺序,反复各做 2 轮。

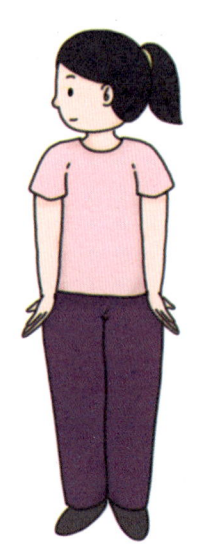

❺ 摇头摆尾去心火

左脚横跨一大步，两手轻轻握拳，蹲马步，身体坐正，双手虎口向内，掌心向下放在膝盖上方约15厘米处，先做右弓箭步，重心移至右脚，左脚伸直，眼看右前方，然后弯腰，眼看右脚尖，再将重心移至两脚中央，身体坐正，眼睛向前看，再做左弓箭步。全程依此右、左之顺序反复各做2轮后，恢复自然站立姿势。

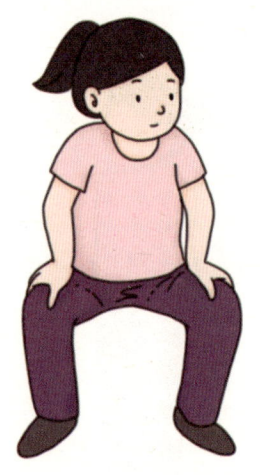

❻ 两手攀足固肾腰

自然站立，两手伸直上举至头顶上，两手交互向上拉伸二次，身体向上伸，微向后仰。弯腰，两手尽量伸至脚尖，然后抬头眼睛向上看。头低下，慢慢起身，双掌顺着双腿两侧慢慢轻抚上移，托住后腰身体向后仰，身体回正，两手放下。复演练此动作2轮后，恢复自然站立姿势。

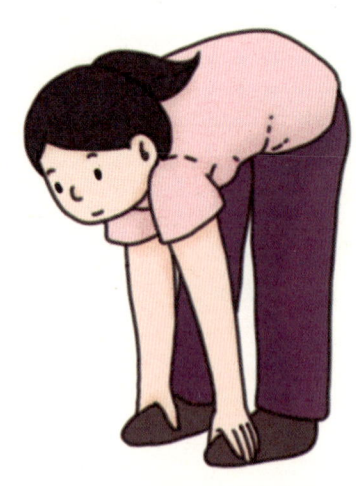

❼ 攒拳怒目增气力

左脚向左横跨一大步，两手轻轻握拳，拳心向上，提至腰际。左拳向前推出，拳心转向下，同时蹲马步，怒目看左拳，右拳微向后拉。收回左拳双手置于两侧腰际，同时慢慢站起来。两手慢慢放下，并松开两拳。两手腕交叉在小腹前，由下往上提升至头顶上，抬头眼睛往上看。两手由上往下向左右两侧画大圆圈，慢慢放下，恢复预备姿势。再左拳向前推出改右拳推出外，其余均与前述同。全程依此左右拳推出之顺序反复各做2轮后，恢复自然站立姿势。

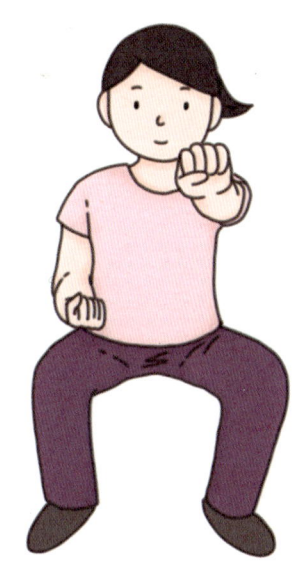

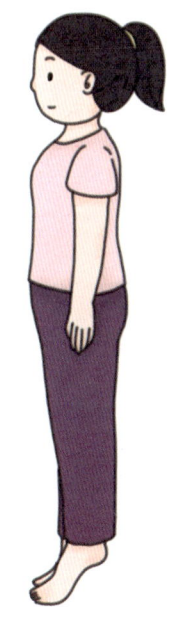

❽ 背后七颠百病消

脚跟脚尖并拢，提起脚跟，两手掌向下压地，暂停呼吸憋气、收缩肛门，全身紧绷，停留约5秒钟。全身力量突然放松、脚掌用力跺地、膝盖微弯、双手亦顺势稍向前轻甩推出，同时由口中快速吐气。如此顺序反复三次，第三次后放下脚跟时，要轻要慢。全程如前述反复做2轮后恢复自然站立姿势。

5 华佗五禽戏，神医的养生法

华佗五禽戏是运用了中医学阴阳、五行、脏象、经络、气血运行的理论，而动作仿效虎之威猛、鹿之安舒、熊之沉稳、猿之灵巧、鸟之轻捷，并力求蕴含五禽的神韵，具有五禽象形特征，其具有防病、祛病、健身、益寿等功用。

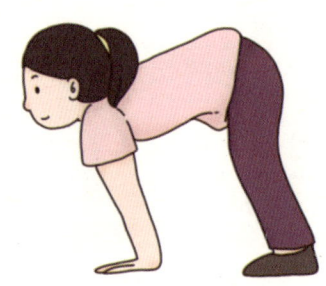

① 虎戏

自然站式，俯身，两手按地，用力使身躯前耸并配合吸气，当前耸至极后稍停；然后，身躯后缩并呼气；如此3次。继而两手先左后右向前挪移，同时两脚向后退移，以极力拉伸腰身；接着抬头面朝天，再低头向前平视；最后，如虎行走般以四肢前爬7步，后退7步。

② 鹿戏

匍匐伏地，吸气，头颈向左转，双目向左侧后视，当左转至极后稍停；呼气，头颈回转，当转至面朝地时再吸气，并继续向右转，一如前法。如此左转3次，右转2次，最后回复如起势头。然后，抬左腿向后挺伸，稍停后放下左腿，抬右腿如法挺伸。如此左腿后伸3次，右腿2次。

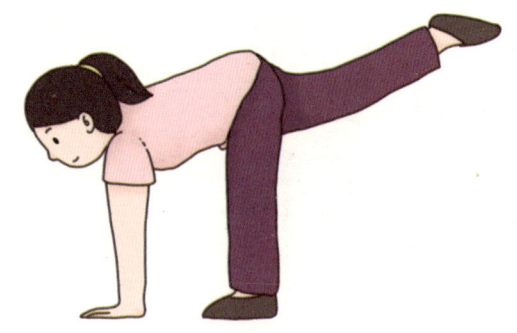

③ 熊戏

仰卧式，两腿屈膝拱起，两脚离床席，两手抱膝下，头颈用力向上，使肩背离开床席；略停，先以左肩侧滚落床面，当左肩一触及床席立即复头颈用力向上，肩离床席；略停后再以右肩侧滚落，复起。如此左右交替各7次。然后起身，两脚着床席成蹲式，两手分按同侧脚旁；接着如熊行走般，抬左脚和右手掌离床席；当左脚、右手掌回落后即抬起右脚和左手掌。如此左右交替，身躯亦随之左右摆动，片刻而止。

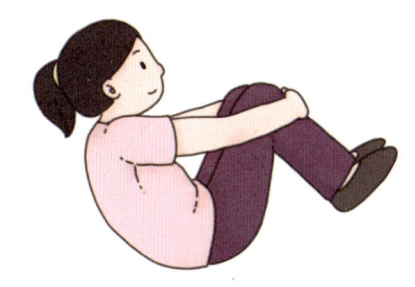

④ 猿戏

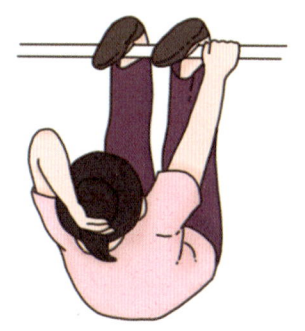

择一牢固横竿（如单杠，门框，树叉等），略高于自身，站立手指可触及高度，如猿攀物般以双手抓握横竿，使两肢悬空，作引体向上7次。接着先以左脚背勾住横竿，放下两手，头身随之向下倒悬；略停后换右脚如法勾竿倒县。如此左右交替各7次。

⑤ 鸟戏

自然站式。吸气时跷起左腿，两臂侧平举，扬起眉毛，鼓足气力，如鸟展翅欲飞状；呼气时，左腿回落地面，两臂回落腿侧。接着，跷右腿如法操作。如此左右交替各7次。然后坐下。屈右腿，两手抱膝下，拉腿膝近胸；稍停后两手换抱左膝下如法操作。如此左右交替亦7次。最后，两臂如鸟理翅膀般伸缩各7次。

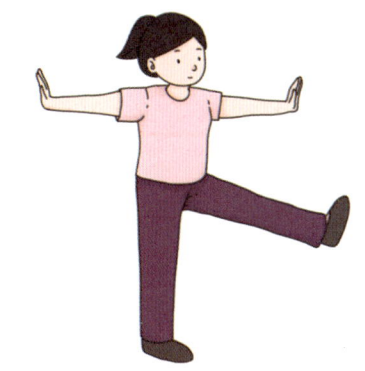

四 新式运动助你守护肠胃

1 瑜伽——优雅中收获健康

练习瑜伽能使胃部的血液运行通畅,消除人体紧张情绪,对养护肠胃非常有帮助。在练习瑜伽时,有意识地充分运动肚脐,胃肠就能够扩张,有利于自律神经的调整以及强化,这样跟自律神经有关的功能如唾液分泌、胃肠蠕动、膀胱收缩等能正常进行。下面介绍几种比较有效的瑜伽练习方法。

❶ 眼镜蛇式

动作:俯卧,两手放在肩膀下,吸气,头部后翘,用背部肌肉的作用一节一节地抬起脊椎,然后手臂慢慢推,让背部继续上升(腹部尽可能贴地),当达到最大限度时,放松身体,保持10~15秒,重复4次。

作用:伸展身体的前面、脊椎,消除背部与颈部的僵硬和紧张,强壮呼吸系统、消化系统,促进血液循环,强壮神经系统。

❷ 下半身摇动式

动作:仰卧,十指交叉放在头下,两手肘打开贴着地面,吸气,屈双腿靠近胸部,呼气,两腿慢慢摇摆到左侧,吸气,两腿回到正中,呼气,慢慢摇摆到右侧。反复重复几次。瑜伽能防治肠胃病。

作用:按摩背部和肩膀,促进血液循环,加强大腿和腹内脏,收紧腹部,纤细腰部。

❸ 鳄鱼式

动作:仰卧,手臂侧平举,手心向下贴在地板上。吸气,抬左腿呈直角。呼气,左腿侧向右边贴地,肩不动平稳,保持5~10秒。吸气,抬起左腿呈直角,呼气放回原位,重复另一条腿。亦可把两腿并拢一起做。或屈膝仰卧后,膝关节左右倒。

作用:治疗预防胃溃疡、十二指肠溃疡及腰痛。

2 健美操——完美外形气质佳

健美操是一项新兴的体育运动,它以其独特的魅力在众多的传统体育项目中脱颖而出,受到越来越多人的喜爱。目前,在社会上不仅以健美操为主要内容的各种健身中心遍布我国大中型城市,而且在大中小学健美操也被列入教学大纲,作为正规的教学内容传授。健美操不同于其他有氧运动项目之处在于它是一项轻松、优美的体育运动,在健身的同时,带给人们艺术享受,使人心情愉快,陶醉于锻炼的乐趣中,减轻了心理压力,促进身心健康发展,从而更增强了健身、美颜、养生的效果。

大家知道,姿态是从我们平时的一举一动表现出来的行为习惯,受后天因素的影响较大;体型则是我们身体的外形,虽然体育锻炼可适当改善体型外貌,但相对来说遗传因素起决定性作用。良好的身体姿态是形成一个人气质风度的重要因素。

健美操练习的动作要求和身体姿态要求与我们日常生活中的状态要求基本一致,因此,通过长期的健美操练习可改善不良的身体状态,形成优美的体态,从而在日常生活中表现出一种良好的气质与修养,给人以朝气蓬勃、健康向上的感觉。健美操运动还可塑造健美的体型,改善造血机能。通过健美操练习尤其是力量练习,可使骨骼粗壮、肌肉围度增大,从而弥补先天的体型缺陷,使人变得匀称健美,改善各种亚健康症状,使人精神饱满。其次,健美操练习还可消除体内和体表多余的脂肪,维持人体吸收与消耗的平衡,降低体重,保持健美的体型。

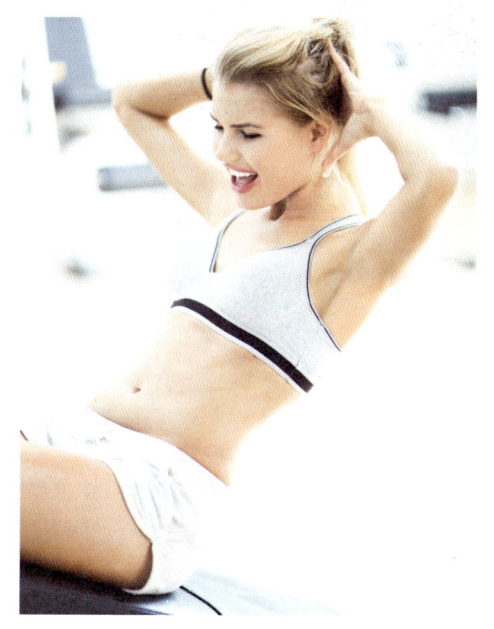

由于健美操采用大量下肢跑跳和大幅度关节活动,运动前一定要做好准备活动,尤其是踝关节周围韧带,提高关节灵活性。要加强踝部周围韧带肌肉的锻炼,多进行提踵跳及负重提踵练习,提高关节的力量和弹性。在跑跳练习中,强调脚掌着地的正确技术。肌体处于疲劳和不良状态时,避免高难度动作的练习,减少运动负荷。

3 保龄球——借力打力协调好

保龄球，又称地滚球，是在木板道上滚球击柱的一种室内运动。保龄球具有娱乐性、技巧性，给人以身体和意志的锻炼。由于是室内活动，不受时间、气候等外界条件的影响，并且简单易学，深受大众喜爱。

初学者想要打好保龄球，最重要的就是要学好如何助走以及正确的出球方式，助走实际上就是由站在球道上到出球的时候所需要走的路线。通常分为三步助走、四步助走及五步助走，步伐较大的可采用比较少的步数，但是也要配合自己身体的协调性以及灵活性。右手出球的人，最后把球送出时，应该是右脚交叉在左脚的后面，左手反之。初学者要从重量轻的练起，一般用相当于身体重量10%的球。

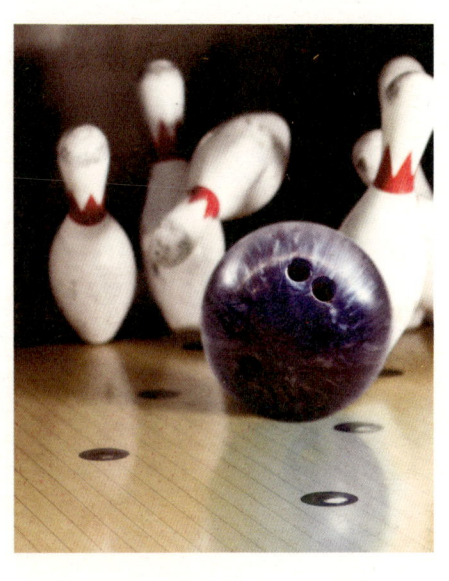

首先，将右手（或左手）的拇指全部插入球孔，中指和无名指分别插到第二关节最合适，手心托着球到胸前，两手将球拿正，身体摆正，松肩，精神集中，然后起步。四步助走较常用，以此为例，第1步先从右脚踏出，同时将球向前伸出；第2步左脚踏出，球在手上与身体约成90度；第3步右脚向前踏出时，球的位置放到后面；第4步左脚滑出时，同时将球从手里轻力送出。

摆球时将原本弯曲的手臂放下伸直并往正后方摆动，这个姿势很重要，持球的位置越高、向后摆的幅度越高，球速就会越快。但是，很多人向后摆的姿势会偏掉，要特别注意胳肢窝仍要夹紧，手仍然要伸直。出手时手还是一样伸直，不可弯曲。不可用力，因为姿势对的话，球速会自然增加。放球时尽量不要将球腾空，不然很多能量会因和球道碰撞而抵销，放球时没有声音是最能打出速球的。

打保龄球因为没有场地的局限性，可以随时进行，是弥补因工作原因、天气原因导致运动不足的最好选择。据计算，打3局保龄球的运动量相当于骑车20分钟、跑步15分钟或打网球20分钟。经常打保龄球能集中精力、协调身心、增强免疫力、调节肠胃。

4 壁球——健身休闲运动之首

壁球是一项全方位、全天候、高效率的时尚健身运动,广泛流行于欧美国家,素有"室内运动之王"的美称。被美国著名的《福布斯》杂志列为向白领阶层极力推荐的十项健身休闲运动之首。

在学习打壁球时,应遵循从易到难,循序渐进的原则。开始学习时应选择弹性较大的球,自己对着墙练习击球。初学者应先从正手击球开始,先练习打前场的地板反弹球,然后慢慢向后退,逐渐加大击球力量,熟练后再练习反手击球和正反手交替击球。

起初你会发现球不像你想象的弹得那样高,所以学习壁球要先熟悉球性,进行球感练习,了解球的反弹性。其次要养成良好的基本姿势,包括正确的握拍、挥拍和准备姿势。再其次掌握正手击球,反手击球这两种基本击球方式,在此基础上再学习各种击球方法,包括发球、接发球、直线球、侧墙球、小球、截击球和吊高球,最后学习球场上的移动,并结合学习各种击球的组合打法掌握一定数量的壁球技术。

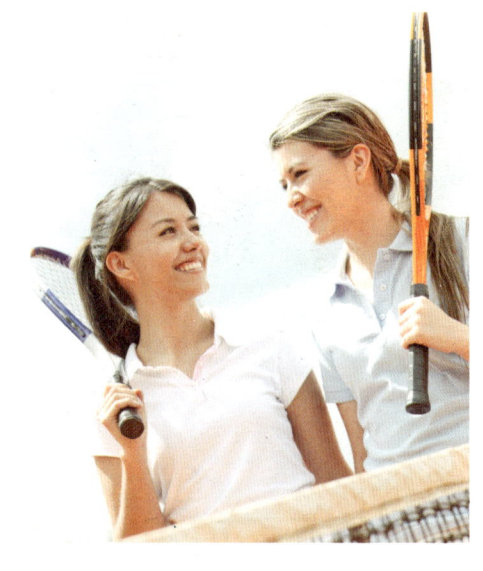

初学者往往眼睛只盯住从墙上反弹回来的球,而不注视击球员击出的球,因此经常出现击球落空的现象。球员的击球动作应该很准确地和快速飞行的球紧密配合,球员应该快速地反应,识别出球的飞行路线和落点。因此,时刻地注视球是正确判断的前提。特别是在准备击球的时候,两眼不仅应盯着球的来往路线,同时必须判断出来球的方向,速度,高度和看清球的反弹情况。在球拍击球的瞬间,两眼也要看着球。显然,为了正确的击球,球员对来球看得越清楚,他就越有可能根据需要用拍面的中部准确地击打球。

在平时的训练中,要把盯球和盯人都应看作是非常重要的。在自己完成击球动作后,等待对手还击这段时间内,重点应是强调观察对手。因此,在进行反复击球的动作过程中,要学会视线的及时转移。当击球动作形成自动化后,盯球的时间可适当缩短。

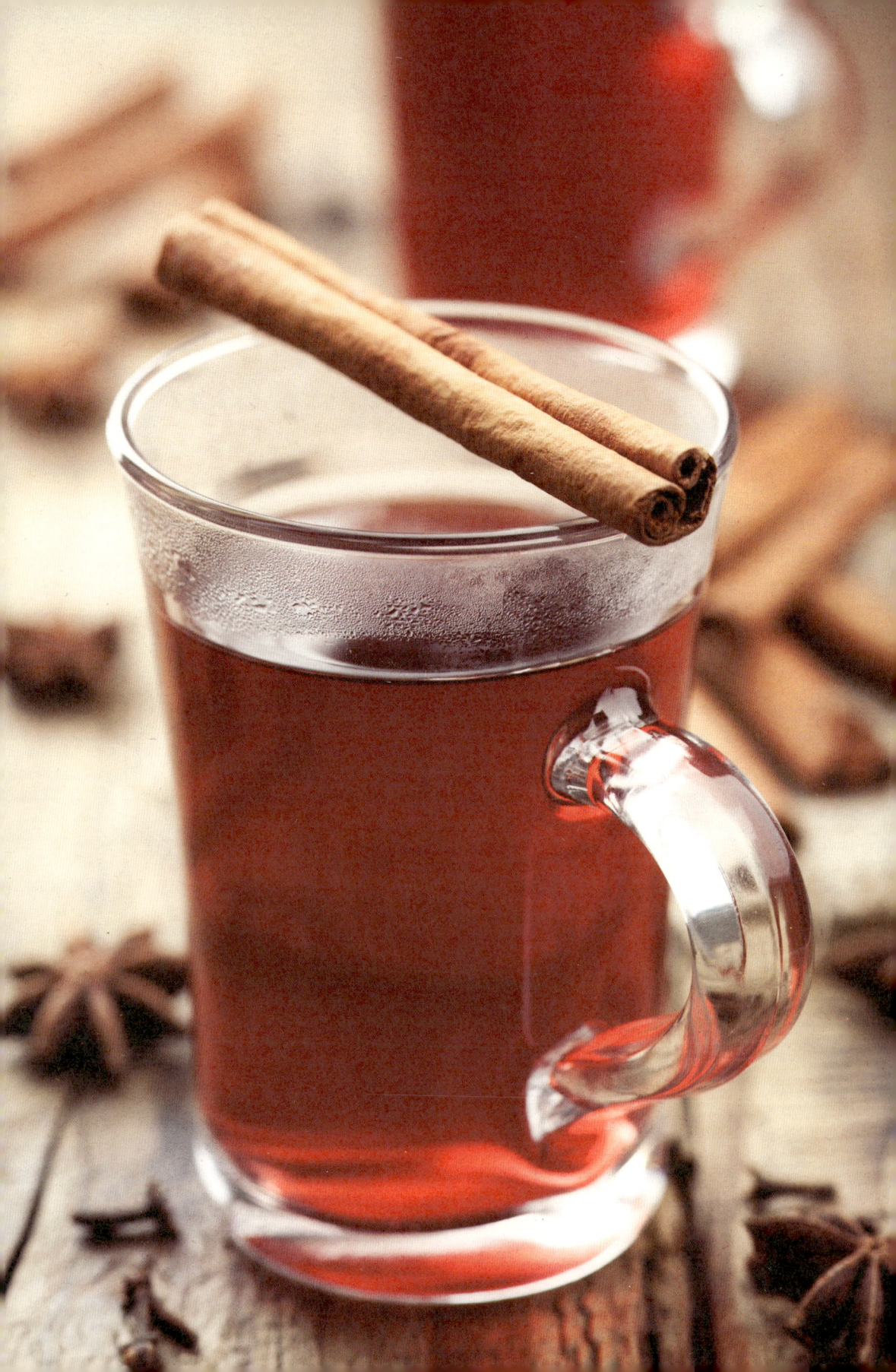

Chapter 3

调治肠胃，重获"不老之术"

正如我们的生理年龄一样，肠胃也有自己的年龄。由于肠胃不断为人体提供营养物质，所以它们的健康与否影响着我们的生理年龄。如果平时我们不关注、不呵护自己的肠胃状况，很可能会出现超龄和早衰的现象。因此，从现在开始，调理好我们的肠胃吧！

一 肠胃常见症状,这么养远离大毛病

口臭 一杯柠檬水解君忧

口臭是指口腔或其他充满空气的空腔中(如鼻、鼻窦、咽)所散发出的臭气,在老年人中很常见,而现在很多年轻人也容易出现口臭。虽然这不是什么大病,但却常使人产生自卑感,造成精神负担,影响社交活动。

中医认为,引发口臭最常见的肠胃病是胃火上炎,是由胃腑积热引起的。胃热引起的口臭,舌质一般是红的,舌苔发黄,嘴唇偏鲜红。当肠胃功能紊乱、消化不良、肠胃出血、便秘等情况发生时,就会引起口气上攻及风火或湿热,口臭就此发生了。如果经常有口臭,可以试着喝点柠檬水。

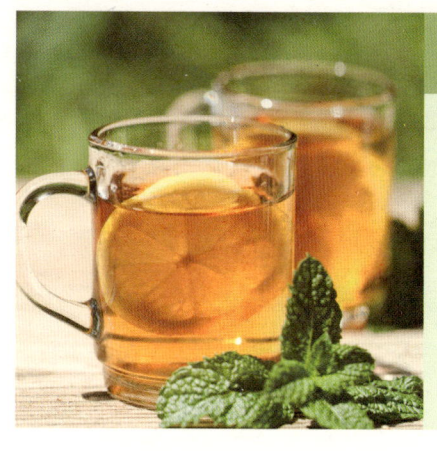

/柠檬水/

原料:新鲜薄荷5克,新鲜柠檬3片,带盖玻璃杯1个。

做法:杯子中放入备好的薄荷和柠檬片,加入适量烧开的沸水,盖上盖子,浸泡3分钟,开盖冷却后即可饮用。

用法:一次一杯(约200毫升),一天三次。

经常按摩内庭穴也有去胃火,减轻口臭的作用。内庭穴位于位于脚底部,在第二趾根部,脚趾弯曲时趾尖碰到处。约第二趾趾根下约三厘米处。中医认为,内庭穴是足阳明胃经的荥穴,具有清胃泻火、理气止痛的功效。可以在早晚充分按揉足二趾趾面,并按揉足部内庭穴1分钟,然后从小腿向足趾方向推足背及其两侧各30次。这样坚持做三天,可明显减轻口臭。

口水多 煲一碗益智仁粥

口水分泌太多,甚至流出口外,往往是由于脾胃受寒所致。当人生大病后,在身体元气尚未完全恢复的时候,体内阳气多半亏虚,脾胃无法正常消化食物,水湿上行于口而为口水。此外,在炎热潮湿的夏季,本身脾胃功能低下,再加上饮食不洁,容易造成湿热犯胃,影响肠胃功能而出现口水增多的情况。因此在夏季要少吃高蛋白质、高热量的食物。这是因为,这类食物大多有高热或高湿的属性,无论你体质如何,食用后都容易产生湿热。口水多的患者可多食用益智仁粥。

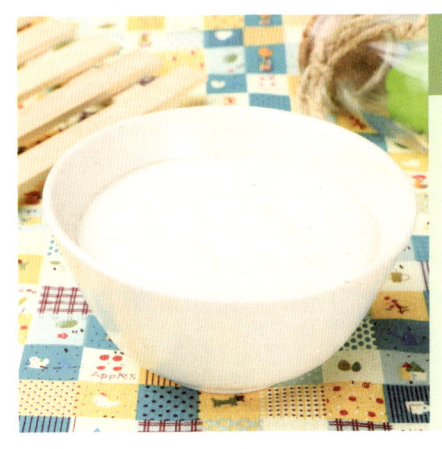

益智仁粥

原料: 益智仁5克,糯米50克,细盐少许。

做法: 将益智仁研为细末,再用糯米煮粥,然后调入益智仁末,加细盐少许,稍煮片刻,待粥稠停火。

用法: 每日早晚餐温热服。

除了病理原因所致外,口腔卫生欠佳也会导致口水多。针对这种情况的,防治口水多的基本办法是:日常要注意口腔卫生,养成早晚刷牙、饭后漱口的习惯。很多人刷牙的时间都很短,匆匆2分钟就完了,而真正合适的时间应该要5分钟,每一颗牙齿都要来回地刷上至少十遍。此外,经常漱口的人患牙周炎、龋齿等疾病明显低于无此习惯的人。特别在秋冬季节,气候干燥,各种病原体游离在空气中,经常漱口,可达到防病的目的。

打嗝 天突、翳风，一按就灵

每个人都有过打嗝经历，绝大多数人都是过一会就好，所以，大都不会去深究。一般来说，引发打嗝的原因有吃饭速度太快、太饱，精神刺激，或大笑、体位改变，使肋间肌或膈肌承受的压力突然改变，都可能引发打嗝。

如果打嗝的症状断断续续持续48小时以上，医学上称之为顽固性呃逆。引发的原因也有很多，其中最危险的可能是胃癌。这是因为胃癌可导致消化不良、上腹胀满，进而引起嗝声不断；或者是肿瘤引起胃扩张，刺激迷走神经而引发打嗝；再或者是癌肿直接侵犯迷走神经或膈肌引起打嗝。

所以，如果遇到频繁打嗝，长久不止，应该引起重视，尽快到医院检查，尽早发现问题，排除最危险的可能。

有时候身体没什么病，只是纯粹打嗝，用恐吓、拍背等方法止不住嗝，那就可以试试米醋疗法。在打嗝的时候，喝一大汤匙米醋，只要打嗝不停，就接着喝，一般每隔1小时喝1次，直到打嗝停止。

如果突然打嗝，身边又什么都没有，那就按压天突穴和翳风穴吧！实践证明非常有效。天突穴位于胸骨窝上方的正中处，也就是我们喉咙的下面，两锁骨中间凹陷的地方。按压天突穴能够导气，从而缓解和抑制打嗝。具体操作方法是：打嗝的时候，用手指压住穴位不动，坚持2~3分钟。翳风穴位于颈部，在耳垂后方，乳突下端前方凹陷中。具体操作方法：用双手食指点按此穴，力度要轻柔，以穴位产生酸胀感为宜，反复点按1分钟。

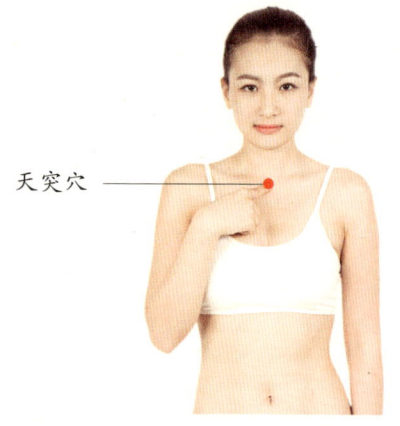

天突穴

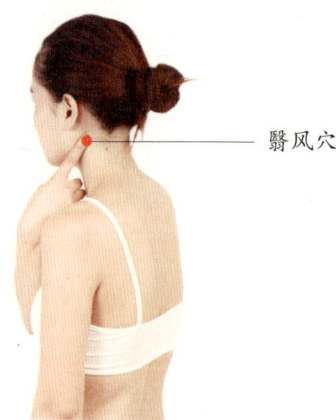

翳风穴

吞咽有困难 鼓手和吮指有奇效

吞咽困难表现为明明口不干，咽东西时嗓子却像卡住了的感觉，从口进入胃这个过程，处处有种摩擦感，总给人一种饭咽不下去的感觉。吞咽困难时间长了，不仅影响食欲，还使人饱受折磨。

反流性食管炎、食管癌和胃癌是导致吞咽困难最常见的疾病。患上反流性食管炎，除了吞咽困难，还伴有反胃、胃灼热、胸痛等其他症状。患上食管癌，则吞咽困难的程度更重。如果吞咽困难的症状持续出现，就一定要及时去医院检查，排除胃癌的可能。

此外，上了年纪的人，不管是否受到肠胃病的困扰，都可能出现吞咽困难的现象。这是因为老年人的软组织弹性变松，与年轻人相比更容易将食物残留在食管附近，从而常常觉得喉咙吞不干净。当发现喝水经常呛，说话吐字也不如以前清晰时，就一定要多加留意，这往往是吞咽困难的前兆。这时要有意识地锻炼吞咽功能，下面给大家介绍三种小运动。

❶ 空吞咽及交互吞咽

每次进食吞咽以后，反复做几次空吞咽动作，使食物全部咽下，然后再进食。也可每次进食吞咽后饮少量水，这样既有利于刺激诱发吞咽反射，又能达到除去咽部残留食物的目的。

❷ 鼓起

轻张口，后闭上，然后做鼓腮动作，随后轻呼气。每日2次，每次重复5遍。

❸ 吮指

也可做吮吸手指的动作，借以收缩颊部及口轮匝肌，增强肌力。每日2次，每次重复5遍。

恶心和呕吐 按摩手三里和足三里

恶心和呕吐通常一并出现。当我们的肠胃里有有害物质时，或肠胃需要排出它里面的东西时，肠胃壁上的神经末梢受到刺激，就会发生恶心和呕吐的现象，同时还会出现口水增多、咽喉难受的感觉。

引发恶心、呕吐的疾病其实也挺多的，其中以消化系统的疾病最为常见。如消化不良、食物中毒、急性肠胃炎、病毒性肝炎等消化系统疾病，都能引起恶心和呕吐。急性肠梗阻、胰腺炎、胆囊炎、腹膜炎等内脏疼痛性疾病也能引起恶心、呕吐。

中医认为恶心是"胃气上逆，泛恶欲吐之证"，呕吐是"胃失和降，气逆于上"，迫使胃中之物从口中吐出的一种病症。那么怎样才能缓解恶心和呕吐呢？推荐大家按摩手三里穴和足三里。

手三里穴在前臂背面桡侧，肘横纹下2寸处，按摩时，可以用双手食指指腹互按对侧穴位。每次2分钟左右，每日2次，力度适中即可。

同时，还可以用手或按摩锤经常按揉、敲打位于小腿外侧、膝盖骨下方的足三里，每次5～10分钟，当感觉到足三里有一种酸胀、发热的感觉即可。

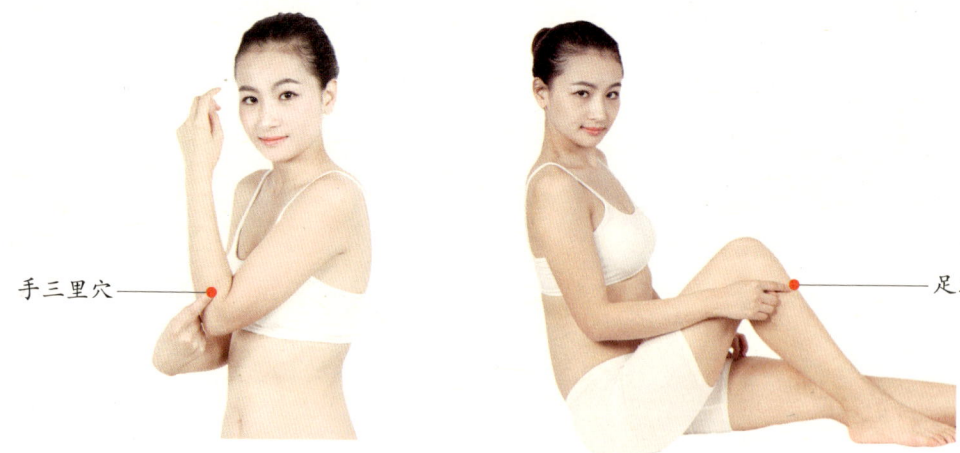

手三里穴　　　　　　　　　　　　　足三里

胃泛酸 多喝生姜红茶可调养

泛酸就是胃中的酸水往上涌，在泛酸水的时候，因为酸水刺激了贲门和食管下端，人就会感觉很烧心；同时贲门开启，酸水会通过食物反流入口腔。经常感觉胃里往上泛酸水，说明胃的功能非常不好，很可能患上了胃炎或者胃溃疡。

胃酸过量主要是由于长期酗酒、喜食辛辣食物、生活不规律、不定时用餐、精神紧张、喝过多的碳酸饮料、大量吸烟所致。此外，服用某些药物也会促使胃酸分泌增多，如阿司匹林、利血平、保泰松等。

胃泛酸时应服用一些抗酸的药物，如碳酸氢钠、碳酸钙片、复方氢氧化铝等，都能中和胃酸，达到酸碱平衡，减缓胃酸对食管黏膜的刺激腐蚀。对于轻微胃泛酸患者，可以通过喝生姜红茶来缓解。

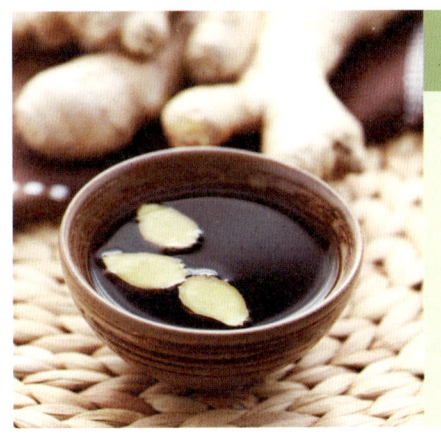

/生姜红茶/

原料：生姜、红茶各适量。

做法：将生姜洗净，去皮切成丝，放入水中煮沸，用姜汁冲泡红茶，随泡随喝。也可以将生姜丝和红茶一同放入水中煮沸，喝汁即可。

用法：泛酸时饮用，也可用于日常肠胃调养。

除了食疗外，穴位按摩也能改善胃健康，抑制泛酸。这里推荐胃附近的上脘、中脘、下脘、梁门四个穴位，上脘、中脘、下脘分别在肚脐上5寸、4寸、2寸处。用双手小鱼际反复按揉穴位，每穴顺时针按揉50次，再逆时针按揉50次，做3组。梁门穴位于肚脐上4寸，正中线旁开2寸处。可用大拇指的指端对穴位进行按揉刺激，每次按揉3分钟。

烧心 喝蒲公英茶消炎治酸

烧心是消化系统最常见的症状之一，对大多数人来说，烧心最常见的原因是进食过快或过多，还有进食某种特定食物后，如酒、辣椒等，发生烧心现象，这是因为这些食物使食管下段括约肌松弛或胃酸分泌增多进而引起烧心。常见于反流性食管炎、食管溃疡、幽门或十二指肠溃疡等病症，其中以反流性食管炎最常见。

泛酸和烧心常相伴出现，这是由于胃酸分泌过多导致，因此，很多人会把泛酸和烧心混在一起，其实，二者还是很好区别的。泛酸主要是感觉到喉咙、食管里有酸水向上冒，有时候烧得厉害，喉咙处也会有疼痛感；而烧心则是在胃部有灼热感，具体的位置在心口处。

有的人感觉有吃辣椒一样的辛辣感，也有的就像是被火烫到了的烧灼感，还有的是被热水烫到的感觉。烧心的症状可单独出现，也可与上腹疼痛一并出现，常发生在餐后1小时左右，偶尔发生在夜间。

烧心是由于胃酸分泌过多造成的，因此，治疗泛酸的方法，同样适用于烧心。不过针对烧心，我们给大家推荐一个有效的蒲公英小茶方。现代医学研究表明，蒲公英植物体中含特有的蒲公英醇、蒲公英素以及胆碱、有机酸、菊糖、葡萄糖、维生素、胡萝卜素等活性成分，具有抗幽门螺杆菌及保护胃黏膜的作用。

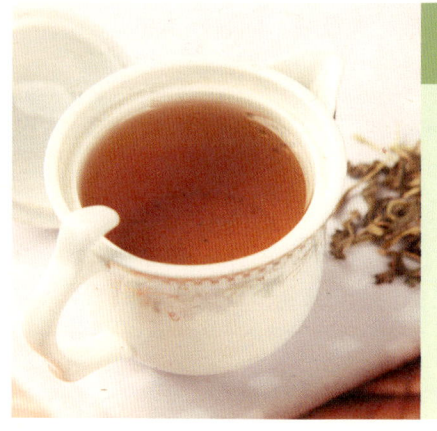

/蒲公英茶/

原料：新鲜蒲公英适量

做法：将蒲公英洗净，放入水中煮沸，当茶饮用即可。也可将新鲜蒲公英放入热锅中炒成茶，放在茶叶罐里储存起来，随时用热水冲泡饮用。

用法：每日饮用一次，随泡随饮。

胃胀气 橘皮和莱菔子茶来消胀

一般来说，腹腔内大部分气体经肠壁血管吸收后，由肺部呼吸排出体外。但如果肠胃功能不济，或者有些疾病，肠壁血液循环就很可能会发生障碍，影响肠腔内气体吸收，从而引起腹胀。吃东西时因讲话或饮食习惯不良吸入大量空气，升结肠内的食糜停留时间过长而发酵也是导致胃胀的常见原因。

轻微的胃胀气，不用过于紧张，用暖水袋放在有胀气的地方捂一捂，大多可以缓解。同时喝点橘皮茶，可以有效缓解胀气。在中药中有一味消食除胀特效药，那就是莱菔子。莱菔子为萝卜的干燥成熟种子，能治饮食停滞，脘腹胀痛，大便秘结，积滞泻痢，痰壅喘咳等症。下面推荐一款莱菔子茶的制作方法，经常饮用能有效缓解胃胀气。

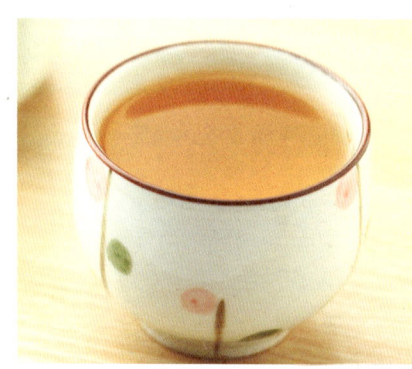

/ 橘皮茶 /

原料：新鲜橘皮50克，白糖少许

做法：将橘皮撕碎，加少许白糖，开水冲泡，当茶饮。

用法：每日饮用1～3次，至腹胀消失为止。

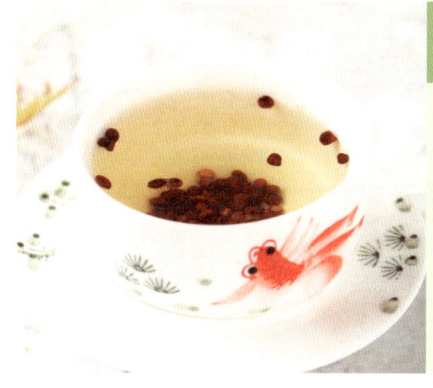

/ 莱菔子茶 /

原料：莱菔子5克，生山楂10克

做法：将莱菔子和生山楂放入水中煎煮2次，每次10分钟，取出汤汁，代茶饮用。

用法：每日2次，早晚饮用，连服数日，至胀气消失即可。

胃痛 三七粉蒸蛋止血又止痛

中医认为，造成胃痛的原因大体可分为寒证和热证两种。

寒证是寒邪侵犯胃部，寒凝不散，阻滞气机，以致胃气不和而疼痛。患者常常会怕冷，不爱喝水，只喜欢喝热饮，舌苔薄白且淡。

热证胃痛的病机以肝郁化火、横逆犯胃为主，一般慢性胃炎皆属热证，症状以胃脘痛、腹胀满、口苦、嗳气为主。胃痛的特点为时而隐痛，痛无定时，伴有灼热、嘈杂感；久痛者常呈刺痛之症，且痛点总在同一位置。

对于经常胃痛的患者，建议经常食用三七粉蒸蛋。

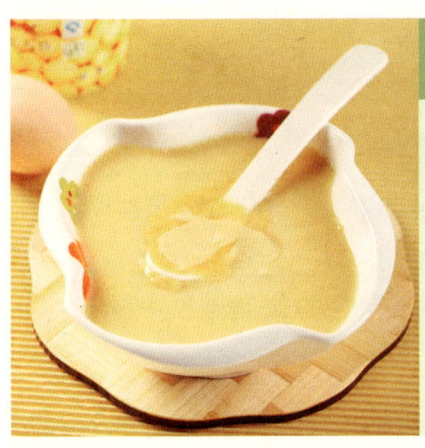

/三七粉蒸蛋/

原料：鲜藕 200 克，三七粉 3 克，鸡蛋 1 个，盐 3 克，植物油 15 毫升

做法：将藕洗净、切碎，榨成汁，将三七粉与生鸡蛋调匀，倒入藕汁中，加入盐、植物油调匀，上蒸笼蒸熟即可。

用法：每天食用 1 次。

食用三七粉蒸蛋的同时，可进行有效的穴位推拿，两者协调进行，止痛效果更佳。具体的推拿操作方法如下：在背部第八至第十二胸椎棘突旁开 1 寸处找到压痛点，用拇指指腹按压痛点 3 分钟。再用拇指指端点按手腕内关穴和膝盖下足三里各 3 分钟。此外，有些物理方法对缓解胃痛也非常有帮助。比如在胃痛时蹲下来，双手抱住自己胃的地方，尽量把自己的上身压在蹲的两腿上，紧紧地压一下自己的胃部，这样会改善胃疼的尖锐感。或者倒一杯较热的水，然后喝下去，这样，也会起到缓解的作用。

食欲不振 用香菜和砂仁醒脾开胃

食欲不振通常由情绪因素或疾病因素所致。中医认为，人在生气的时候，肝火旺盛，导致肝克脾，所以脾胃受到牵连而影响食欲。另外，脾胃功能特别虚弱者，不仅仅没有食欲，即使勉强吃了东西也不容易消化。如果患者又恰好是个急性子、暴脾气就更糟糕了，就像前面说的，连肝带胃一起受罪。

普通的食欲不振食疗方就可以改善。香菜辛香升散，能促进肠胃蠕动，具有醒脾开胃的作用。砂仁性温味辛，归脾、胃、肾经，具有化湿开胃、温脾止泻、理气安胎等功效。

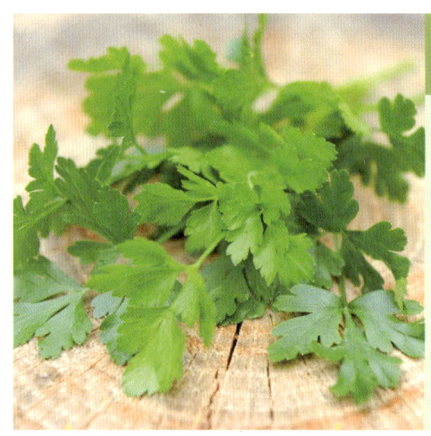

/ 香菜拌肚丝 /

原料：熟牛肚150克，香菜50克，红椒15克，盐6克，辣椒油、芝麻油各适量

做法：香菜切成段，红椒切成丝，熟牛肚切成丝，食材倒入碗中，加入盐、辣椒油、芝麻油，拌匀调味即可。

用法：佐餐食用。

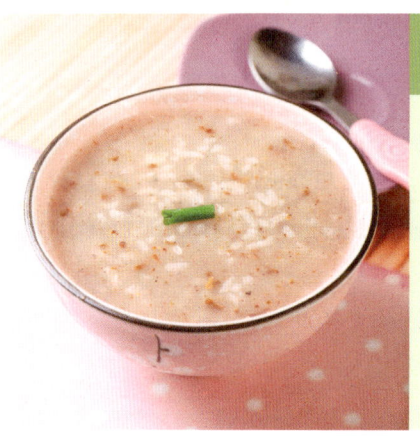

/ 砂仁粥 /

原料：水发大米170克，砂仁粉15克

做法：砂锅中注水烧开，倒入洗好的大米煮至快熟时，放入砂仁粉，煮约5分钟至粥熟即可。

用法：佐餐食用。

消化不良 山楂麦芽轻松助肠

消化不良是肠胃紊乱的症状，一般由于饮食过快，食物太油腻，或吃得太多以及精神紧张或抑郁引起。中医认为，消化不良的病理机制在于脾气亏虚、肝气犯胃，其表现为上腹痛、早饱、腹胀、嗳气等。长期的消化不良易导致肠内平衡被打乱，出现腹泻、便秘、腹痛和胃癌等。

儿童和老人是消化不良的高发人群。孩子在不同的年龄，饮食逐渐由流质向半流质（米汤、糊状食物、稀饭）以及固体食物（如软饭、面包等）转变。当父母给孩子的食物没有按照这个规律，或变换饮食时机不当，或食物搭配不合理，孩子的肠胃就会不适应，进而出现消化不良。

老人消化不良多是由于肠胃功能减弱，消化液分泌减少所致。老人消化不良的主要表现为腹泻。那么，有哪些实用的内服外治方法来改善消化不良症状呢？

外治我们推荐按摩极泉穴。极泉穴位于位于腋窝顶点，腋动脉搏动处，是消化大穴，使劲按揉它，可以促进体液循环，增强消化能力，缓解胃胀。

内服我们推荐饮用山楂麦芽茶。山楂味酸、甘，性微温，归脾、胃、肝经，有消食健胃、行气散瘀、化浊降脂等功效。麦芽味甘，性平，归脾、胃经，有行气消食、健脾开胃、回乳消胀等功效。

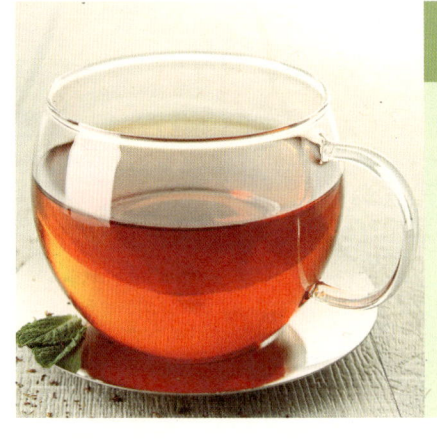

/ 山楂麦芽茶 /

原料：炒麦芽5克，炒山楂片10克，红糖适量

做法：将炒麦芽和炒山楂片置于杯中，加开水约250毫升和红糖，加盖泡20分钟后代茶温饮。

用法：早中晚各饮用一次。

厌油怕腻 乌梅、萝卜来帮忙

不少人一看到稍微油腻一些的食物就感觉恶心。很多人都把这种行为误认为是挑食，其实这多是因为肠胃异常所致，例如当我们的胃动力不足时，胆汁的分泌活动就会异常，本来由胃流入肠道的胆汁很可能会出现反流。胆汁主要是帮助我们消化脂肪类食物的，一旦胆汁异常，人就会厌恶油腻食物。

夏季人们肠胃功能较差，有时稍微吃点油腻的食物，就容易感觉不舒服，我们推荐一款适合夏季饮用的乌梅陈皮饮，在大家感觉油腻的时候喝会有开胃解腻的作用。此外，白萝卜也是解油腻高手，用白萝卜做餐前开胃解腻小菜别有风味！

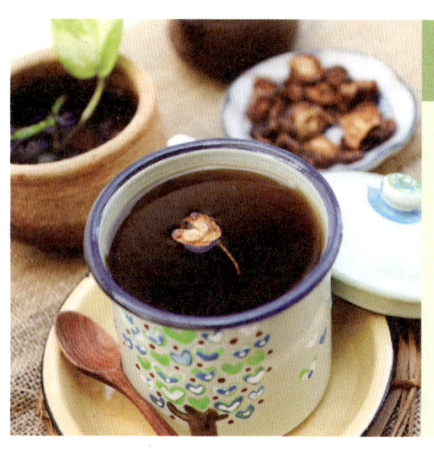

乌梅陈皮饮

原料： 乌梅30克，山楂片50克，陈皮15克，甘草3克，冰糖适量

做法： 将乌梅、山楂片、陈皮、甘草洗净，加入适量清水浸泡30分钟，倒入锅中煮沸后再煮30分钟，然后加入冰糖煮至溶化即可。

用法： 餐后饮用，或感觉油腻时，不定时饮用。

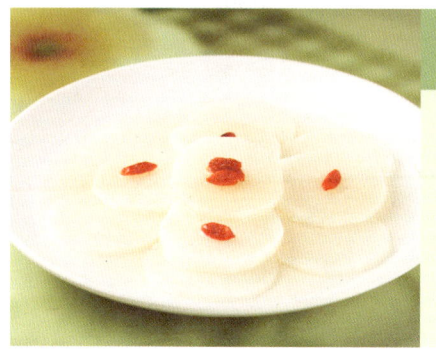

酸甜萝卜片

原料： 白萝卜半根，白糖和米醋各适量

做法： 将白萝卜洗净，切薄片，加入米醋和白糖，拌匀，静置15分钟后即可食用。

用法： 餐前食用，既开胃，又解油腻。

腹痛 简单热敷就能缓解

腹痛即俗称的肚子痛，其疼痛范围包括从胸部以下，到小腹部的区域，是内科疾病中的一种常见症状。

引发腹痛的疾病有很多，所以在腹痛急性发作时必须及时作出诊断，再采取相应措施。急性腹痛千万不能乱用止痛药，这是因为某些疾病引起的急性腹痛在开始时比较隐晦，需要观察一段时间。如果在这个阶段服用了止痛药，往往就因疼痛减轻或消失而掩盖了疾病的症状，而实际上病情仍然在继续发展。等到止痛药的药效消失，疼痛症状重新出现时，往往病情已较严重，对治疗带来诸多不利。

如果发生腹痛，不是剧烈疼痛，而是因腹胀、腹泻、胃痛等原因导致的腹痛，可以选择热敷来缓解。热敷对腹腔内发炎或痉挛性疼痛，可以减轻症状。如果是由于腹泻导致的腹痛，排便之后，腹痛大大减轻，再配合热敷，很快就能止痛。

热敷有两种方法：

（1）用热水袋，水温以60～80℃为宜，以用手背试温不烫为度，将热水灌至热水袋的三分之二即可，排出袋内气体，拧紧螺旋盖，装进布套内或用毛巾裹好，放在腹痛部位。也可把盐、米或砂子炒热后装入布袋内，代替热水带热敷。一般每次热敷20～30分钟，每天3～4次。

（2）把毛巾在热水中浸湿，拧干后敷于腹痛部位。在热毛巾外面可以再盖一层毛巾或棉垫，以保持热度。一般每5分钟更换一次毛巾，最好两条毛巾交替使用。每次热敷时间15～20分钟，每天敷3～4次。

腹部的中脘穴（胸骨下端和肚脐连接线中点）也是缓解胃肠不适的重要穴位。身体取仰卧，放松肌肉，一面缓缓吐气一面用指头使劲下压，按压6秒后离手，再按压，重复10次。此外，用手掌顺时针缓慢按摩腹部，也可达到舒缓腹部疼痛的效果。

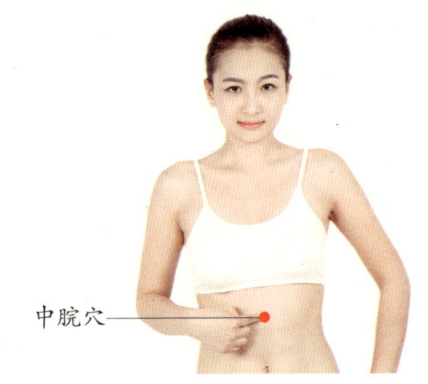

中脘穴

腹胀 薄荷姜茶能顺气

很多人都有过腹胀的不适经历,其根本原因就是肠胃内部有多余气体存在。这些气体多是肠胃食物残渣中的淀粉经细菌发酵引起的,成分有二氧化碳、甲烷等。此外,蛋白质腐败,会产生氨、硫化氢这些臭气。一般情况下,这些气体大部分为肠壁所吸收,不会使人觉得腹胀,偶尔多一点儿,肠道里的气体会通过放屁排放出去,胃部的气体会通过打嗝等方式排出。如果气体过量,就会在短时间内产生腹胀。

生姜、菠萝、柚子、芹菜等食材可以有效缓解胀气,日常生活中可以有意识食用。如果觉得做菜麻烦,可以喝点薄荷姜茶。

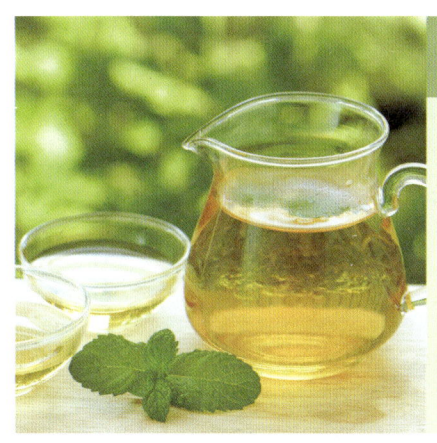

/薄荷姜茶/

原料:茶叶6克,薄荷3克,鲜姜3片,白糖适量

做法:将生姜放入水中煮沸,煮出姜汁,趁热倒入放有茶叶和薄荷的茶杯中,根据个人口味,加入适量白糖调味。

用法:每天饮用1~2次。

按摩腹部是消除腹胀最有效、最简单的方法,只要感觉肚子胀,随时随地都可进行。首先从腹中线向两侧分推,由上腹部向下腹部分推,反复3遍。

然后用手掌按摩腹部,先从腹中央开始,顺时针环转按摩腹部,并由内逐渐向外环转,做50次左右,反之再做50次左右。

最后反复搓热双手,在腹部进行热敷,操作2~3分钟即可。

腹泻 扁豆山药粥巧止泻

腹泻常见的原因有饮食不洁、着凉、水土不服等。这几种常见的腹泻原因好发于不同季节,它们的高发人群及应对措施也有所差异。

饮食不洁引起的腹泻在夏季很常见,多发于儿童、青少年。这是因为夏季气温升高,细菌大量繁殖,年轻人为解暑而求一时之冰爽畅快,大量食用生冷、冰冷食物,难免会引起腹泻。应对的方法其实很简单,管好自己的嘴,不乱吃生冷食物。

着凉引发的腹泻多发于夏季和冬季,女性的比例较高。夏季人们喜欢待在空调房内或开着空调睡觉,腹部很容易受凉,致使肠蠕动增加而导致腹泻;冬季爱美的女性为了追求身材苗条而穿得很单薄。受寒气侵袭后,腹泻也随之而来了。

水土不服导致的腹泻虽不如前两种高发,但也比较常见。基本没有季节特征,经常出差、旅行的人容易发生此现象。因为离开了自己熟悉的生活环境,全身及敏感的消化系统都会发生相应的反应和变化,自身调节能力差的人就会因为不适应而出现腹泻、厌食等现象。

脾胃功能差的人群对外界环境变化非常敏感,所以平时要注意对脾胃的调养。下面向大家推荐一款扁豆山药粥,经常食用能健脾止泻、益气补虚。

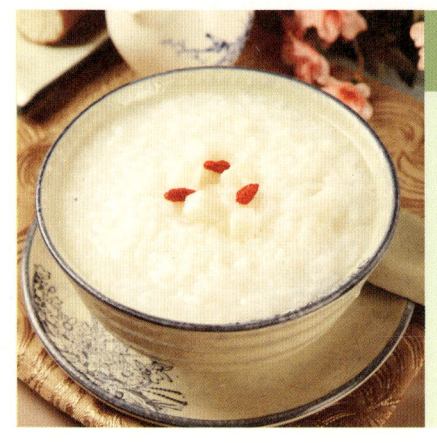

/ 扁豆山药粥 /

原料:炒扁豆60克,山药60克,大米50克。

做法:将炒扁豆、山药、大米倒入砂锅中,加入适量清水,大火煮开后,改小火熬煮成粥即可食用。

用法:随餐食用,早中晚各一次。

肠鸣 艾灸神阙穴显奇功

很多人把肚子饥饿时发出的声音误认为是肠鸣。其实，这声音来自于胃而非肠。胃蠕动引发的"咕咕"声音往往是饥饿的信号，而小肠蠕动发出的声音才被称为肠鸣音。

正常情况下，肠道每分钟鸣叫4～5次，饭后会变得频繁一些。如果这时用手按住腹部，声音会更明显。肠鸣次数多，响声也加大，肠鸣音出现时感觉肠子在活动，甚至出现频繁腹泻，这种情况要警惕肠炎、菌痢、阿米巴痢疾等疾病。伴有腹痛、腹胀、排便异常，症状持续或反复发生超过3个月，最好及时到消化内科就诊。

肠鸣音降低或消失与亢进相反，肠鸣音次数显著减少，音响低落，甚至根本听不到肠鸣音。这是由于腹腔里有炎症、损伤、出血等情况的不祥征兆。

如果肠鸣影响到了自己的生活，就需要进行调理或治疗。这里推荐一款改善肠鸣症状的食疗方：姜枣桂圆汤。

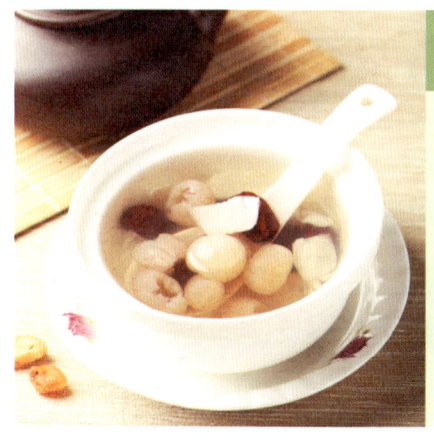

/ 姜枣桂圆汤 /

原料：干姜10克（切薄片），大枣30克，桂圆30克，红糖20克。

做法：将干姜、大枣、桂圆加500毫升清水煎煮约15分钟，加入红糖拌匀即可。

用法：随餐食用，早中晚各1次。

除了食疗，艾灸神阙穴能有效地改善肠鸣。神阙穴在脐中部，脐中央，有培元固本、回阳救脱、和胃理肠等作用。将清艾条点燃，对着神阙穴灸，以温热为度。1天1次，每次一根清艾条（10厘米左右），肠鸣多者则一天可增加到3次。

屁多、屁臭 一碗杂粮粥解决问题

屁的产生，是因为我们吃的食物未被分解。未被分解的部分，包括纤维和糖类，就成为大肠菌的食物。大肠菌"饱餐"后就会排气，这些气体在体内累积，造成一股气压，当压力太大时，自然就会放屁了。如果有人屁多到明显超出了正常水平（10～15次／天），而且味道还很臭，那就表明这个人的生理功能很有可能已经出现了问题，应尽早就诊。

有时放屁过多，可能与吃了过多的淀粉类食物有关，比如甜食、红薯、土豆等。此外，多吃面食的人放屁也会增多，因为这类食物使肠腔产气过多，导致放屁增多，粪便量加大。这类人群，只需要减少淀粉类食物，增加蔬菜类食物，同时多喝水，就可缓解屁多症状。

对于出现臭屁的原因可能有两种：

（1）大便稀，放出来的屁屎臭味很浓，大便结束，屁也就停了。

（2）臭味浓烈，很像臭鸡蛋的味道，这是由于进食过多的蛋白质食物，使肠道发生了食物滞留，滞留的蛋白质食物在消化道内被分解后，产生了胺类，胺就具有这种恶臭味。解决的办法是减少蛋白质的摄入量。

长按肚脐可以有效减少放屁的频率，具体做法是：取卧位，去除上衣露出腹部，双手五指合拢，以肚脐为中心，先用左手掌根逆时针按摩80次；再用右手掌根顺时针按摩80次，最后用左手逆时针按摩100次。

屁多、屁臭除了物理疗法外，食疗也具有不错的疗效。这里向大家推荐一款薏米红小豆粥。

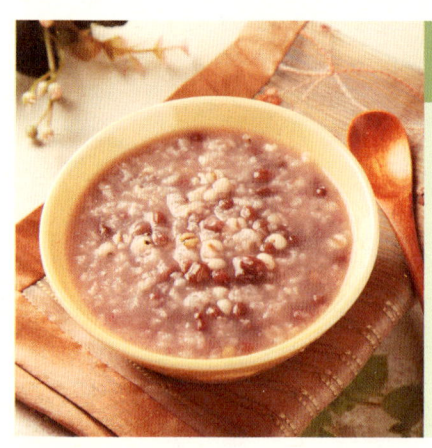

/ 薏米赤小豆粥 /

原料： 薏米30克，赤小豆20克

做法： 将赤小豆和薏米分别洗净，浸泡约2小时，一起倒入锅中，加适量清水，大火烧开后转小火慢慢煮，至食材煮烂即可。

用法： 每日1次，佐餐食用。

便秘 来份蜂蜜拌魔芋

便秘是指排便次数减少、粪便量减少、粪便干结、排便费力等。必须结合粪便的性状、患者平时排便习惯和排便有无困难来判断有无便秘。如果原来就是1天1次的排便,突然变成两天一次,这种情况可能就是便秘;但如果一直都是两天1次,则可以认为不是便秘。要注意病程的长短,如果偶尔一次大便干,则并不能说明什么问题。便秘的标准为持续2周或2周以上的排便困难。

主要表现为:

(1) 排便次数少于3次/周,严重者可2~4周排便1次;

(2) 排便时间延长,严重者每次排便时间可长达30分钟;

(3) 大便性状发生改变,粪便干结;

(4) 排便困难或费力,有排不尽的感觉。

从美容角度讲,长期便秘易使痤疮、疱疖的发生率提高,大多表现为皮肤较粗糙、干燥、面色不华。这是由于粪便在肠道里停留时间过长,粪便中所产生的毒素会对人的皮肤发挥不良作用。另外,粪便在肠道内的积存会使腹部膨大,使女性失去较好的形体美。

当发现自己有便秘情况时,不妨来一份蜂蜜拌魔芋,其具有很好的疏通肠道作用。

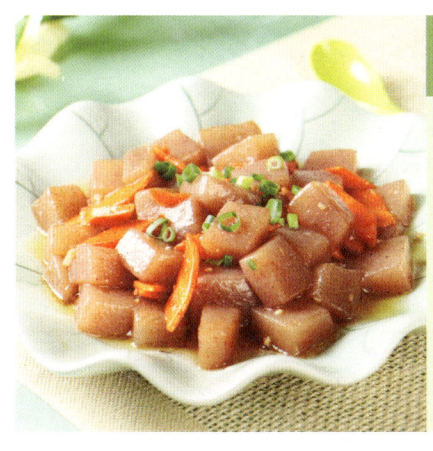

/蜂蜜拌魔芋/

原料:魔芋50克,蜂蜜适量

做法:把魔芋榨成汁,放到锅里用小火煮成糊状,放到碗里,用凉性的蜂蜜(如黄连蜜、荆花蜜、槐花蜜、紫云英蜜)调制即成。

用法:每天早晨空腹两勺。

除了调整饮食外,多按摩支沟穴和大肠俞穴,也能帮助刺激肠胃蠕动,消除便秘。支沟穴位于手背腕横纹正中上三寸处。用拇指指腹向下按压,或作圈状按摩。大肠俞位于第四腰椎棘突下向外约1.5寸(比大拇指略宽)处。以拇指指腹向下按压,或做圈状按摩。

二 16 种常见肠胃病的调治

功能性消化不良

功能性消化不良的原因主要有：进食后胃底容受舒张发生障碍、胃窦十二指肠运动协调紊乱、内脏高敏等。不良饮食习惯、心理因素、环境因素和社会因素会影响、加重病情。功能性消化不良的主要症状有上腹痛、上腹胀、早饱、嗳气、食欲不振、恶心、呕吐等。

饮食原则

1. 饮食要清淡，多吃易消化的食物，如粥、面条等。
2. 细嚼慢咽，把食物尽可能嚼碎，可以减轻胃的负担，进食过急，加上不停地谈话，会在无意中吸入较多空气，引致胃肠胀气。
3. 饮食规律，定时定量，进食时要集中精力，有助于胃液分泌，胃肠运动协调，令食物消化更加顺利；少食多餐，避免暴饮暴食；晚饭不要吃太多，饭后不能立即睡觉，以减轻肠胃负担，避免消化不良症状。
4. 少吃油腻辛辣刺激食物，如肥肉、油炸食品、辣椒、花椒、大蒜、芥末、生姜等；忌食生冷、酸辣和坚硬的食物以及咖啡、浓茶等。
5. 少吃难以消化的食物，忌食易致胀气的食物，如咸鸭蛋、松花蛋、干豆类、洋葱、土豆、红薯以及甜食，以免影响胃的运化，而加重症状。

其他调理要点

①戒烟戒酒。烟酒会刺激胃，导致胃部不适，从而影响消化功能。

②适当体育锻炼。适当运动能够加强胃部的作用，从而增强消化功能，避免消化不良。

③功能性消化不良是心理和精神的不良应激，压力过大容易影响肠胃消化功能，应保持乐观心理与愉快的心情。

④肥胖者适当减肥，有助于减轻胃部负担。

> 饮食疗法

🍴 西红柿炒包菜

原料 西红柿120克，包菜200克，彩椒60克，蒜末、葱段各少许

调料 番茄酱10克，盐4克，鸡粉、白糖各2克，水淀粉4毫升，食用油适量

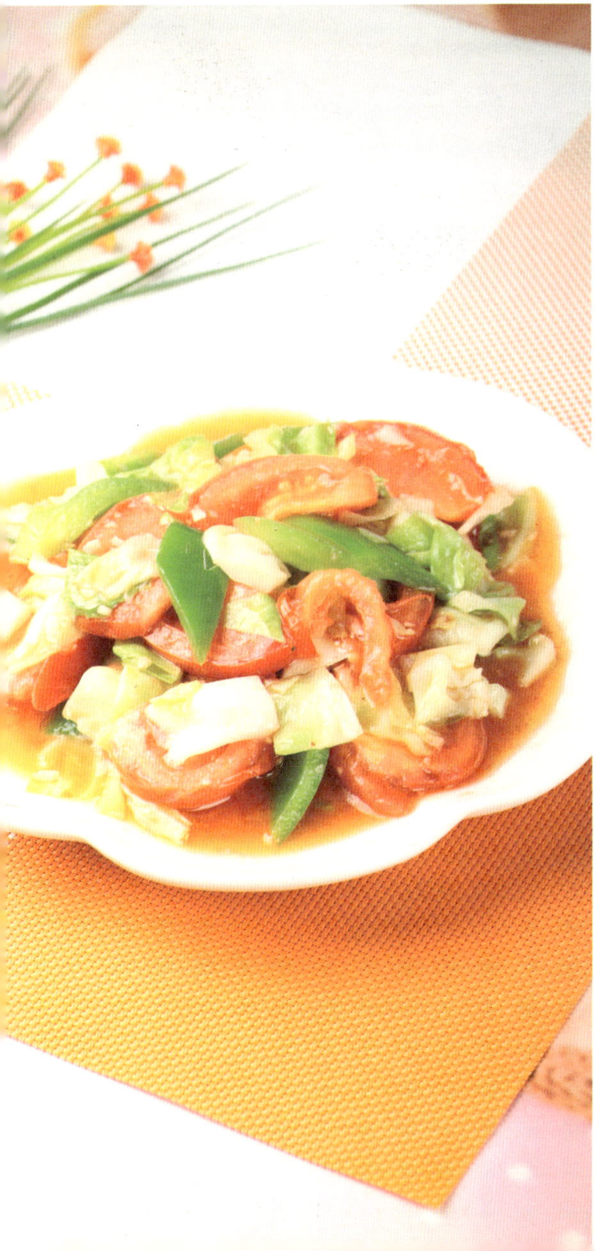

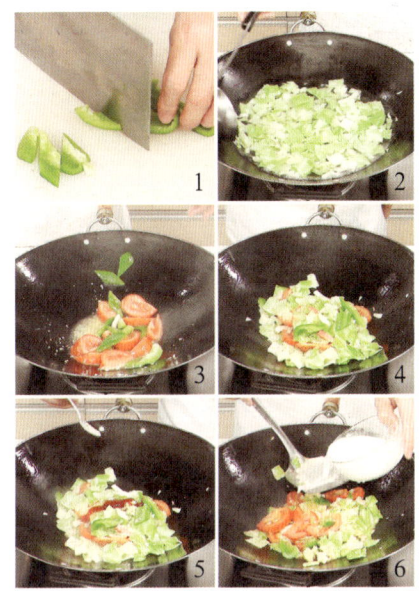

做法

1. 洗好的彩椒切成小块；洗净的西红柿切瓣；洗好的包菜切成小块。
2. 锅中注入清水烧开，放入食用油、2克盐、包菜，搅散，焯半分钟，至其断生，把焯好的包菜捞出，沥干水分。
3. 用油起锅，倒入蒜末、葱段，爆香，放入西红柿、彩椒，翻炒匀。
4. 加入包菜，翻炒片刻。
5. 放入番茄酱、2克盐、鸡粉、白糖，炒匀调味。
6. 淋入水淀粉，快速翻炒匀，盛出炒好的食材，装入盘中即可。

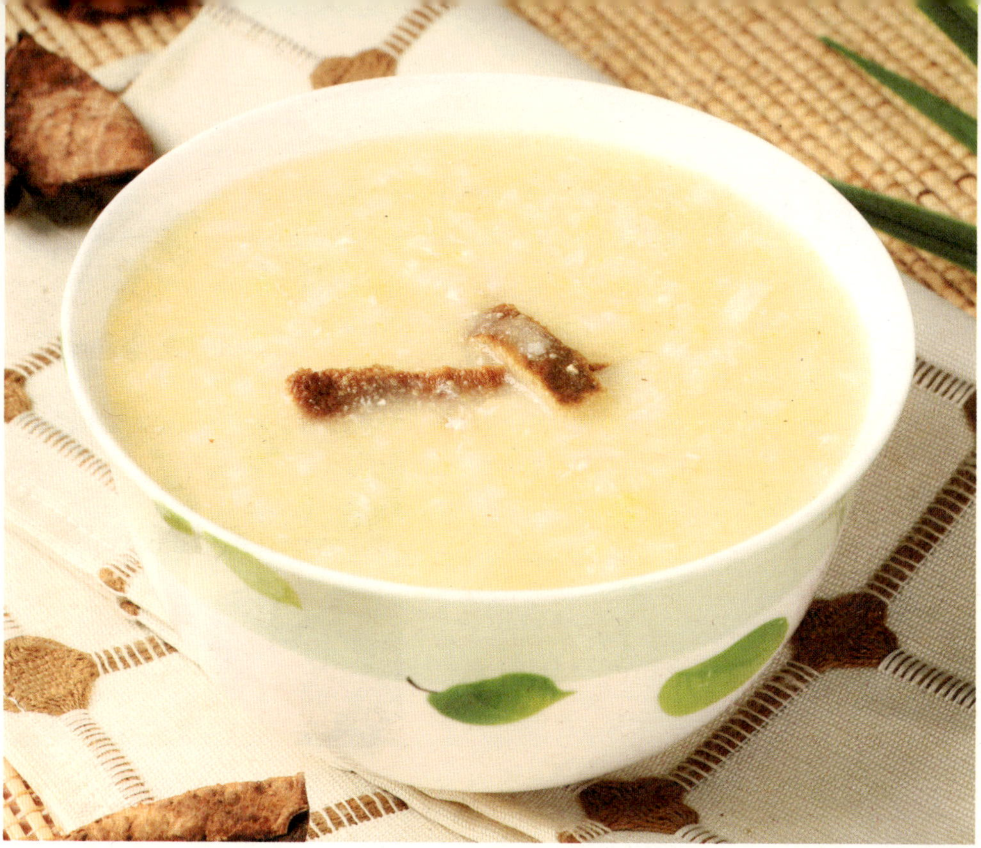

陈皮姜汁玉米粥

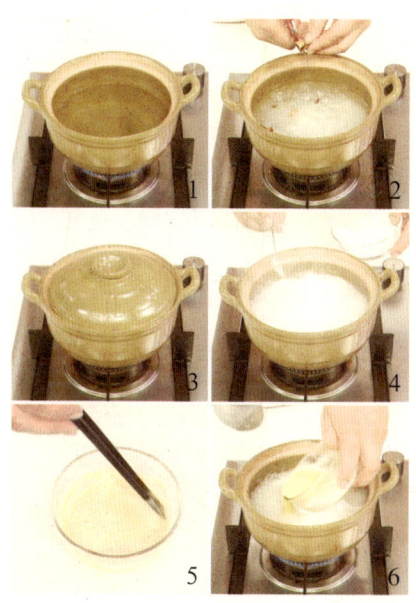

原料 大米 200 克，玉米粉 30 克，姜汁 15 毫升，陈皮 10 克

调料 盐 2 克

做法

1. 砂锅中注入适量的清水，大火烧开。
2. 倒入大米，倒入姜汁，将陈皮剪成丝放入锅中。
3. 盖上锅盖，煮开后转小火煮 30 分钟。
4. 在玉米粉里加入水，搅匀制成面糊。
5. 掀开锅盖，加入盐。
6. 倒入面糊，搅拌片刻，将煮好的粥盛出装入碗中即可。

> 饮食疗法

🍴 肉丝扒菠菜

原料 菠菜 400 克,肉丝 150 克,枸杞 15 克,熟白芝麻 20 克,蒜末适量

调料 盐 2 克,鸡粉 1 克,生抽、料酒各 5 毫升,水淀粉、食用油各适量

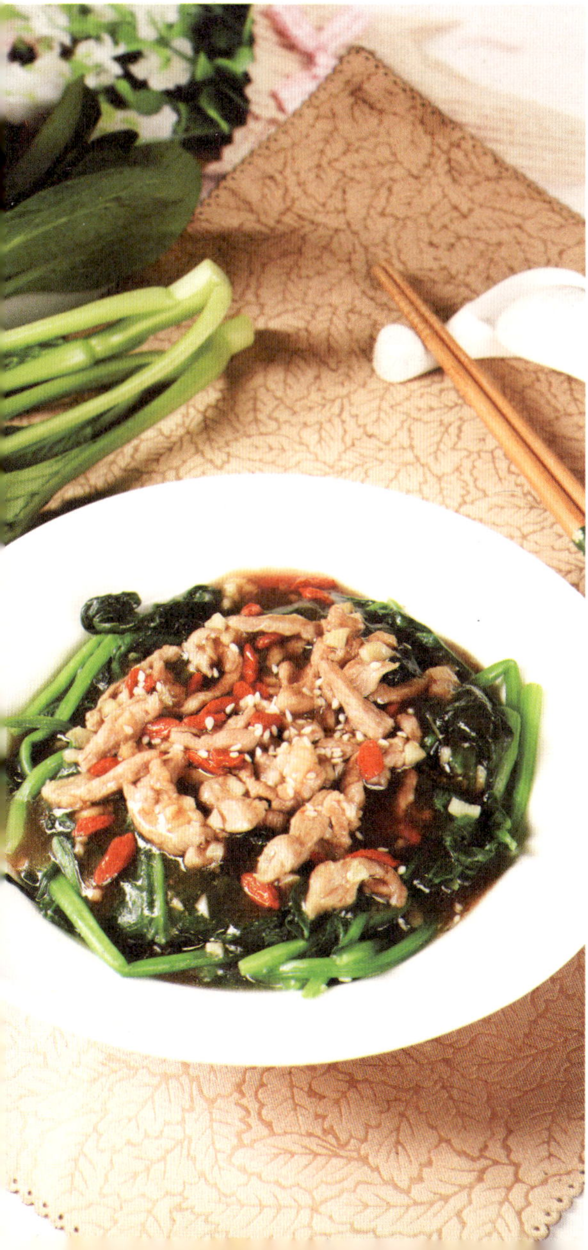

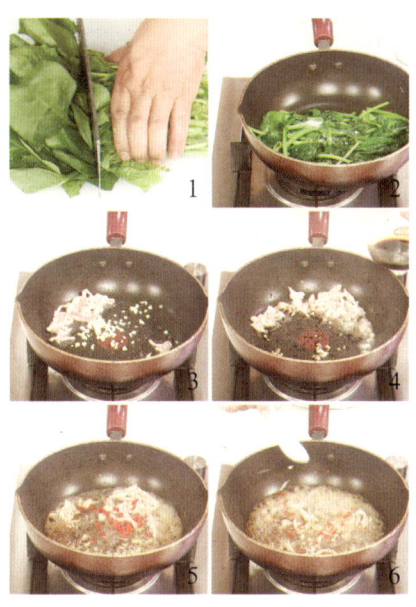

做法

1. 洗净的菠菜切两段。
2. 热锅注油,倒入蒜末,爆香,放入菠菜,炒约 2 分钟至熟,加入 1 克盐,炒匀,盛出炒好的菠菜,装碗。
3. 锅中注油,倒入肉丝,稍炒片刻。
4. 倒入蒜末,将肉丝翻炒约 1 分钟至转色,加入料酒、生抽,炒匀。
5. 注入少许清水,放入枸杞、1 克盐、鸡粉,炒匀。
6. 用水淀粉勾芡,将汤汁拌匀至浓稠,盛出肉丝和汤汁,浇在菠菜上,撒上熟白芝麻即可。

按摩疗法

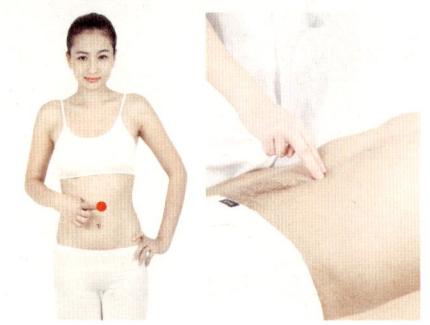

下脘

定位 下脘位于上腹部，前正中线上，当脐上2寸。

按摩 用食指、中指指尖先顺时针按揉，再逆时针按揉3~5分钟，每天坚持。

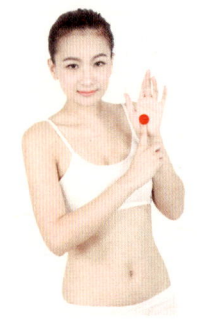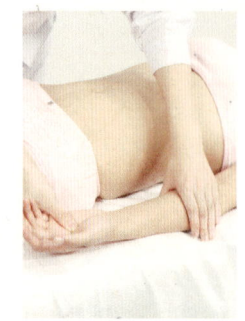

劳宫

定位 位于掌区，横平第三掌指关节近端，第二、三掌骨之间偏于第三掌骨。

按摩 用大拇指揉按劳宫穴100~200次，每天坚持。

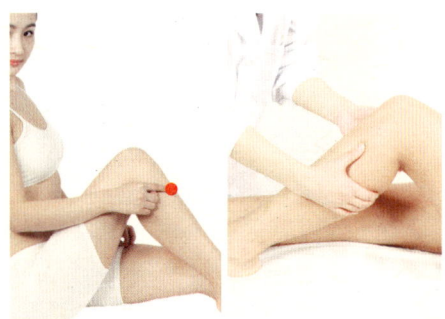

足三里

定位 足三里位于外膝眼下3寸，距胫骨外侧约1横指处。

按摩 用拇指指腹推按足三里1~3分钟，长期按摩。

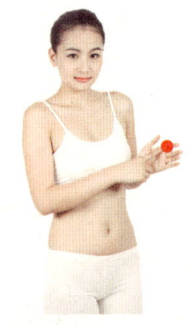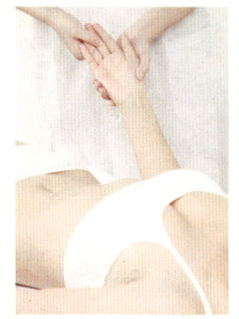

四缝

定位 四缝在第2~5指掌侧，近端指关节的中央，一侧四穴。

按摩 用大拇指指尖掐揉四缝穴，每穴掐揉2~3分钟，长期掐揉。

小贴士：按摩前擦上皮肤润滑剂，如爽身粉、推拿按摩膏、凡士林油等。

刮痧疗法

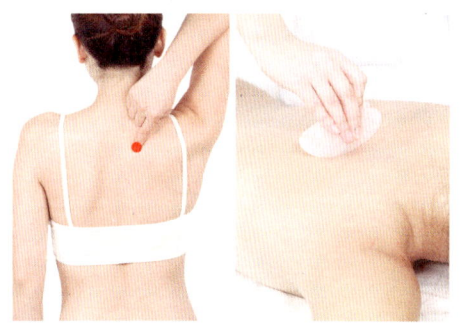

肺俞

定位 肺俞位于背部，当第三胸椎棘突下，旁开1.5寸。

刮痧 在穴位上抹上经络油，用面刮法从上向下刮拭3～5分钟，隔天1次。

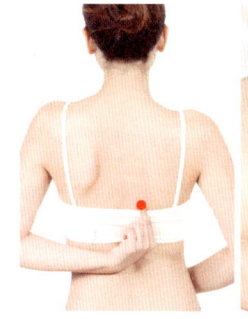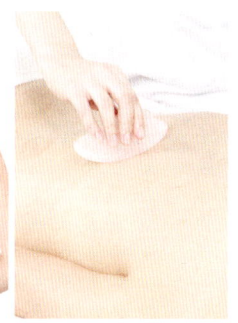

肝俞

定位 肝俞位于背部，当第九胸椎棘突下，旁开1.5寸。

刮痧 在穴位上抹上经络油，用面刮法从上向下刮拭3～5分钟，隔天1次。

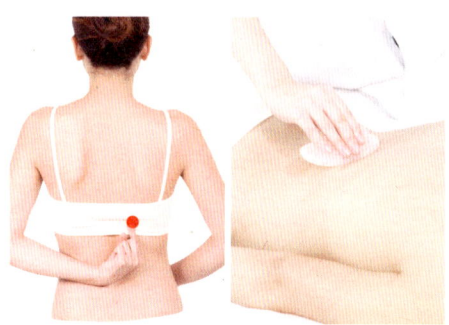

脾俞

定位 脾俞位于背部，当第十一胸椎棘突下，旁开1.5寸。

刮痧 在穴位上抹上经络油，用面刮法从上向下刮拭3～5分钟，隔天1次。

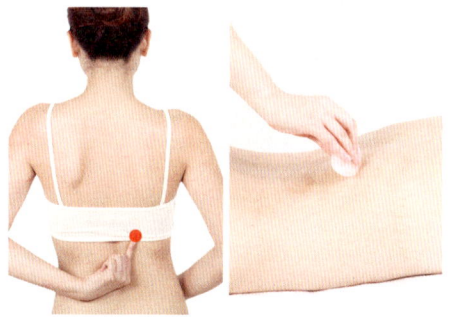

胃俞

定位 胃俞位于背部，当第十二胸椎棘突下，旁开1.5寸。

刮痧 在穴位上抹上经络油，用面刮法从上而下刮拭，出痧为度，隔天1次。

小贴士：刮痧后饮一杯热水，不但可以补充消耗津液，还能促进新陈代谢。

反流性食管炎

反流性食管炎是由胃和十二指肠内容物反流入食管所引起的食管炎症性病变，在内镜下表现为食管黏膜破损，即食管糜烂和（或）食管溃疡。反流性食管炎的原因主要有：食管与胃之间的抗反流屏障被破坏、食管功能障碍、胃及十二指肠功能失常、裂孔疝和妊娠呕吐等。

饮食原则

1. 饮食要清淡，要坚持低脂饮食，可减少进食后反流症状的频率。
2. 减少进食量，一次不要吃得太多，要少量多餐，避免饱食后出现下食管括约肌松弛而导致反流。
3. 少吃或者不吃高脂食物，如肥肉、奶油、核桃、芝麻、花生、油炸食品及烹调油等。因为高脂肪饮食会促进小肠黏膜释放胆囊收缩素，易导致胃肠内容物反流。
4. 不吃辛辣刺激的食物，如辣椒、花椒、大蒜、芥末、生姜等，容易刺激肠胃，加重反流症状。
5. 适当增加蛋白质摄入量，可多食用瘦肉、牛奶、鱼、豆制品、鸡蛋清等食物，蛋白质可刺激胃泌素分泌，使下食管括约肌压力增加，从而减缓反流症状。

其他调理要点

①戒烟。由于烟草中含尼古丁，可降低食管下段括约肌压力，使其处于松弛状态，加重反流。

②因过度肥胖者腹腔压力增高，会促进胃液反流，特别是平卧位更严重，应积极减轻体重以改善反流症状。

③戒酒。酒的主要成分为乙醇，不仅能刺激胃酸分泌，还能使食管下段括约肌松弛，引起胃食管反流。

④尽量减少会增加腹内压的行为习惯，如过度弯腰、扎紧腰带、穿紧身衣裤等。

> 饮食疗法

🍴 胡萝卜粳米粥

原料 水发粳米100克，胡萝卜80克，葱花少许

调料 盐、鸡粉各2克

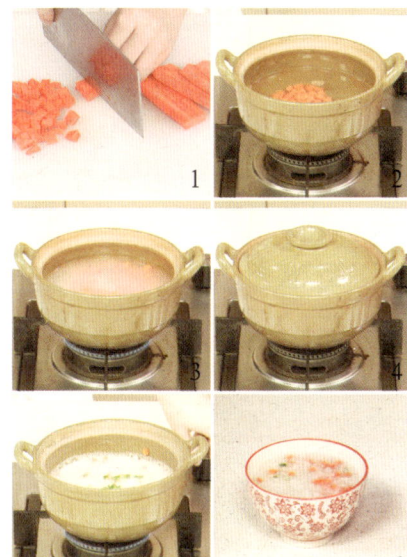

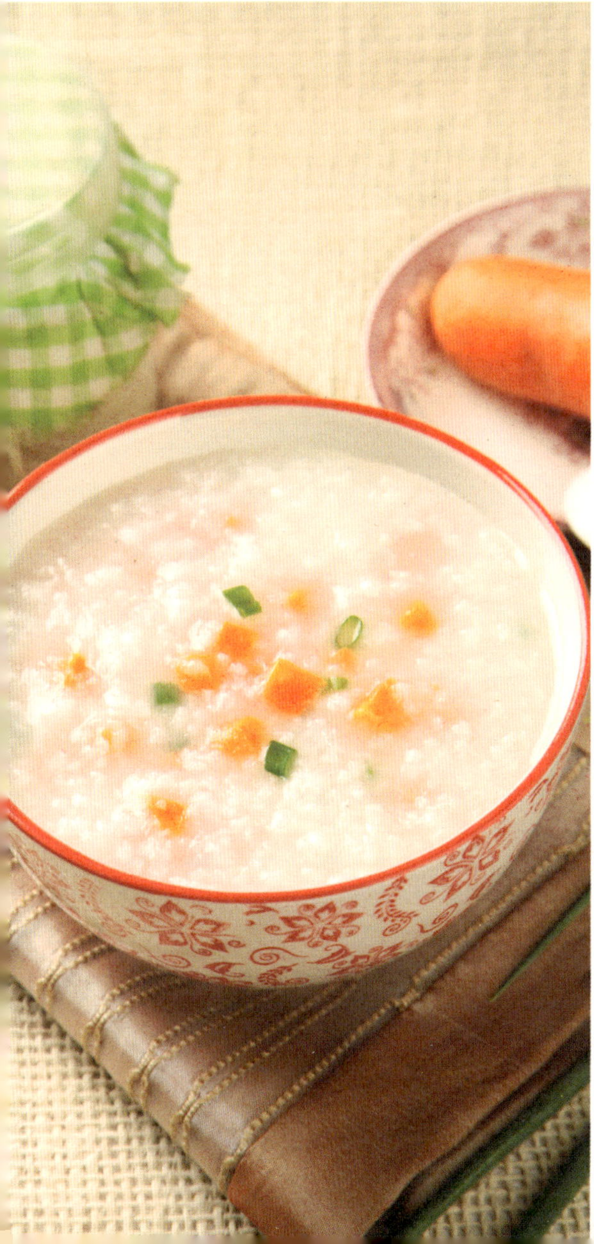

做法

1. 将去皮洗净的胡萝卜切开，改切条形，再切丁。
2. 砂锅中注入适量清水烧开，倒入胡萝卜丁。
3. 放入洗净的粳米，搅拌匀，使米粒散开。
4. 盖上盖，烧开后用小火煮约35分钟，至食材熟透。
5. 揭盖，加入鸡粉、盐，拌匀调味，再撒上葱花。
6. 关火后盛出粳米粥，装在碗中即成。

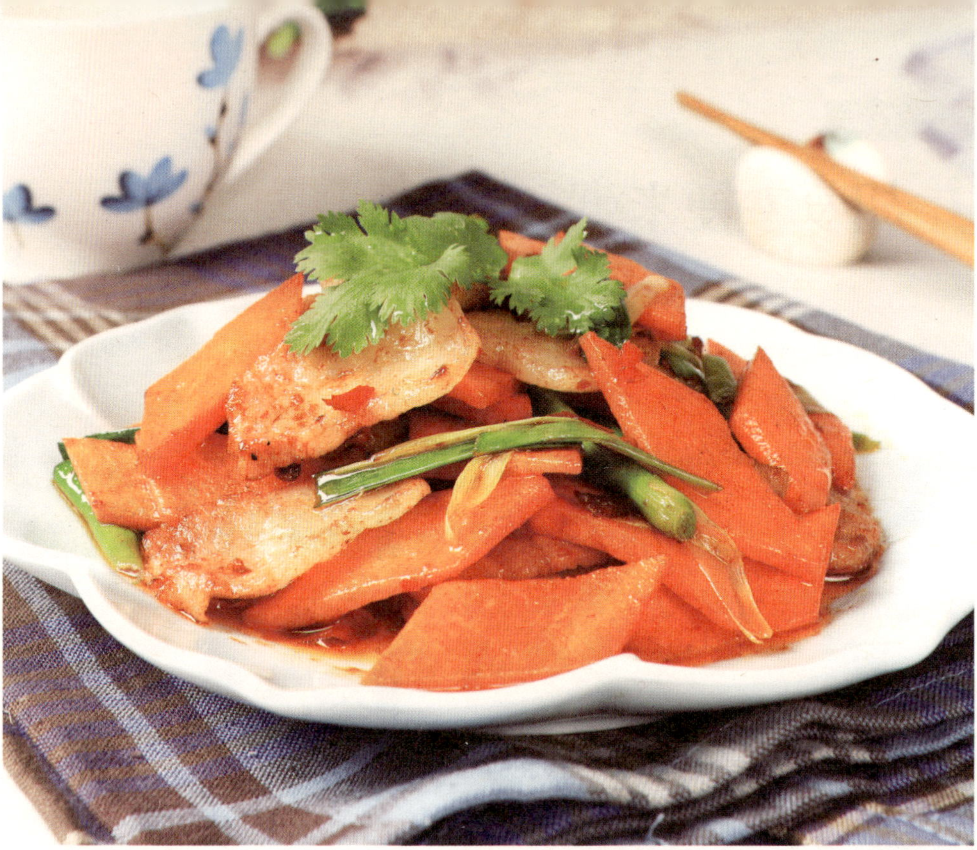

胡萝卜片小炒肉

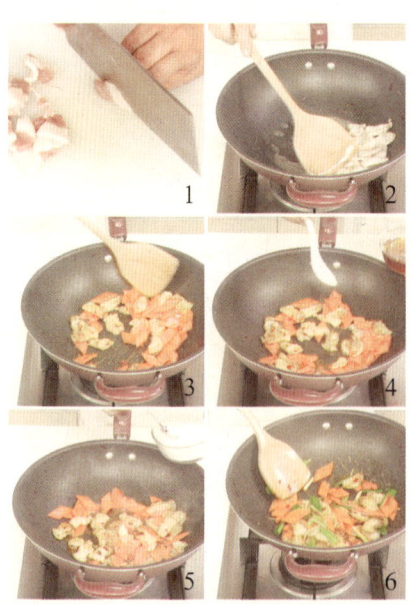

原料 五花肉 300 克，去皮胡萝卜 190 克，蒜苗 40 克，香菜少许

调料 生抽、料酒各 5 毫升，豆瓣酱 30 克，鸡粉 2 克，食用油、白糖各适量

做法

1. 洗净的五花肉去皮，切薄片；洗好的胡萝卜去皮，切片；洗净的蒜苗切段。
2. 热锅注油，倒入五花肉，煎炒至微微焦黄。
3. 放入豆瓣酱、胡萝卜，稍炒 1 分钟至断生。
4. 淋入料酒，炒匀。
5. 加入生抽、鸡粉、白糖，炒匀。
6. 倒入蒜苗炒至熟，盛出，放上香菜点缀即可。

> 饮食疗法

🍴 豆瓣排骨蒸南瓜

原料 排骨段 300 克,南瓜肉 150 克,姜片、葱段各 5 克,葱花 3 克

调料 豆瓣酱 15 克,鸡粉 3 克,干淀粉 5 克,料酒、蚝油各 8 毫升,生抽 10 毫升

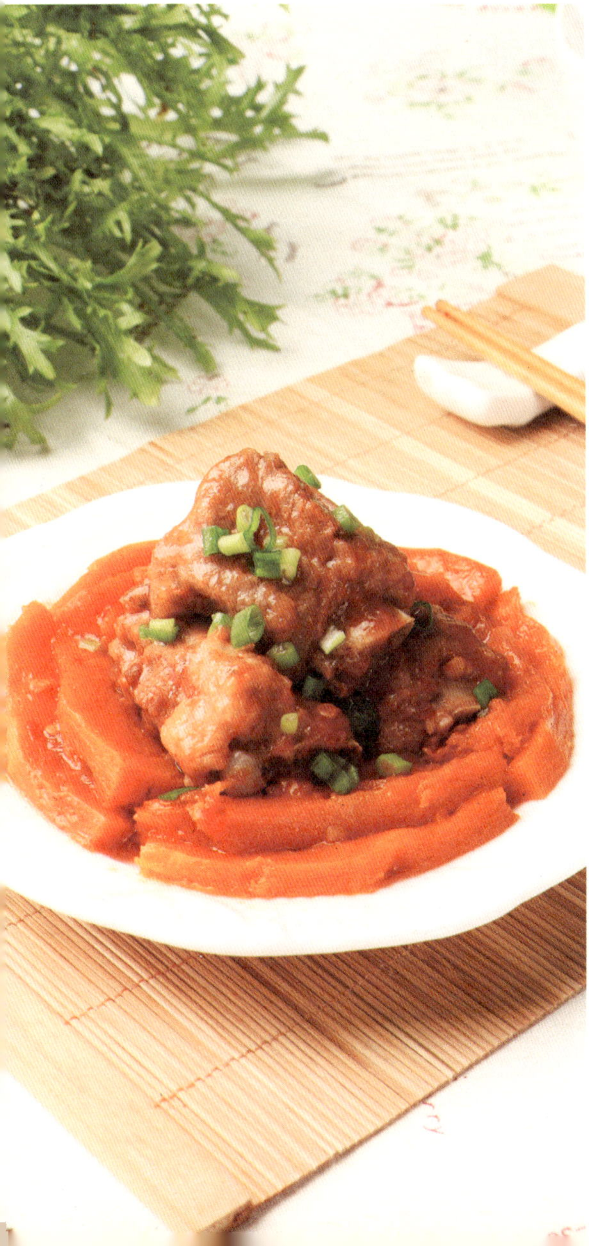

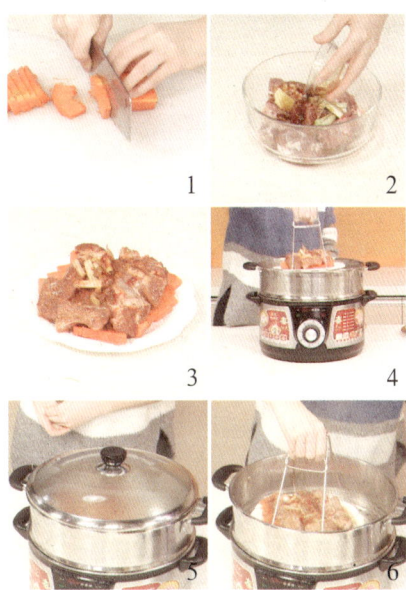

做法

1. 将洗净的南瓜切片。
2. 把洗好的排骨段放碗中,加入葱段、姜片、料酒、生抽、鸡粉、蚝油、豆瓣酱、干淀粉,拌匀,腌渍一会儿。
3. 取一蒸盘,放入南瓜片,摆好造型,再放入腌渍好的排骨段,码好。
4. 备好电蒸锅,待水烧开后放入蒸盘。
5. 盖上盖,蒸约 8 分钟,至食材熟透。
6. 断电后揭盖,取出蒸盘,趁热撒上葱花即可。

> 按摩疗法

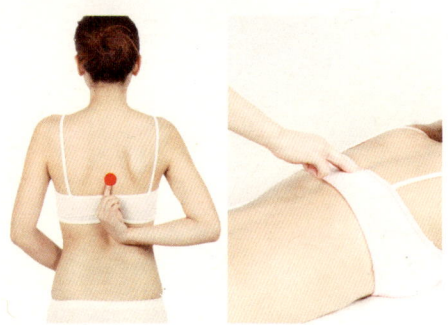

至阳

定位 至阳位于背部，后正中线上，第7胸椎棘突下凹陷处。

按摩 食指与中指并拢，两指指尖放于至阳穴上，以环形按揉2分钟，力度适中。

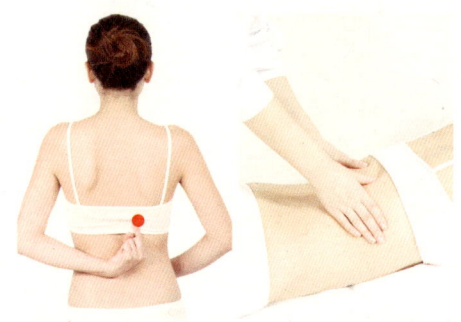

脾俞

定位 脾俞位于背部，第11胸椎棘突下，左右旁开两指宽处。

按摩 将两手大拇指在患者左右的脾俞穴上推按，用力按压1～2分钟。

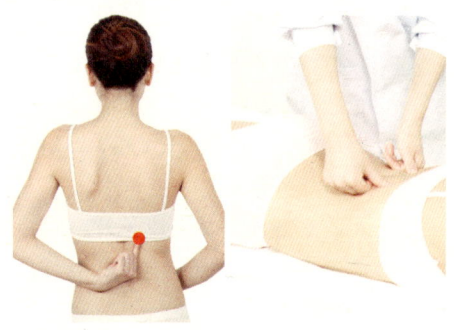

胃俞

定位 胃俞位于背部，第12胸椎棘突下，旁开1.5寸。

按摩 将两手大拇指在患者左右的胃俞穴上推按，用力按压1～2分钟。

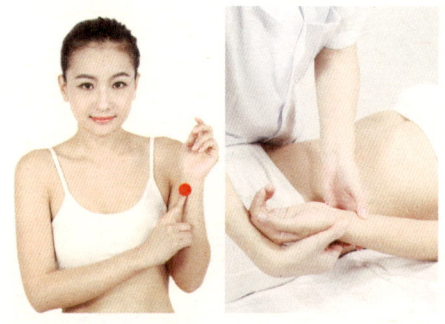

内关

定位 内关位于前臂掌侧，腕远端横纹上2寸，掌长肌腱与桡侧腕屈肌腱之间。

按摩 将双手大拇指指腹放于患者双手内关穴处揉按3分钟。

> 小贴士：在按摩操作时，应该全身心投入，思想集中。

艾灸疗法

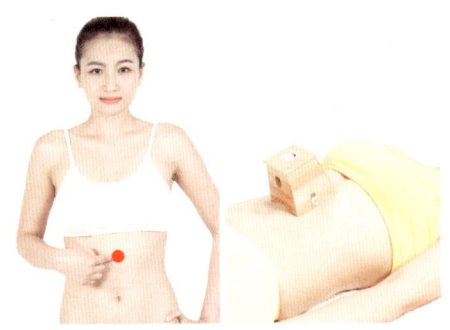

中脘

定位 中脘位于上腹部，前正中线上，当脐中上4寸。

艾灸 用艾条温和灸灸治中脘穴5～10分钟，1天1次。

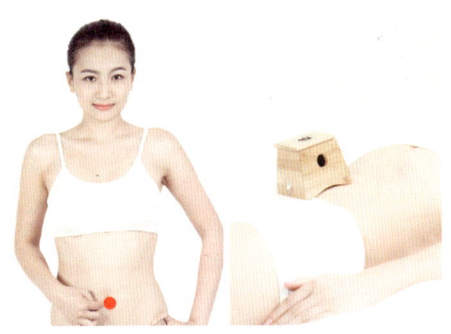

神阙

定位 神阙位于腹中部，脐中央。

艾灸 用艾条温和灸灸治神阙穴5～10分钟，1天1次。

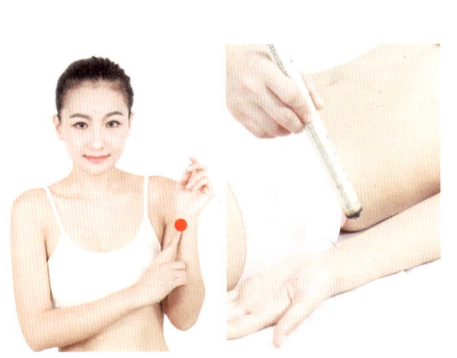

内关

定位 内关位于前臂正中，腕横纹上2寸，在桡侧腕屈肌腱同掌长肌腱之间。

艾灸 用艾条温和灸灸治内关穴5～20分钟，1天1次。

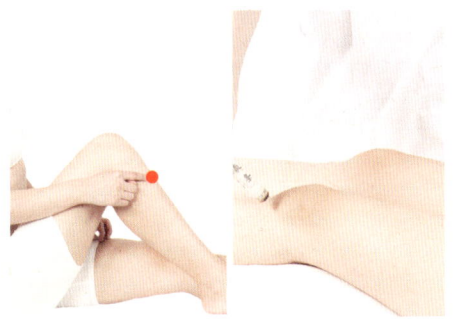

足三里

定位 足三里位于外膝眼下3寸，距胫骨外侧约1横指处。

艾灸 用艾条温和灸灸治足三里5～10分钟，1天1次。

小贴士：艾灸需要长时间坚持，切勿三天打鱼两天晒网。

急性胃炎

急性胃炎是由各种不同原因引起的胃黏膜甚至胃壁部的急性炎症，是短暂的局限性疾病。得到急性胃炎多会出现以下症状：上腹部剧烈疼痛、恶心、呕吐，吐出来的东西多是胃液或食物残渣，有的人还会听到肠鸣，出现发热、腹泻现象。

饮食原则

1. 多喝水。急性胃炎患者常有呕吐、腹泻等症状，失水较多，因此需补充液体，可供给鲜果汁、藕粉、米汤、蛋汤等流质食物，也可用温的淡盐水和淡红茶水、煮菜水交替饮用。

2. 当患者呕吐停止、腹泻次数减少后，可以喝少量的小米汤，逐渐吃一些粥、软面条等。

3. 当患者病情缓解后，可以吃鸡蛋汤、蒸鸡蛋羹、酸奶、粥、面汤、烤面包干、瘦肉泥等有营养且比较容易吸收的食物，但是要注意不要暴饮暴食，每餐要少食。

4. 饮食宜清淡，忌食油腻、辛辣刺激、胀气和促进肠胃蠕动的食物，如生冷瓜果、肥肉、油酥点心、奶油、辣椒、芥末、火腿、香肠、腌肉、牛肉、含纤维素较多的蔬菜、刺激性强的饮料和调味品等。

其他调理要点

①急性胃炎患者应卧床休息，养足精神，保持心情舒畅，这对缓解症状很有好处。

②生活作息有规律，应注意饮食卫生，戒烟戒酒，烟酒的刺激容易加重急性胃炎的症状。

③要加强锻炼，增强体质，以增强免疫力，减少犯病的概率。

④要养成饭前便后洗手的良好习惯，以免细菌侵入，引发急性胃炎。

> 饮食疗法

🍴 鱼蓉豆腐

原料 草鱼肉 180 克,老豆腐 280 克,葱花 3 克,姜蓉 5 克

调料 生抽 8 毫升,芝麻油 2 毫升,胡椒粉、盐各适量,干淀粉 10 克

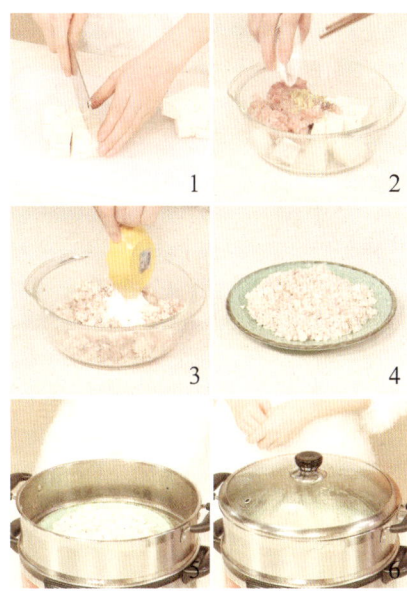

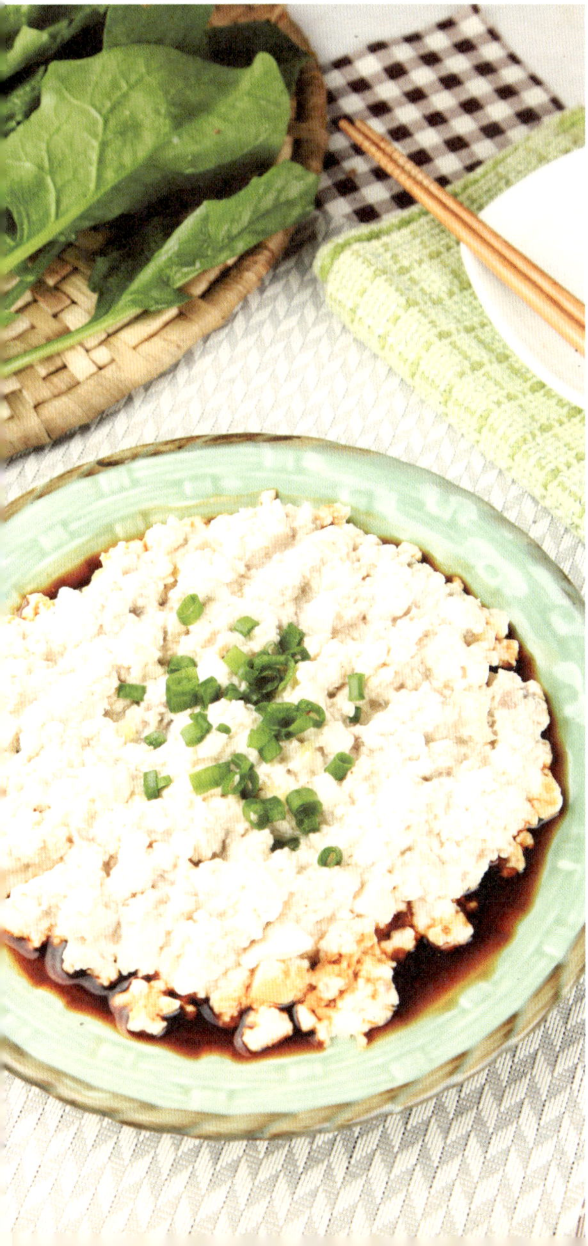

做法

1. 将备好的豆腐切成小块;鱼肉切碎剁成蓉。
2. 将鱼蓉倒入豆腐内,加入盐、姜蓉、胡椒粉、芝麻油,搅拌片刻使食材充分混合均匀。
3. 倒入备好的干淀粉,搅拌至材料上劲。
4. 将拌好的鱼蓉豆腐倒入蒸盘,用筷子铺平。
5. 备好电蒸锅烧开水,放入鱼蓉豆腐。
6. 盖上锅盖,将时间旋钮调至 10 分钟,将鱼蓉豆腐取出,淋上生抽,撒上葱花即可。

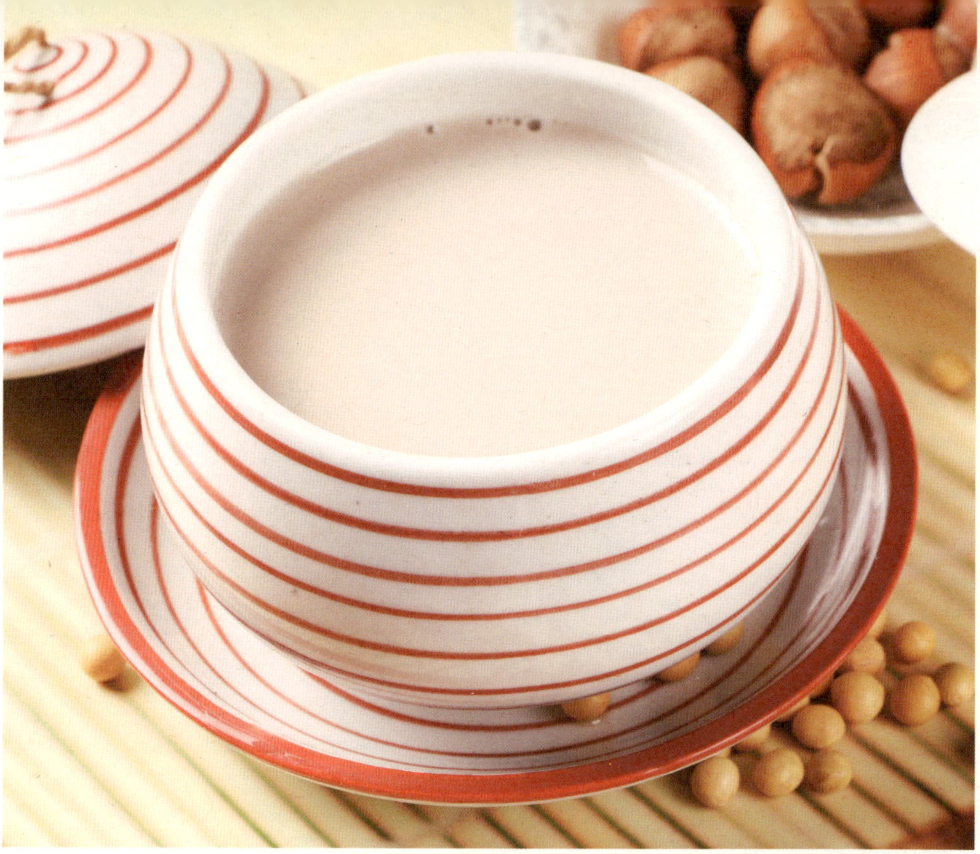

榛仁豆浆

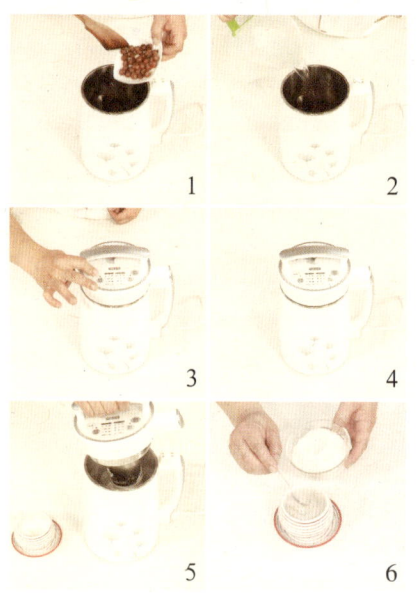

原料 榛子仁150克,水发黄豆230克

调料 白糖适量

做法

1. 取豆浆机,倒入备好的榛子仁、黄豆。
2. 注入适量清水,至水位线即可。
3. 盖上豆浆机机头,选定"湿豆"键,启动机子打浆。
4. 待豆浆机运转约15分钟,即成豆浆。
5. 将豆浆机断电,取下机头。
6. 将豆浆盛入碗中,加入白糖,搅拌至白糖溶化,即可饮用。

> 饮食疗法

🍴 肉末烧魔芋结

原料 魔芋小结200克,肉末120克,蒜末、姜末、葱花各少许

调料 盐、鸡粉各2克,料酒3毫升,生抽、水淀粉、芝麻油、食用油各适量

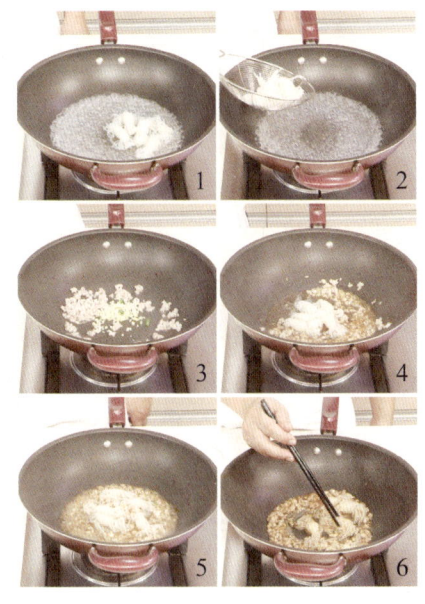

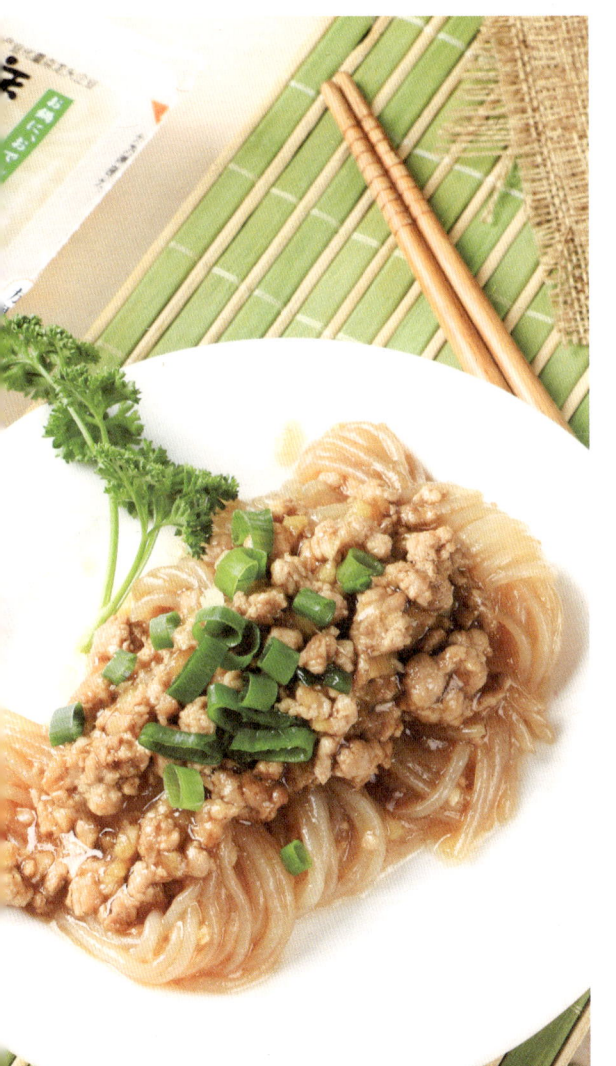

做法

1. 锅中注入适量清水烧开,倒入洗净的魔芋小结。
2. 焯一会儿,至食材断生后捞出,沥干水分,待用。
3. 用油起锅,倒入洗净的肉末,炒匀,至其转色,撒上姜蒜末。
4. 炒匀,淋上料酒、生抽,注入适量清水,倒入焯过水的食材。
5. 拌匀,加入盐、鸡粉,炒匀调味,大火略煮。
6. 用水淀粉勾芡,淋入芝麻油,炒匀,盛出菜肴,装在盘中,点缀上葱花即成。

刮痧疗法

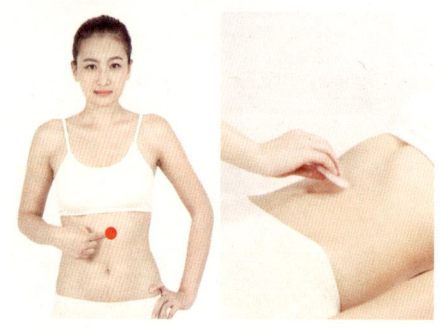

中脘

定位 中脘位于上腹部，前正中线上，当脐上4寸。

刮痧 用角刮法由上至下刮拭中脘穴3～5分钟，速度适中，以出痧为度。

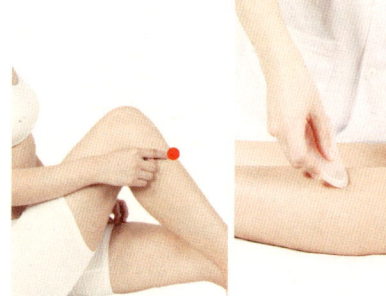

足三里

定位 足三里位于外膝眼下3寸，距胫骨外侧约1横指处。

刮痧 用角刮法由上至下刮拭足三里3～5分钟，力度微重，对侧相同。

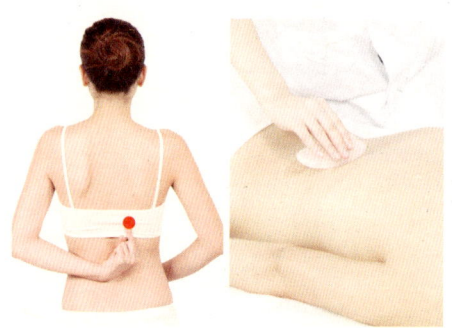

脾俞

定位 脾俞位于背部，当第十一胸椎棘突下，旁开1.5寸。

刮痧 用面刮法刮拭脾俞穴30次，手法宜轻，以出痧为度，对侧相同。

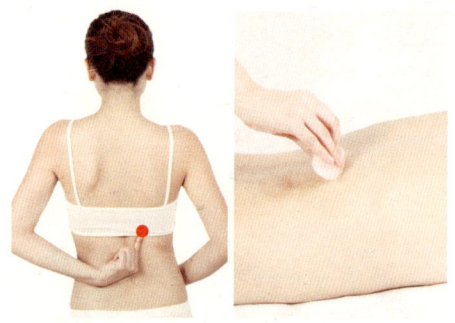

胃俞

定位 胃俞位于背部，当第十二胸椎棘突下，旁开1.5寸。

刮痧 用面刮法刮拭胃俞穴30次，手法宜轻，以出痧为度，对侧相同。

> 小贴士：刮痧前在需要刮痧的部位涂抹适量的经络油。

按摩疗法

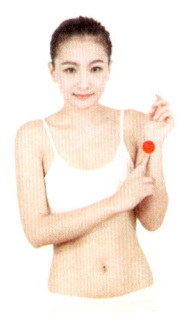 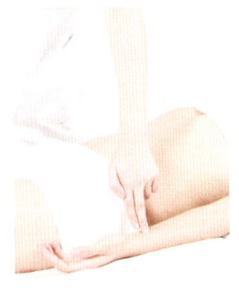

内关

定位 内关位于前臂掌侧，腕远端横纹上2寸，掌长肌腱与桡侧腕屈肌腱之间。

按摩 合并食指中指，两指揉按内关穴100~200次，每天坚持。

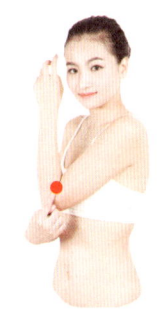 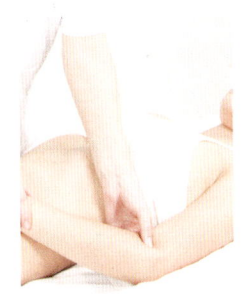

曲池

定位 曲池位于肘横纹外侧端，屈肘，当尺泽与肱骨外上髁连线中点。

按摩 用双手手指指腹端，掐压肘部的曲池，以有酸痛感为宜。

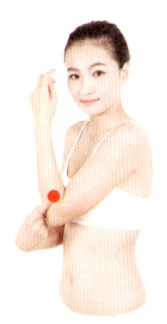 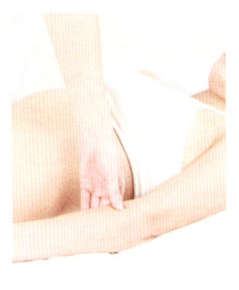

手三里

定位 位于屈肘在前臂背面桡侧，当阳溪与曲池的连线上，肘横纹下2寸。

按摩 用大拇指按揉手三里穴100~200次，每天坚持。

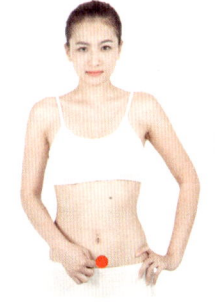 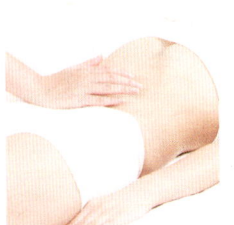

关元

定位 关元位于下腹部，前正中线上，当脐下3寸。

按摩 用手掌掌根，推按腹部的关元2分钟，以有酸胀感为宜。

> **小贴士：** 用力要恰当，用力过小，效果不佳；用力过大，则有可能损伤到皮肤。

慢性胃炎

慢性胃炎是指不同病因引起的各种慢性胃黏膜炎性病变，是一种常见病，该病的发病率在各种胃病中居于首位。常见的有慢性浅表性胃炎、慢性糜烂性胃炎和慢性萎缩性胃炎。慢性胃炎的主要症状有上腹隐痛、食欲减退、餐后饱胀、泛酸、腹泻、呕血、黑便等。

饮食原则

1. 饮食要定时定量，少食多餐，营养丰富，多吃含维生素A、B族维生素、维生素C的食物，如白菜、芹菜、红薯、花菜、豆芽、茼蒿、萝卜等。

2. 多吃含有丰富蛋白质食物。蛋白质可减轻胃黏膜损伤，增强免疫力。

3. 多吃易消化食物。过于坚硬、粗糙、油炸、熏烤等食物不利于胃部消化吸收，对于胃部不适者更是雪上加霜。

4. 多吃蔬菜、水果清淡类食物，少吃大鱼大肉，油炸、熏烤等食物。

5. 忌食过酸、过辣等刺激性食物和油腻、生冷、不易消化的食物，如生冷瓜果、肥肉、油酥点心、奶油、辣椒、芥末、香肠、腌肉等。

6. 注意食品的卫生安全。防止发霉变质食物感染致发病，另外餐具也要消毒。

其他调理要点

①烟草中的有害成分能促使胃酸分泌增加，对胃黏膜产生有害的刺激作用，过量吸烟会引起胆汁反流。

②保持精神愉快。精神抑郁或过度紧张和疲劳，容易造成幽门括约肌功能紊乱，胆汁反流而发生慢性胃炎。

③慎用对胃黏膜有损伤的药物，此类药物会损伤胃黏膜，从而引起慢性胃炎及溃疡。

④过量饮酒或长期饮用烈性酒能使胃黏膜充血、水肿，甚至糜烂，慢性胃炎发生率明显增高，应忌酒。

> 饮食疗法

🍴 豉油清蒸武昌鱼

原料 武昌鱼680克，葱段、姜片、葱丝、红彩椒丝各少许

调料 盐3克，料酒10毫升，蒸鱼豉油15毫升，食用油适量

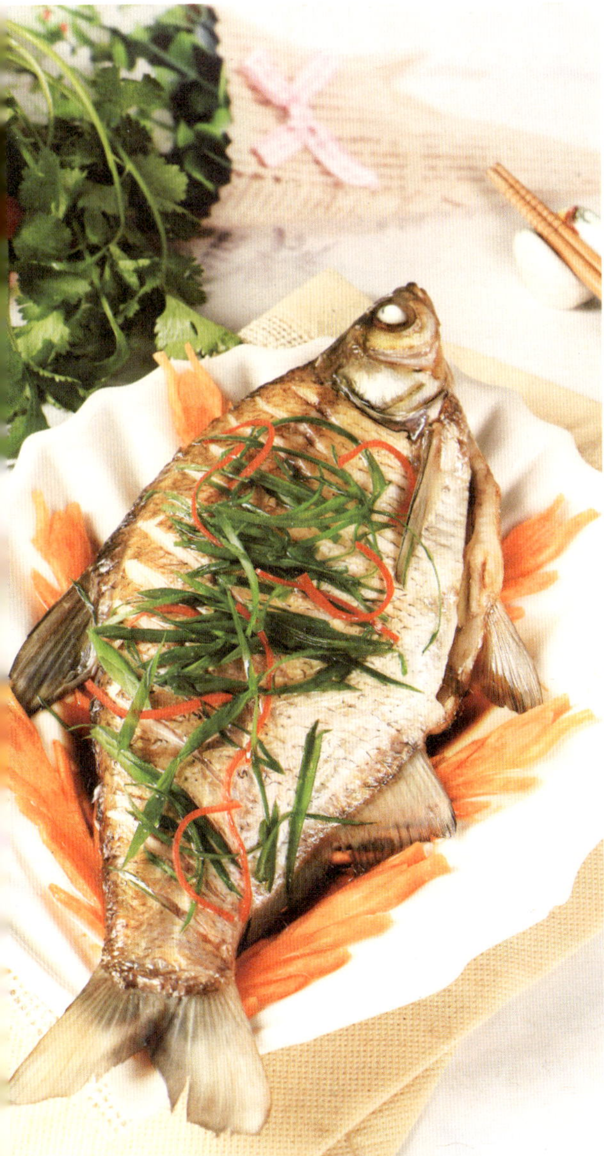

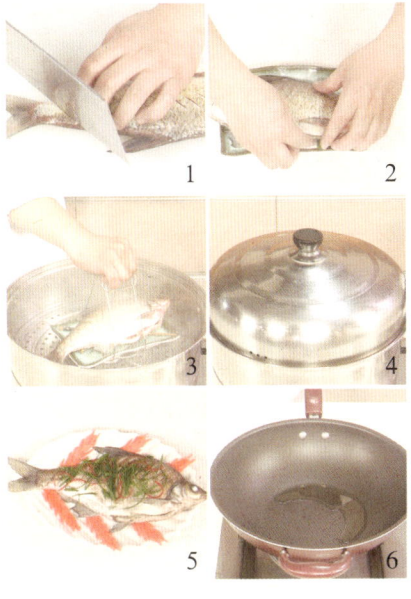

做法

1. 在洗净的武昌鱼两面鱼身上划几道一字花刀，装盘，撒入盐，抹匀，淋入料酒。
2. 鱼肚里塞入葱段、姜片，用一双筷子交叉撑起武昌鱼以防蒸制时鱼皮粘盘。
3. 蒸锅注水烧开，放上武昌鱼。
4. 加盖，用大火蒸12分钟至熟，取出蒸好的武昌鱼。
5. 取下筷子，将武昌鱼盛入备好的盘中，往鱼身放上葱丝、红彩椒丝，待用。
6. 另起锅注油，烧至五六成热，将热好的油浇在鱼身上，最后淋入蒸鱼豉油即可。

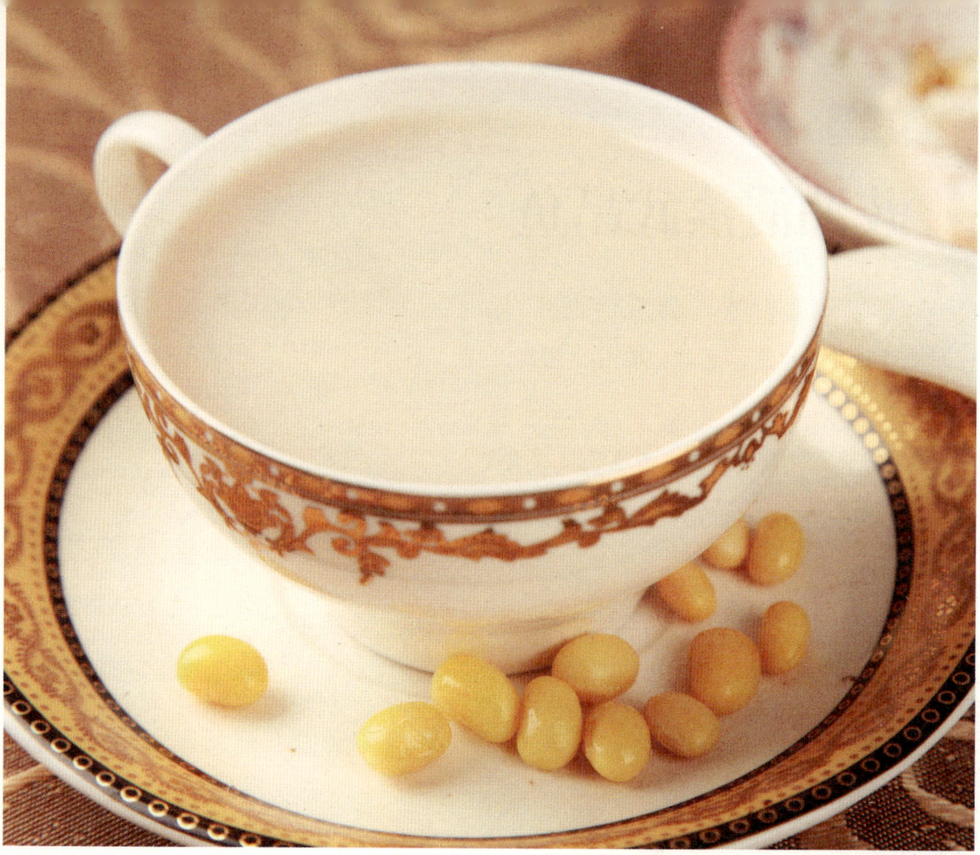

香芋燕麦豆浆

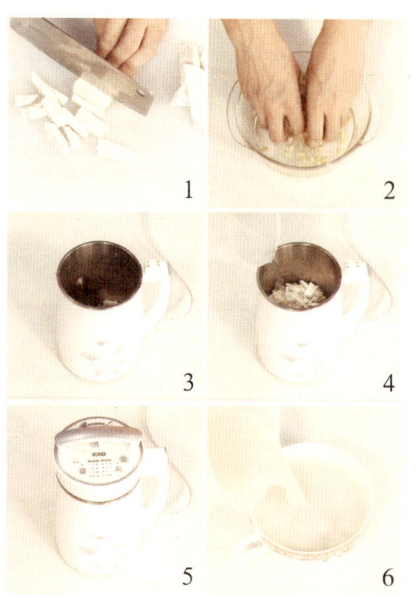

原料 芋头140克，燕麦片、水发黄豆各40克

做法

1. 洗净去皮的芋头切小块。
2. 将已泡8小时的黄豆倒入碗中，加入清水，用手搓洗干净，倒入滤网，沥干水分。
3. 把黄豆、燕麦片、芋头倒入豆浆机中。
4. 注入适量清水，至水位线即可。
5. 盖上豆浆机机头，选择"五谷"程序，开始打浆，待豆浆机运转约15分钟，即成豆浆。
6. 把煮好的豆浆倒入滤网，滤取豆浆，将滤好的豆浆倒入碗中，待稍微放凉后即可饮用。

饮食疗法

肉末烧蟹味菇

原料 蟹味菇250克，肉末150克，豌豆80克，蒜末、葱段各少许

调料 盐、鸡粉各1克，蚝油、料酒、生抽各5毫升，水淀粉、食用油各适量

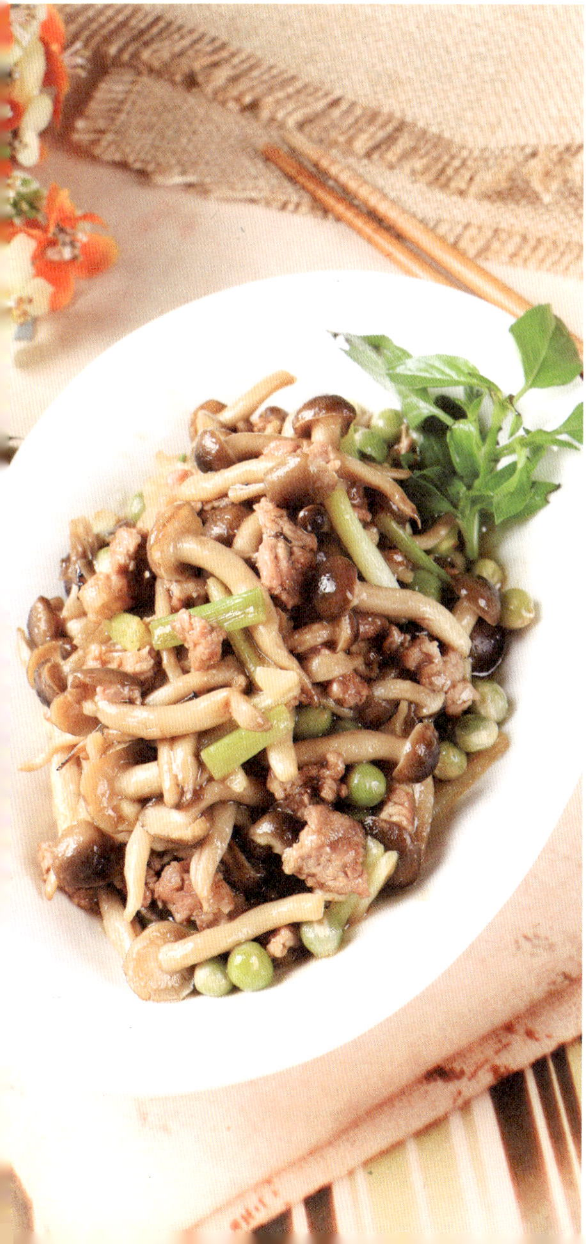

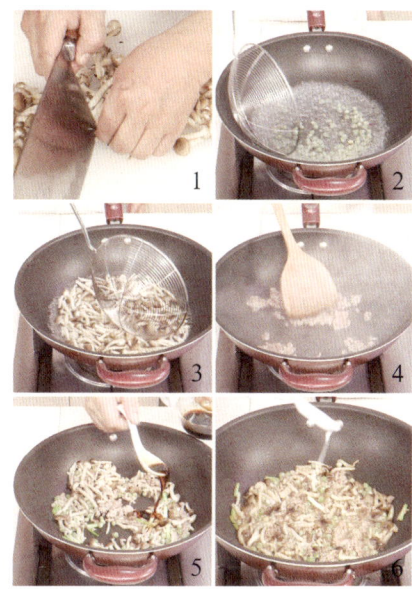

做法

1. 洗净的蟹味菇切去根部，待用。
2. 热水锅中倒入洗好的豌豆，余2分钟至断生，捞出余好的豌豆，沥干水分，装盘。
3. 往锅中倒入切好的蟹味菇，余一会儿至断生，捞出余好的蟹味菇，沥干水分，装盘。
4. 另起锅注油，倒入肉末，炒匀至转色，再倒入蒜末、葱段，炒香。
5. 加入豌豆、料酒、蟹味菇、盐、鸡粉、蚝油、生抽，翻炒均匀。
6. 注入少许清水，稍煮2分钟至入味，用水淀粉勾芡，翻炒至收汁，盛出菜肴，装盘即可。

拔罐疗法

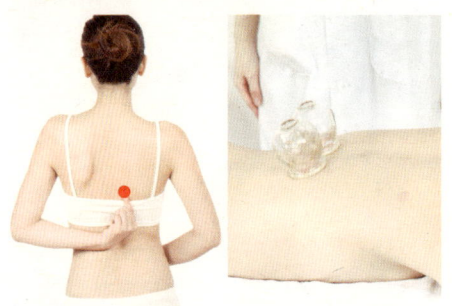

肝俞

定位 肝俞位于背部，当第九胸椎棘突下，旁开1.5寸。

拔罐 清洁肝俞穴，将准备好的火罐扣在穴位上，留罐10分钟后取下。

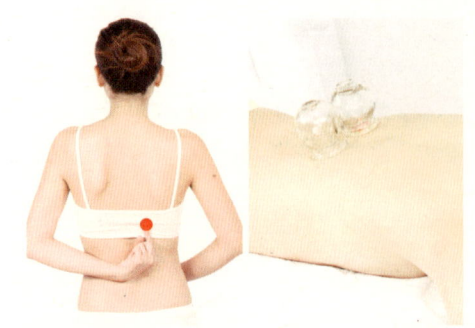

脾俞

定位 脾俞位于背部，第十一胸椎棘突下，旁开1.5寸。

拔罐 清洁脾俞穴，将准备好的火罐扣在穴位上，留罐10分钟后取下。

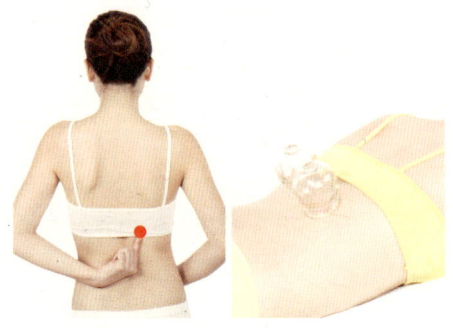

胃俞

定位 胃俞位于背部，当第十二胸椎棘突下，旁开1.5寸。

拔罐 清洁胃俞穴，将准备好的火罐扣在穴位上，留罐10分钟后取下。

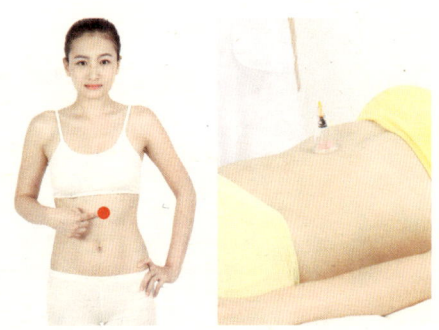

中脘

定位 中脘位于上腹部，前正中线上，当脐上4寸。

拔罐 清洁中脘穴，用拔罐器将气罐拔扣在中脘穴上，留罐10分钟后取下。

> 小贴士：在拔罐印记未完全消失之前是不能在该部位重复拔火罐的。

艾灸疗法

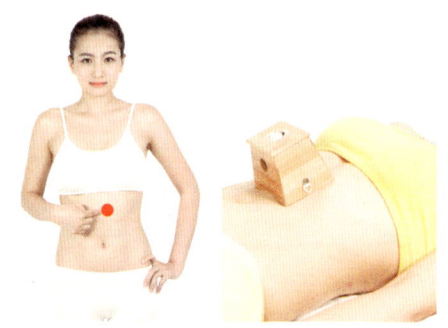

中脘

（定位）中脘位于上腹部，前正中线上，当脐上4寸。

（艾灸）用艾条温和灸灸治中脘穴5～10分钟，1天1次。

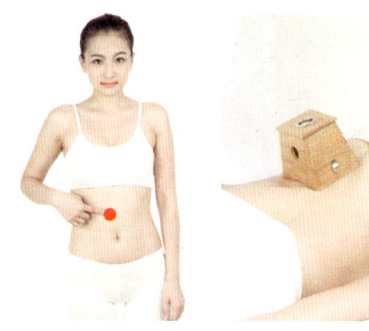

梁门

（定位）梁门位于脐中上4寸，任脉旁开2寸。

（艾灸）用艾条温和灸灸治梁门穴5～10分钟，1天1次。

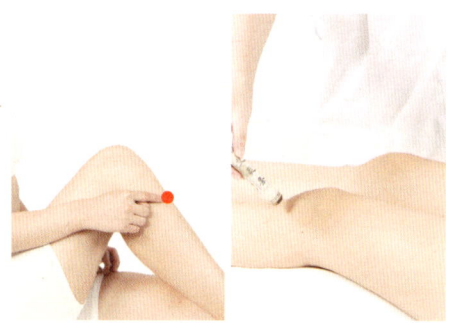

足三里

（定位）足三里位于外膝眼下3寸，距胫骨外侧约1横指处。

（艾灸）用艾条温和灸灸治足三里5～10分钟，1天1次。

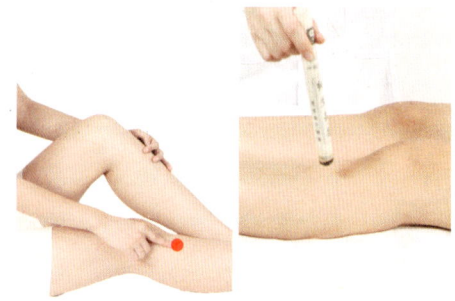

阳陵泉

（定位）阳陵泉位于小腿外侧，腓骨小头前下方的凹陷中。

（艾灸）用艾条温和灸灸治阳陵泉穴5～10分钟，1天1次。

> 小贴士：施灸前后要喝一些白开水，这样有利于排毒。

慢性浅表性胃炎

慢性浅表性胃炎是一种慢性胃黏膜浅表性炎症,是慢性胃炎中最常见的一种类型,占 50% ~ 85%。常表现为上腹疼痛,痛感基本没有规律,也有嗳气、食欲不振、泛酸、恶心、呕吐、便秘或腹泻等症状。慢性浅表性胃炎的发病高峰年龄为 30 ~ 50 岁,而且男性发病率更高。

饮食原则

1. 饮食要有规律,定时定量,不暴饮暴食,养成良好的饮食习惯,减轻胃部负担,避免食用对胃有刺激的食物。
2. 食用易于消化的食品,尽量减少对胃黏膜的刺激,细嚼慢咽,让牙齿把食物完全磨碎使食物能与胃液充分混合。
3. 避免食用过于粗糙、过于浓烈的香辛料和过热、过冷的食物。
4. 增加营养、注意选择营养价值高的蛋白质食品和维生素丰富的软食,如牛奶、豆腐、胡萝卜和一些发酵的食品,食物要细嚼慢咽。
5. 最好不喝啤酒,不吃辛辣油腻的食物。
6. 少吃盐渍、烟熏、不新鲜的食物。

其他调理要点

①不用或尽量少用对胃刺激性强的药物,不要轻易服用解热止痛药、抗风湿药、激素类药物。

②注意保暖,四肢不能着凉,腹部不能着凉,平时少生气,多排解郁闷,心胸开阔点。

③生活起居、一日三餐要有规律,注意饮食卫生,防止病从口入。

④戒烟戒酒,加强体育锻炼,以增强体质,减少犯病的概率,促进疾病恢复。

> 饮食疗法

🍴 蜜汁蒸大枣莲子

原料 大枣 15 枚,莲子 15 颗
调料 食用油适量,白糖 15 克,蜂蜜 20 克

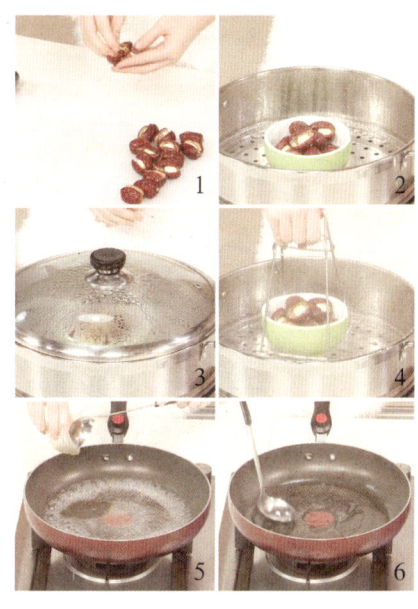

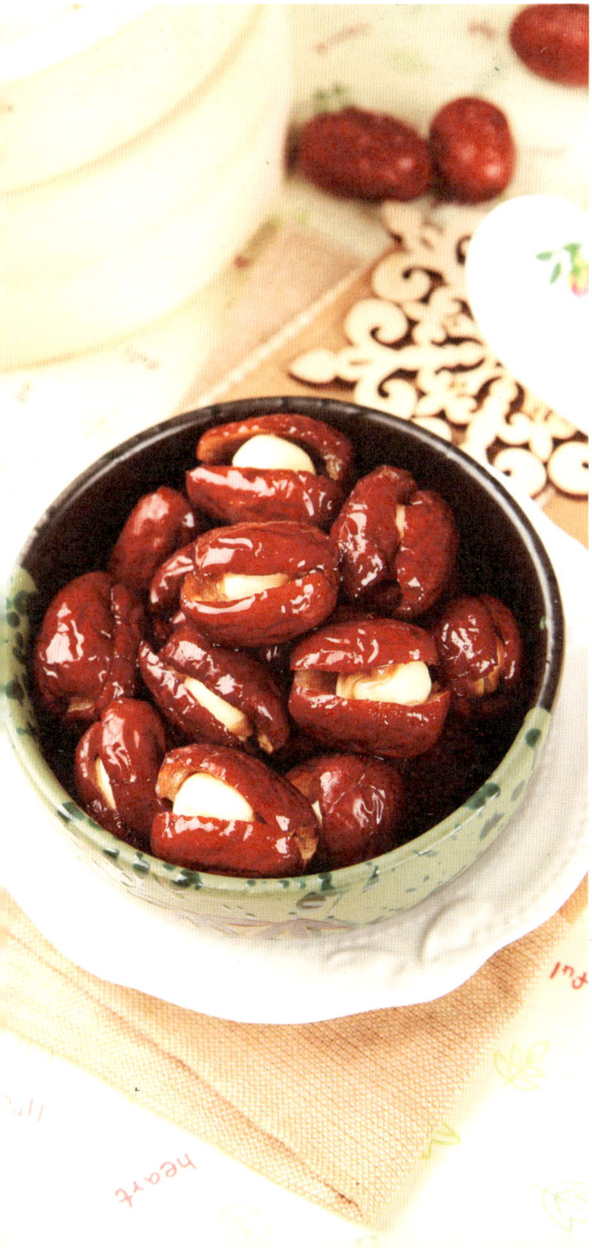

做法

1. 洗净的大枣切开,去核,放入莲子,包好。
2. 取电蒸锅,注入适量清水烧开,放入大枣莲子。
3. 盖上盖,时间调至"20"。
4. 揭盖,取出蒸好的大枣莲子。
5. 锅中注入适量清水烧开,加入白糖、蜂蜜,稍稍搅拌至白糖溶化。
6. 倒入食用油,拌匀,将煮好的蜜汁淋到大枣莲子上面即可。

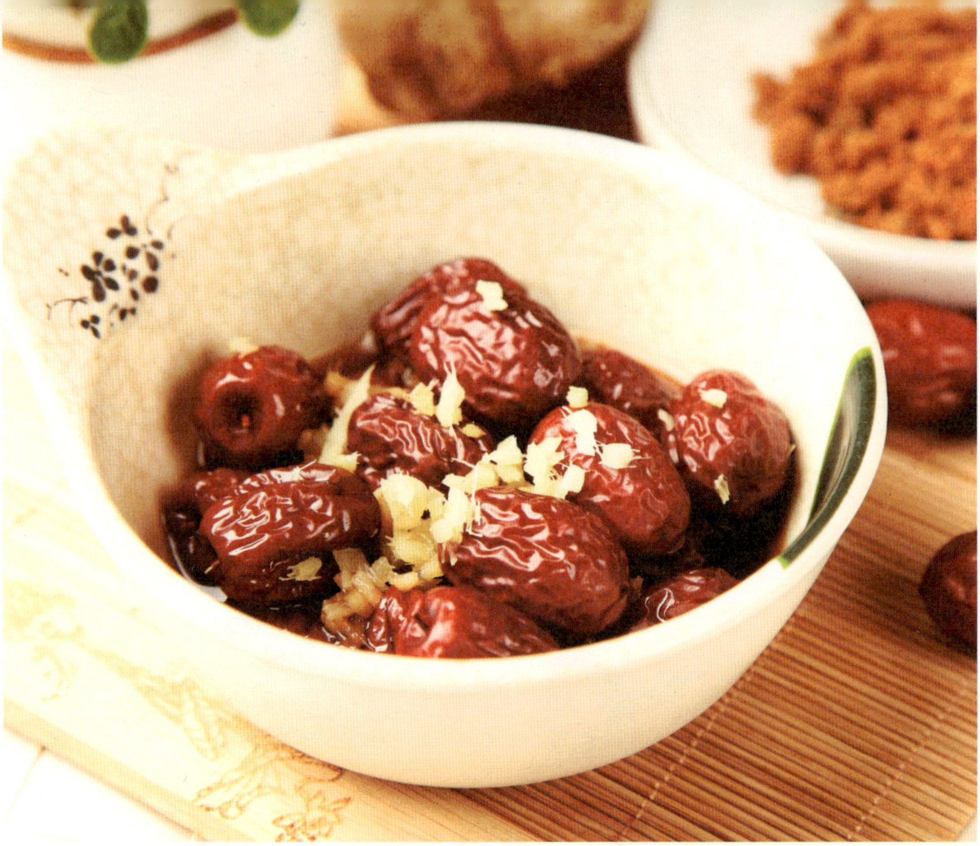

姜糖蒸大枣

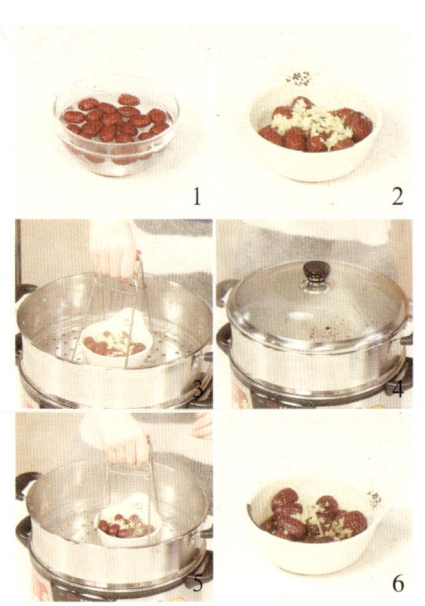

原料 大枣150克，姜末6克

调料 红糖10克

做法

1. 取一碗温水，放入洗净的大枣，浸泡约10分钟，使其胀开。
2. 捞出泡好的食材，沥干水分后放入蒸碗中，放入红糖、姜末，待用。
3. 备好电蒸锅，烧开水后放入蒸碗。
4. 盖上盖，蒸约20分钟，至食材熟透。
5. 断电后揭盖，取出蒸碗。
6. 稍微冷却后即可食用。

饮食疗法

蜂蜜蒸木耳

原料 水发木耳15克，枸杞少许

调料 红糖、蜂蜜各5克

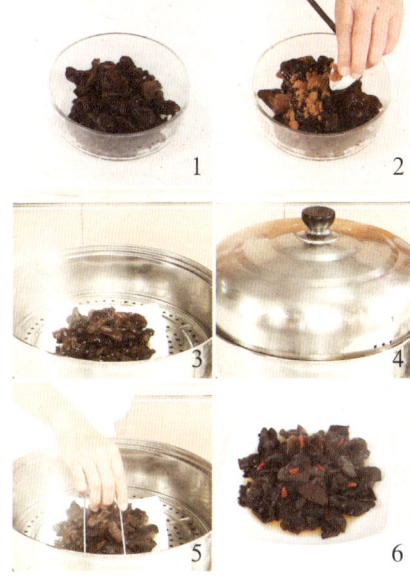

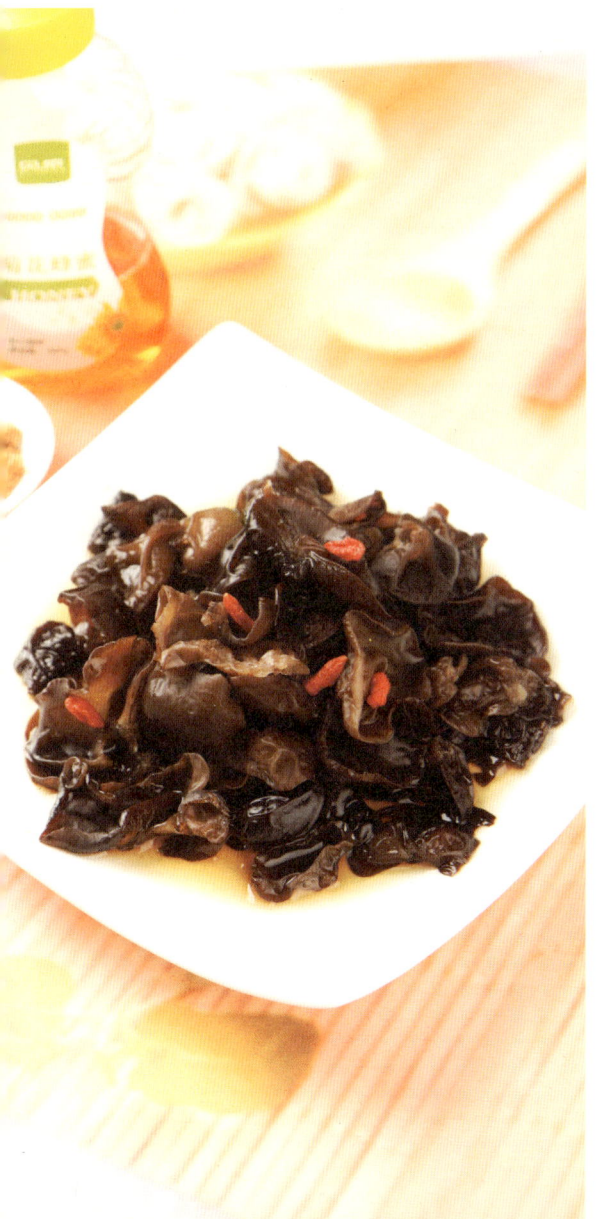

做法

1. 取一个碗，倒入洗好的木耳。
2. 加入蜂蜜、红糖，搅拌均匀，倒入蒸盘，备用。
3. 蒸锅上火烧开，放入蒸盘。
4. 盖上锅盖，用大火蒸20分钟至其熟透。
5. 关火后揭开锅盖，将蒸好的木耳取出。
6. 撒上少许枸杞点缀即可。

> 按摩疗法

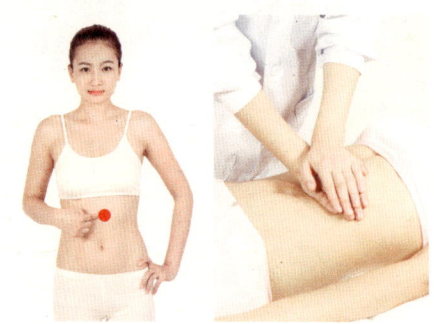

中脘

(定位) 中脘位于人体上腹部，前正中线上，当脐上4寸。

(按摩) 用双手叠放在穴位上，推揉中脘穴3~5分钟，以有酸胀感为宜。

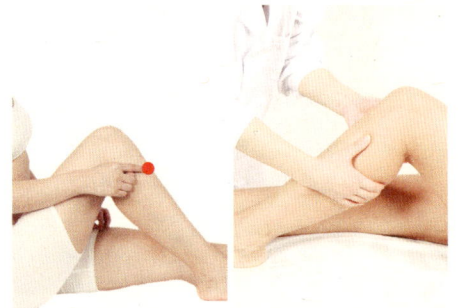

足三里

(定位) 足三里位于外膝眼下3寸，距胫骨外侧约1横指处。

(按摩) 用拇指指腹推按足三里1~3分钟，以有酸胀感为宜。

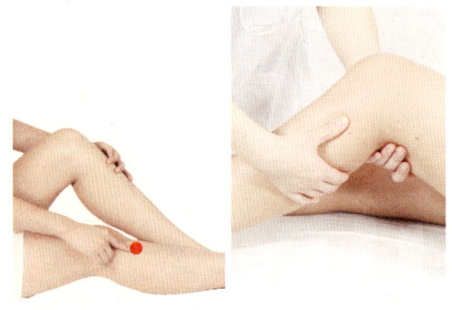

阳陵泉

(定位) 阳陵泉位于小腿外侧，腓骨小头前下方的凹陷中。

(按摩) 用手指指腹按揉阳陵泉穴3~5分钟，以有酸胀感为宜。

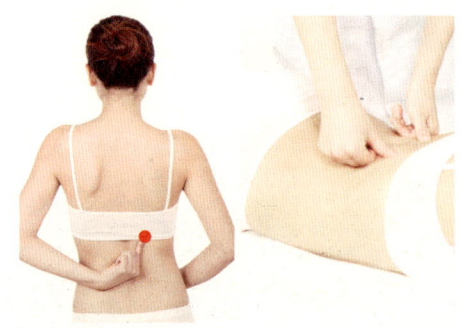

胃俞

(定位) 胃俞位于背部，当第十二胸椎棘突下，旁开1.5寸。

(按摩) 用大拇指按揉胃俞穴100~200次，以有酸胀感为宜。

小贴士：按摩过程中，应做到全身放松，呼吸自然，宽衣松带。

艾灸疗法

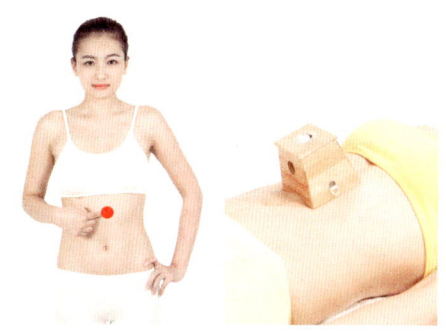

中脘

定位 中脘位于上腹部，前正中线上，当脐上4寸。

艾灸 用艾条温和灸灸治中脘穴5~10分钟，1天1次。

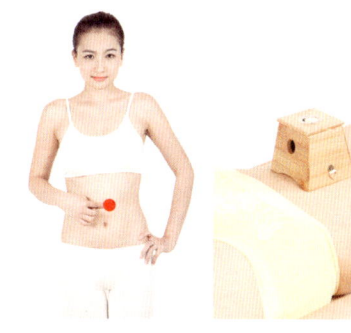

下脘

定位 下脘位于上腹部，前正中线上，当脐上2寸。

艾灸 用艾条温和灸灸治下脘穴5~10分钟，1天1次。

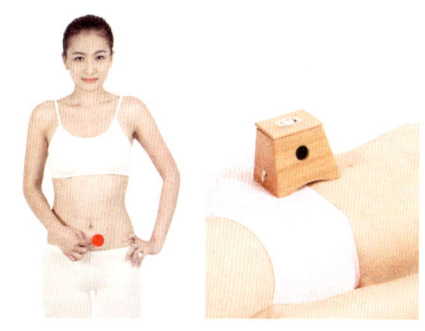

气海

定位 气海位于下腹部，前正中线上，当脐中下1.5寸。

艾灸 用艾条雀啄灸灸治气海穴5~10分钟，1天1次。

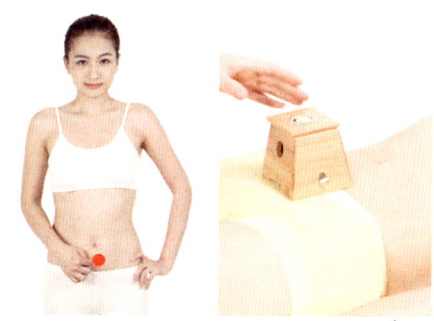

关元

定位 关元位于下腹部，前正中线上，当脐下3寸。

艾灸 用艾条温和灸灸治关元穴5~10分钟，1天1次。

小贴士：在施灸时一定要控制好温度，避免灼伤。

十二指肠炎

十二指肠炎是指发生于十二指肠的炎症,分为原发性和继发性两种,本病患者以青壮年居多,主要表现为消化不良、食后上腹饱胀、嗳气、泛酸、恶心、呕吐等,与慢性胃炎和十二指肠溃疡相似,疼痛可有周期性和节律性。若有糜烂,可以引起上消化道出血,出现黑便或咖啡样呕吐物。

饮食原则

1. 合理安排饮食,尽量少食多餐,细嚼慢咽,定时定量,避免辛辣油腻、生冷及不易消化食物。

2. 烹调方法应以蒸、煮、炖、烧、烩、焖等较好,不宜采用干炸、油炸、腌腊、滑溜等方法。忌过甜、过咸、过热及生冷食物。

3. 避免食用能强烈刺激胃液分泌的食物,如咖啡、浓茶、可可、巧克力、过甜食物等;各种香料及强烈调味品,如味精、芥末、胡椒、辣椒、茴香、花椒等也应加以控制。

4. 含粗纤维多的食物,如玉米面、高粱米等粗粮,干黄豆、茭白、竹笋、芹菜、藕、韭菜、黄豆芽等要加以限制。坚硬的食物,如核桃、瓜子、开心果、栗子、松子不宜食用。

其他调理要点

① 要避免精神紧张,保持心情舒畅,生活环境要相对稳定,对本病的恢复有积极作用。

② 多进行体育锻炼,多运动,强健自己的身体功能,提高自身的身体素质。

③ 保持规律的作息时间,早睡早起,不熬夜,保持良好的睡眠质量。

④ 注意天气变化,防寒保暖,防止肚子受凉或者吸凉气。

> 饮食疗法

🍴 山药西红柿煲排骨

原料 山药 70 克，西红柿 100 克，排骨 130 克
调料 料酒 5 毫升，盐 2 克

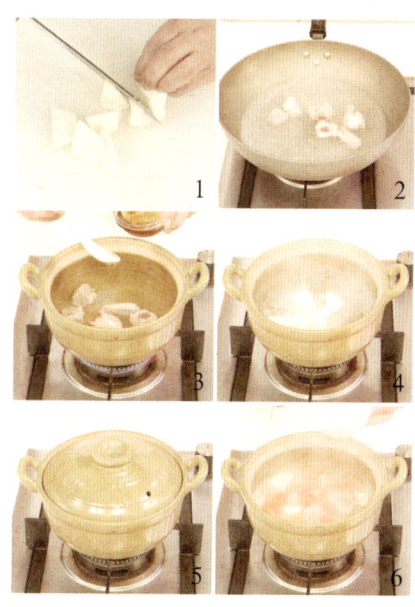

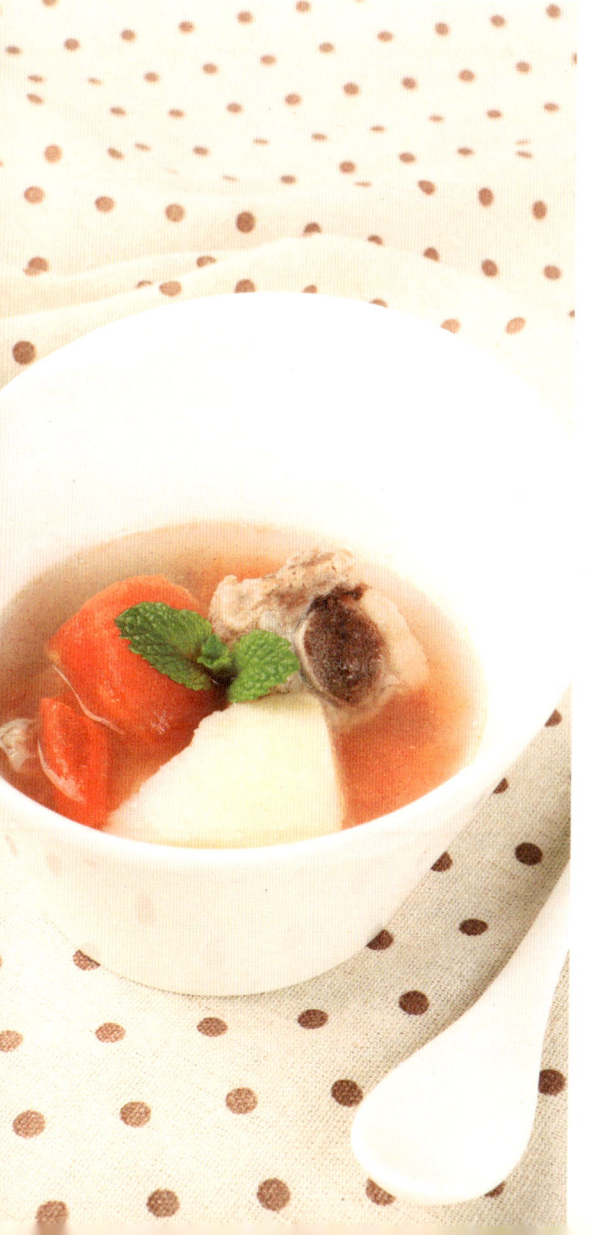

做法

1. 洗净去皮的山药切块；洗净的西红柿切成块状。
2. 锅中注入清水大火烧开，将洗净的排骨倒入，搅匀，汆去血水，捞出，沥干水分。
3. 砂锅中注入清水烧开，倒入排骨，淋入料酒，拌匀，煮开。
4. 倒入山药块，搅拌匀。
5. 盖上锅盖，调小火煮 20 分钟。
6. 掀开锅盖，倒入西红柿块，拌匀，煮 5 分钟至食材熟透，加入盐，搅匀，将煮好的汤盛出装入碗中即可。

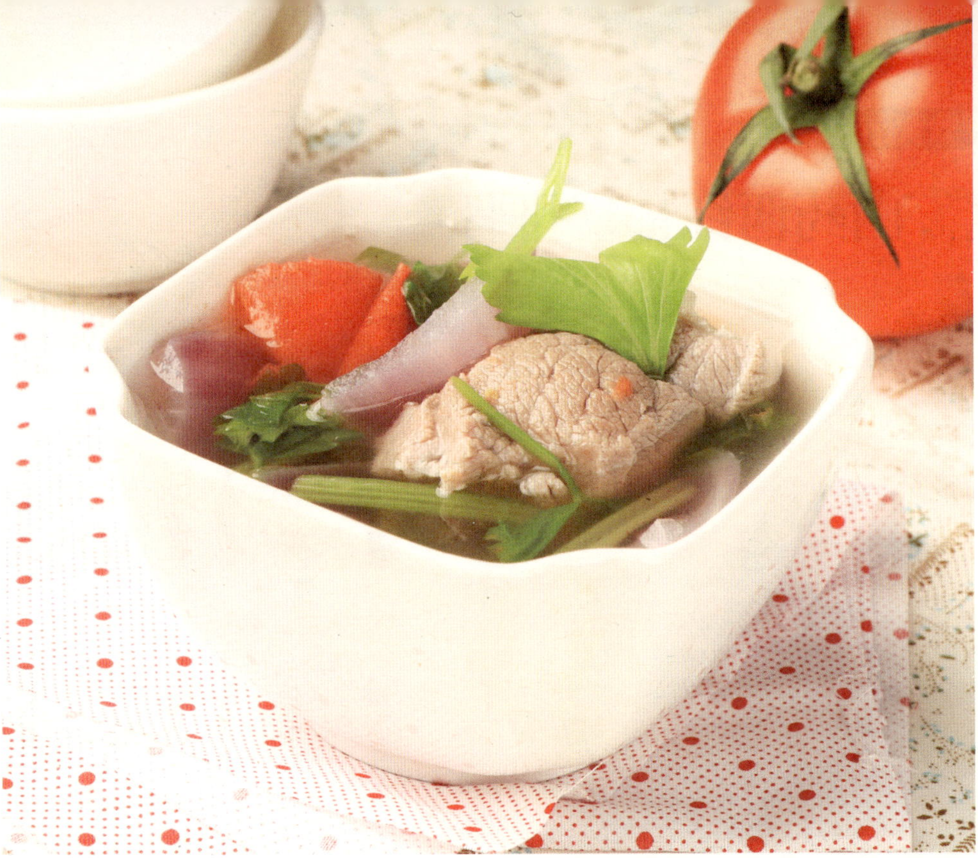

西红柿洋芹汤

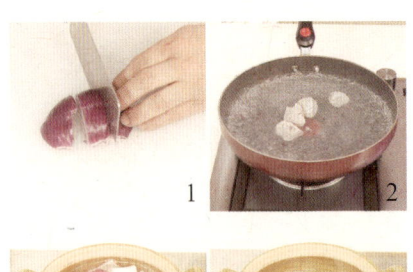

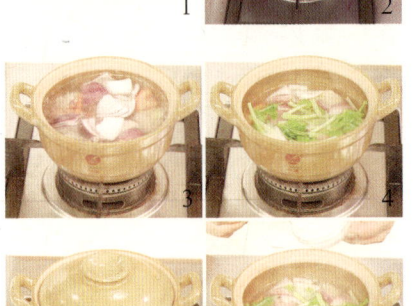

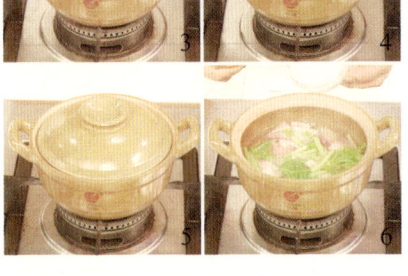

原料 芹菜45克，瘦肉95克，西红柿65克，洋葱75克，姜片少许

调料 盐2克

做法

1. 洋葱切块；西红柿切块；芹菜切段；瘦肉切大块。
2. 锅中注入清水烧开，放入瘦肉块，余片刻，捞出余好的瘦肉块，沥干水分。
3. 砂锅中注入清水烧开，倒入瘦肉块、洋葱块、西红柿、姜片，拌匀，煮1小时至熟。
4. 放入芹菜段，拌匀。
5. 加盖，续煮10分钟至芹菜熟。
6. 揭盖，加入盐，搅拌片刻至入味即可。

> 饮食疗法

🍴 虫草花香菇蒸鸡

原料 鸡腿肉块 280 克，水发香菇 50 克，水发虫草花 25 克，枸杞 3 克，大枣 35 克，姜丝 5 克

调料 盐 3 克，蚝油 3 毫升，干淀粉 10 克，生抽 8 毫升

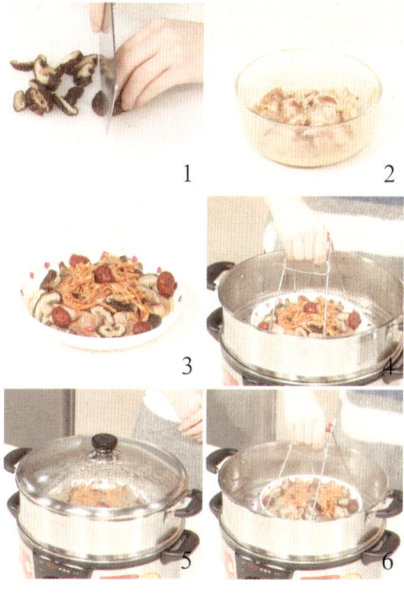

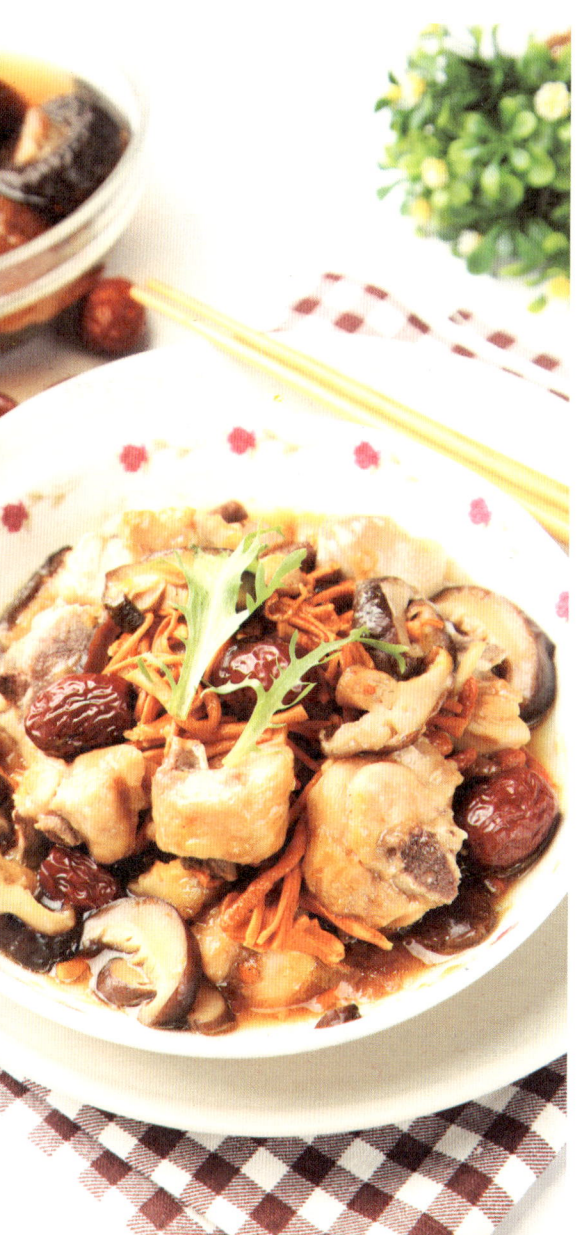

做法

1. 将洗净的香菇切片；洗好的虫草花切小段。
2. 鸡腿肉块装碗中，放入生抽、姜丝、蚝油、盐、枸杞、干淀粉，拌匀，腌渍约 10 分钟。
3. 取一蒸盘，倒入腌渍好的食材，放入香菇片，撒上虫草花段，放入洗净的大枣。
4. 备好电蒸锅，烧开水后放入蒸盘。
5. 盖上盖，蒸约 20 分钟，至食材熟透。
6. 断电后揭盖，取出蒸盘，稍微冷却后即可食用。

艾灸疗法

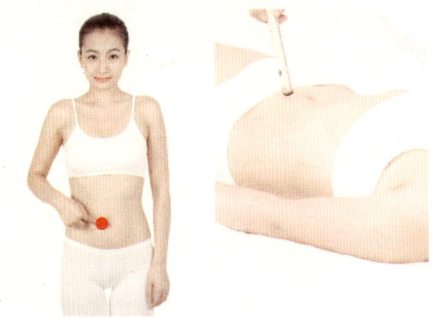

天枢

定位 天枢位于腹中部，平脐中，距脐中2寸。

艾灸 用艾条回旋灸灸治天枢穴10分钟，1天1次。

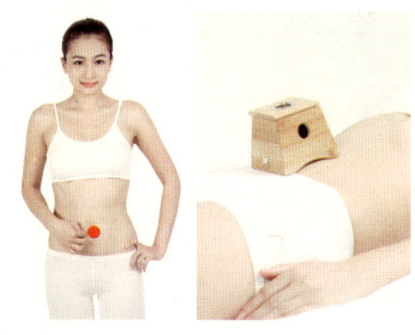

神阙

定位 神阙位于脐窝正中，即肚脐。

艾灸 用艾灸盒温和灸灸治神阙穴5～10分钟，1天1次。

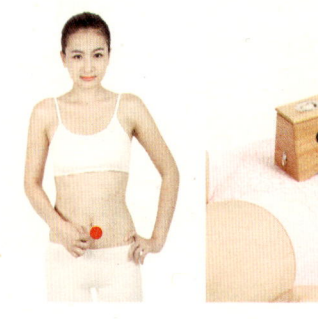

气海

定位 气海位于下腹部正中线上，当脐下1.5寸处。

艾灸 用艾灸盒温和灸灸治气海穴5～10分钟，1天1次。

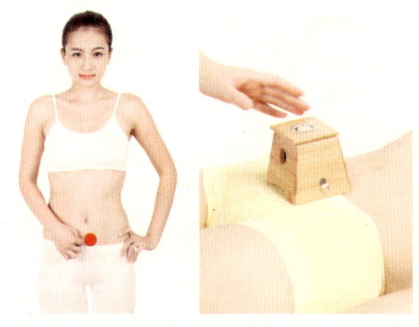

关元

定位 关元位于下腹部，前正中线上，当脐中下3寸。

艾灸 用艾灸盒温和灸灸治关元穴5～10分钟，1天1次。

> 小贴士：根据处方找准部位、穴位，以保证艾灸的效果。

刮痧疗法

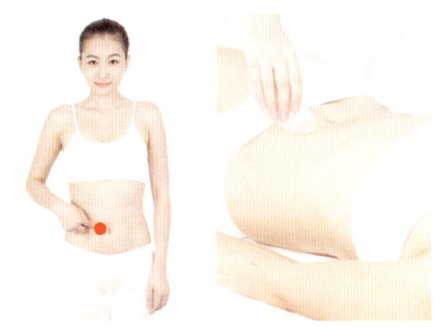

天枢

(定位) 天枢位于脐中旁开 2 寸。

(刮痧) 在穴位上抹上经络油，用角刮法刮拭天枢穴，以出痧为度，隔天 1 次。

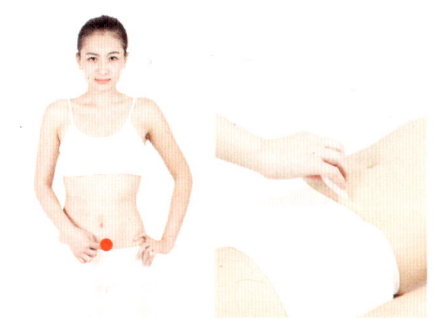

关元

(定位) 关元位于下腹部，前正中线上，当脐下 3 寸。

(刮痧) 在穴位上抹上经络油，用面刮法刮拭关元穴，以出痧为度，隔天 1 次。

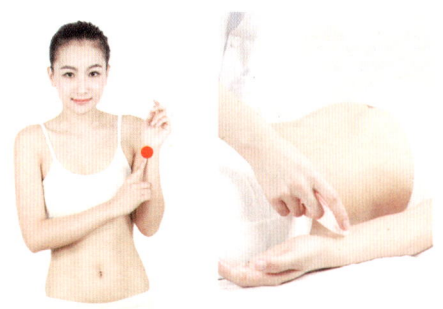

内关

(定位) 内关位于伸臂仰掌腕横纹正中上 2 寸，两筋之间。

(刮痧) 在穴位上抹上经络油，用角刮法从上向下刮拭内关穴 3～5 分钟，隔天 1 次。

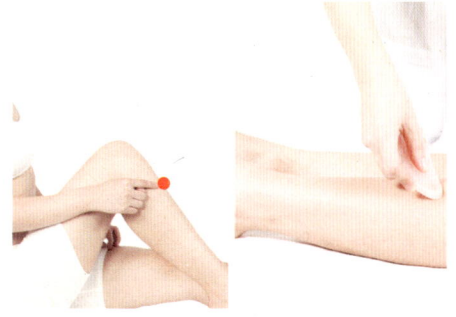

足三里

(定位) 足三里位于外膝眼下 3 寸，距胫骨外侧约 1 横指处。

(刮痧) 在穴位上涂上经络油，用面刮法刮拭足三里，以潮红发热即可，隔天 1 次。

> 小贴士：要不停地询问患者的主观感受，并注意观察局部皮肤的情况。

慢性结肠炎

广义而言,凡是导致结肠的慢性炎症均可称为慢性结肠炎,是一种慢性、反复性、多发性、因各种致病原因导致肠道的炎性水肿、溃疡、出血病变。狭义而言指溃疡性结肠炎。发病原因尚不十分清楚,病变局限于黏膜及黏膜下层,常见部位为乙状结肠、直肠,甚至整个结肠。

饮食原则

1. 一般应进食相对清淡、柔软、易消化、富有营养和足够热量的食物。
2. 宜少量多餐,补充多种维生素。勿食生、冷、高脂肪油腻及多纤维素的食物。
3. 注意补充蛋白质及维生素。饮食应选用易消化的优质蛋白质食品,如鱼、蛋、豆制品及富含维生素的新鲜嫩叶菜等。最好食用菜汁,以减少纤维的摄入。
4. 因为慢性结肠炎病人消化吸收功能差,应采用易消化半流动少渣饮食,少量多餐,以增加营养,改善症状。
5. 慢性结肠炎病人大多身体虚弱、抵抗力差,胃肠道易并发感染,更应注意饮食卫生,不吃生冷、坚硬及变质食物,禁酒及辛辣刺激性强的调味品。

其他调理要点

①注意劳逸结合,不可太过劳累,保持良好睡眠;暴发型、急性发作和严重慢性型患者,应卧床休息。

②注意衣着,保持冷暖适宜;适当进行体育锻炼以增强体质。

③注意食品卫生,避免肠道感染诱发或加重本病。忌烟酒、辛辣食品、牛奶和乳制品。

④平时要保持心情舒畅,避免精神刺激,解除各种精神压力。

饮食疗法

腐乳凉拌鱼腥草

原料 巴旦木仁20克,鱼腥草50克,腐乳8克,香菜叶适量

调料 白糖2克,芝麻油、陈醋各5毫升,红油适量

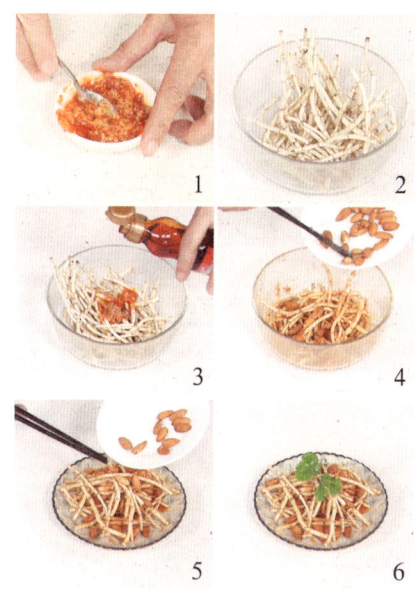

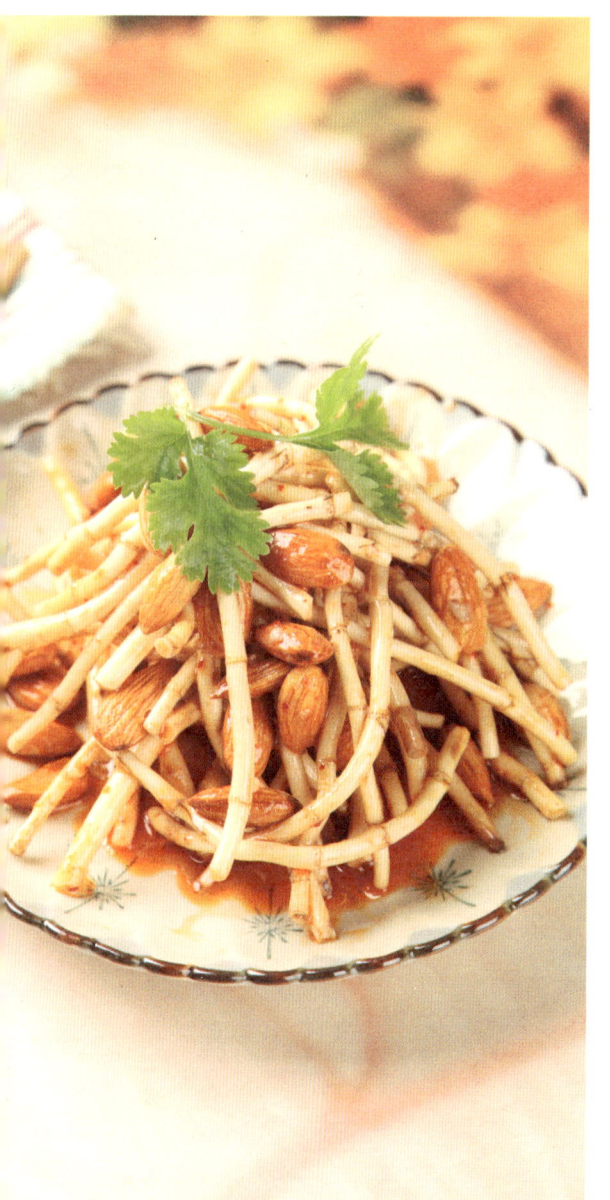

做法

1. 用勺子将腐乳碾碎,加入红油,拌匀,待用。
2. 取一个碗,放入洗净的鱼腥草。
3. 加入拌好的腐乳,放入陈醋、白糖、芝麻油、红油,搅拌均匀。
4. 加入少许巴旦木仁,拌匀。
5. 取一个盘子,将拌好的食材装入盘中,放上剩余的巴旦木仁。
6. 点缀上香菜叶即可。

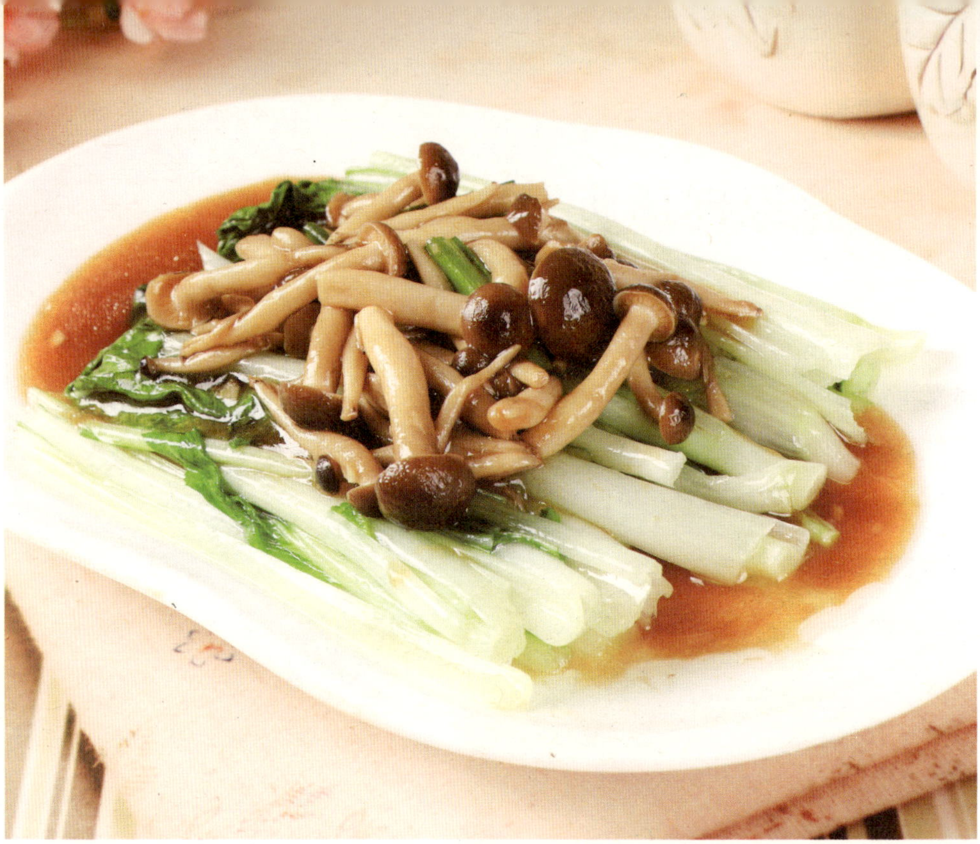

蟹味菇炒小白菜

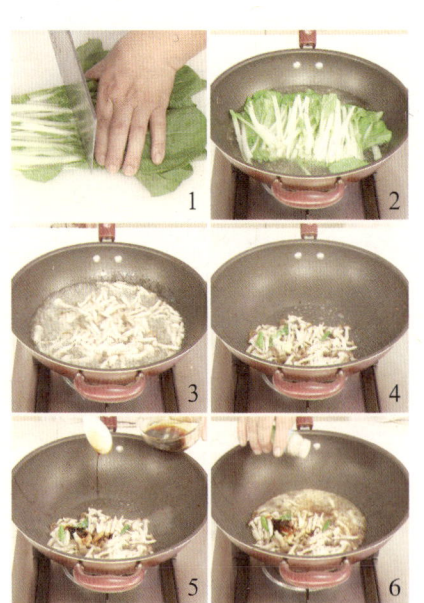

原料 小白菜500克,蟹味菇250克,姜片、蒜末、葱段各少许

调料 生抽5毫升,盐、鸡粉、水淀粉、白胡椒粉各5克,蚝油、食用油各适量

做法

1. 洗净的小白菜切去根部,对半切开。
2. 锅中注水烧开,加入2克盐、食用油,拌匀,倒入小白菜,焯片刻至断生,捞出。
3. 将蟹味菇倒入锅中,焯片刻,捞出。
4. 油爆姜片、蒜末、葱段,放入蟹味菇,炒匀。
5. 加入蚝油、生抽,炒匀,注入清水。
6. 加3克盐、鸡粉、白胡椒粉,炒匀,倒入水淀粉,翻炒熟,盛出装入摆放有小白菜的盘中即可。

> 饮食疗法

🍴 排骨酱焖藕

原料 排骨段350克,莲藕200克,红椒片、青椒片、洋葱片各30克,姜片、八角、桂皮各少许

调料 盐、鸡粉各2克,老抽、生抽各3毫升,料酒、水淀粉各4毫升,食用油适量

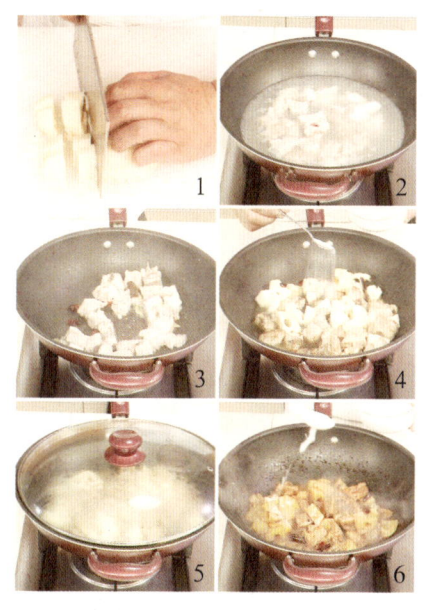

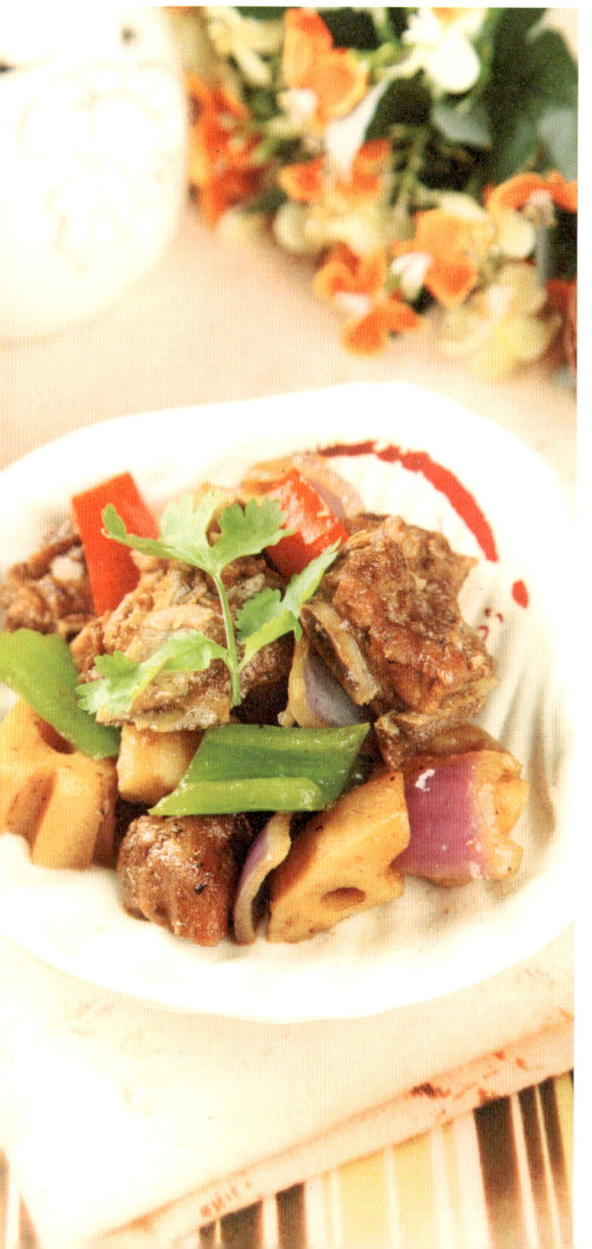

做法

1. 洗净去皮的莲藕切开,切块,切丁。
2. 锅中注入适量清水烧开,倒入排骨,煮沸,汆去血水,捞出,沥干水分。
3. 用油起锅,放入八角、桂皮、姜片,爆香,倒入排骨,翻炒匀。
4. 加入料酒、生抽、清水、莲藕、盐、老抽,炒匀,煮沸。
5. 盖上锅盖,用小火焖35分钟。
6. 揭盖,加入青椒片、红椒片、洋葱片,炒匀,放入鸡粉,大火收汁后用水淀粉勾芡,将菜肴盛出装入碗中即可。

刮痧疗法

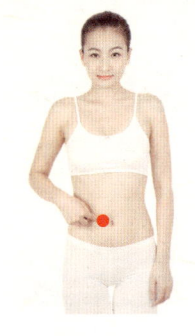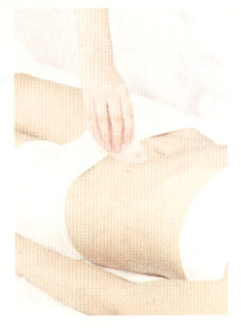 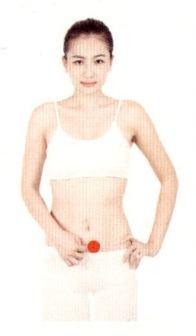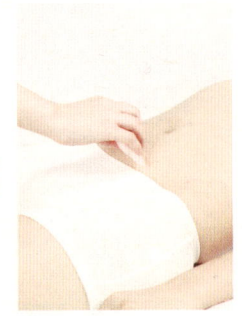

天枢

定位 天枢位于脐中旁开2寸。

刮痧 在穴位上抹上经络油,用角刮法刮拭天枢穴,以出痧为度,隔天1次。

关元

定位 关元位于下腹部,前正中线上,当脐下3寸。

刮痧 在穴位上涂上经络油,用角刮法刮拭关元穴3～5分钟,隔天1次。

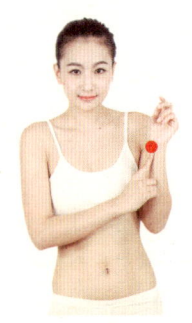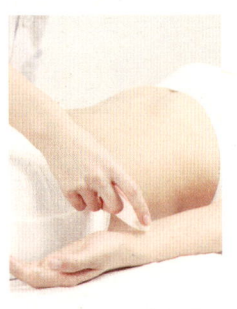 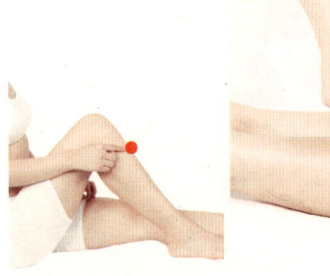

内关

定位 内关位于伸臂仰掌腕横纹正中上2寸,两筋之间。

刮痧 在穴位上抹上经络油,用角刮法从上向下刮拭内关穴3～5分钟,隔天1次。

足三里

定位 足三里位于外膝眼下3寸,距胫骨外侧约1横指处。

刮痧 在穴位上涂上经络油,用面刮法刮拭足三里,以潮红发热即可,隔天1次。

> 小贴士:刮痧时应避风,注意保暖。不可在电扇处或有对流风处刮痧。

拔罐疗法

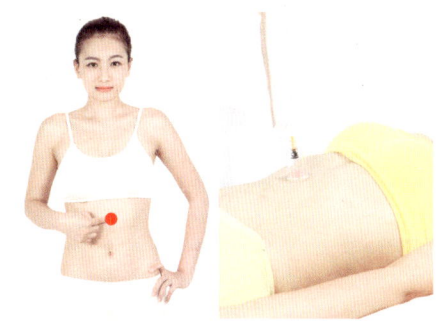

中脘

(定位) 中脘位于上腹部,前正中线上,当脐上4寸。

(拔罐) 清洁穴位,拔罐器将气罐扣在中脘穴上,留罐10分钟后取下。

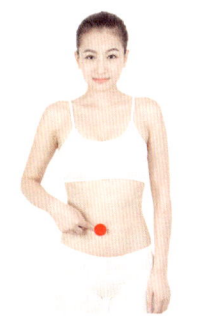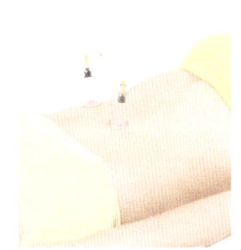

天枢

(定位) 天枢位于腹中,平脐部,旁开2寸。

(拔罐) 清洁穴位,拔罐器将气罐扣在天枢穴上,留罐10分钟后取下。

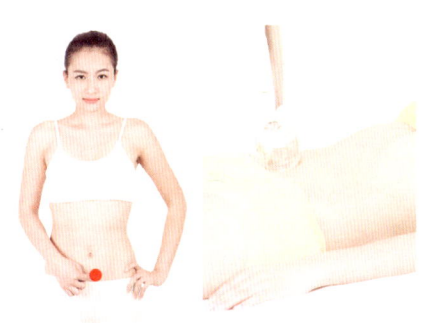

关元

(定位) 关元位于下腹部,前正中线上,当脐下3寸。

(拔罐) 清洁穴位,将火罐扣在关元穴上,留罐10分钟后取下。

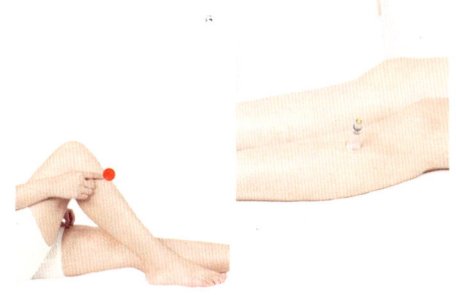

足三里

(定位) 足三里位于外膝眼下3寸,距胫骨外侧约1横指处。

(拔罐) 清洁穴位,用拔罐器将气罐扣在足三里位上,留罐10分钟后取下。

小贴士:拔罐时应保持室内空气清新,冬季做好室内保暖,避免受到风寒。

胃及十二指肠溃疡

胃及十二指肠溃疡是常见病、多发病。其主要原因有：胃酸分泌过多、幽门螺杆菌感染和胃黏膜保护作用减弱。其主要症状有：上腹疼痛、唾液分泌增多、烧心、反胃、恶心、呕吐等。胃及十二指肠溃疡可导致大量胃出血、穿孔、幽门梗阻等并发症。

饮食原则

1. 定时进食，少吃多餐，不要暴饮暴食。吃饭的时候要细嚼慢咽，因为咀嚼可以增加唾液分泌，能稀释和中和胃酸，提高黏膜的屏障作用。

2. 饮食不要过饱，以防止胃窦部的过度扩张而增加胃泌素的分泌。餐间避免零食，晚餐后不宜立即睡觉，睡前不宜进食。

3. 多吃易于消化的食物，如大米粥、小米粥、面条等。

4. 少吃油腻和辛辣刺激的食物，如肥肉、油炸食品、辣椒、花椒、大蒜、芥末、生姜等。

5. 在急性活动期，应戒烟戒酒，并忌服咖啡、浓茶、浓肉汤和辣椒、酸醋等刺激性调味品和刺激性的饮料，忌服损伤胃黏膜的药物。

其他调理要点

①保持积极乐观的情绪和规律的生活。

②停用诱发或引起溃疡病加重的有关药物。

③消化性溃疡的形成和发展与胃液中的胃酸和胃蛋白酶的消化作用有关，故切忌空腹上班和空腹就寝。

④注意休息，避免劳累，过度劳累容易减弱肠道功能，损伤胃肠黏膜。

> 饮食疗法

🍴 腰果西蓝花

原料 腰果 50 克，西蓝花 120 克

调料 盐 3 克，食用油 20 毫升

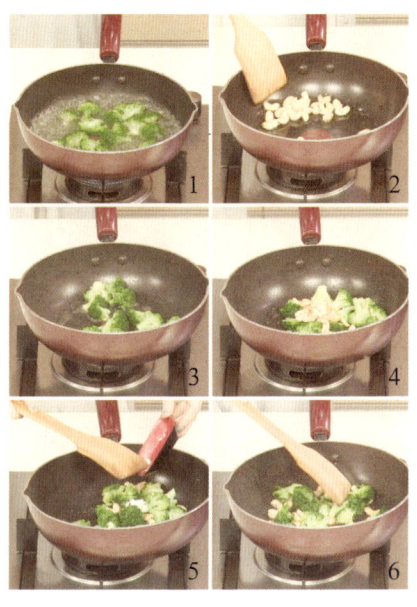

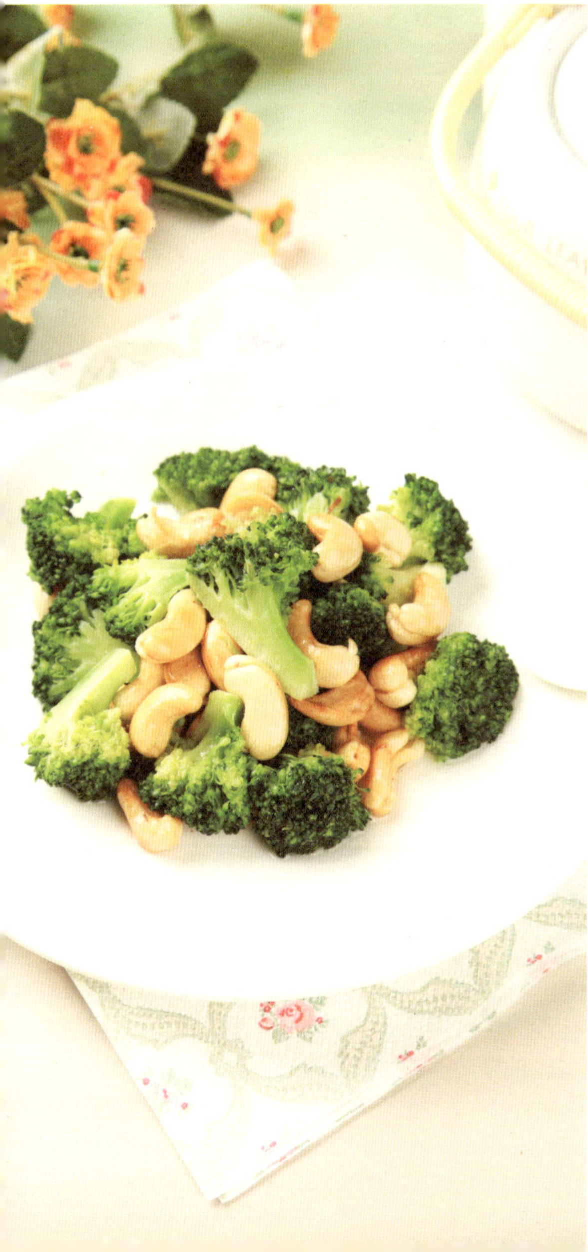

做法

1. 锅中注入清水烧开，倒入洗净的西蓝花，焯约 2 分钟至断生，将焯好的西蓝花捞出，沥干水分，装入盘中待用。
2. 锅中注油，冷油放入腰果，小火煸炒至腰果微黄，将腰果捞出来，装入盘中备用。
3. 锅底留油，倒入西蓝花，炒匀。
4. 放入腰果，炒匀。
5. 加盐，翻炒约 1 分钟使其入味。
6. 关火，将炒好的西蓝花盛出，装入盘中即可。

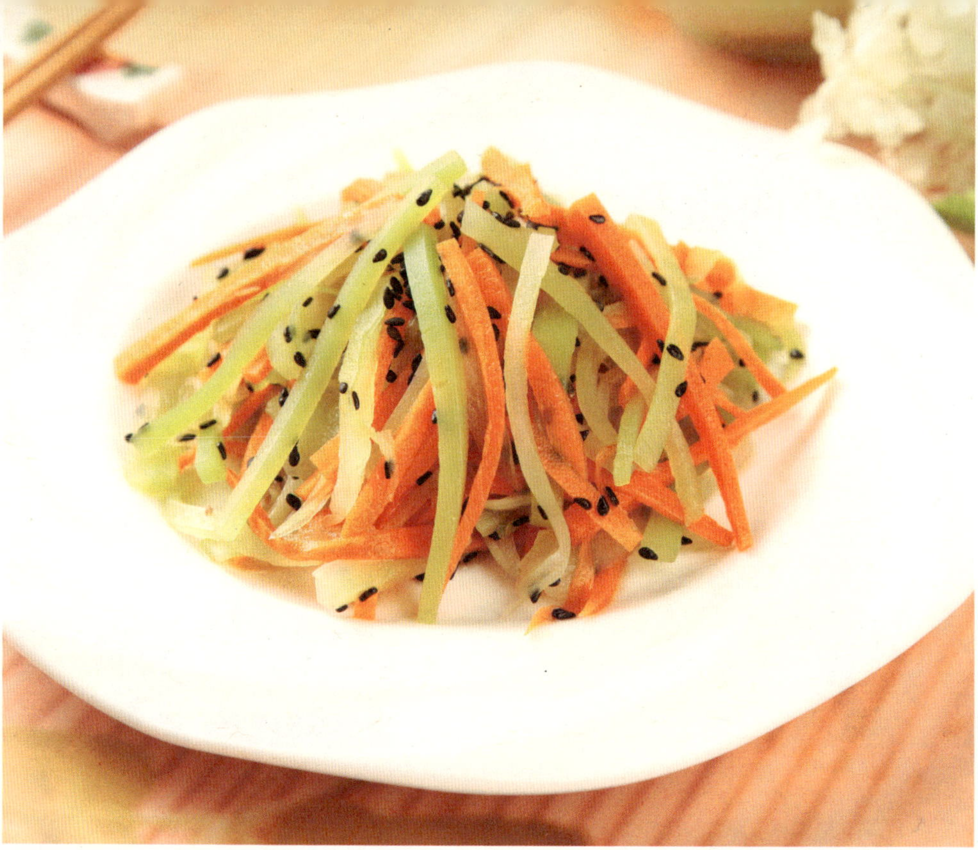

黑芝麻拌莴笋丝

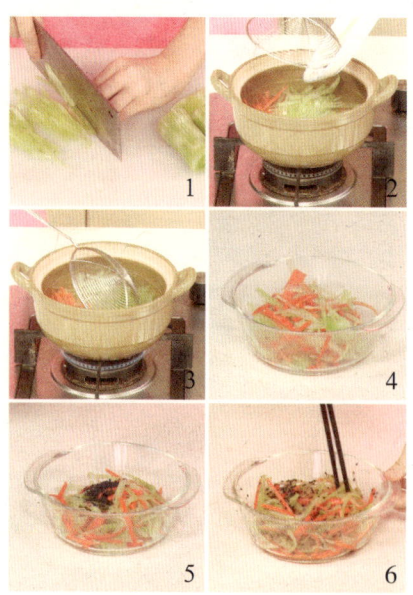

原料 去皮莴笋200克，去皮胡萝卜80克，黑芝麻25克

调料 盐、鸡粉各2克，白糖5克，醋10毫升，芝麻油少许

做法

1. 洗好的莴笋切丝；洗净的胡萝卜切丝。
2. 锅中注水烧开，放入莴笋丝和胡萝卜丝。
3. 焯一会儿至断生。
4. 捞出焯好的莴笋和胡萝卜，装碗待用。
5. 加入部分黑芝麻。
6. 放入盐、鸡粉、白糖、醋、芝麻油，拌匀，将拌好的菜肴装在盘中，撒上黑芝麻点缀即可。

> 饮食疗法

🍴 牛奶香蕉蒸蛋羹

原料 牛奶150毫升,香蕉100克,鸡蛋80克

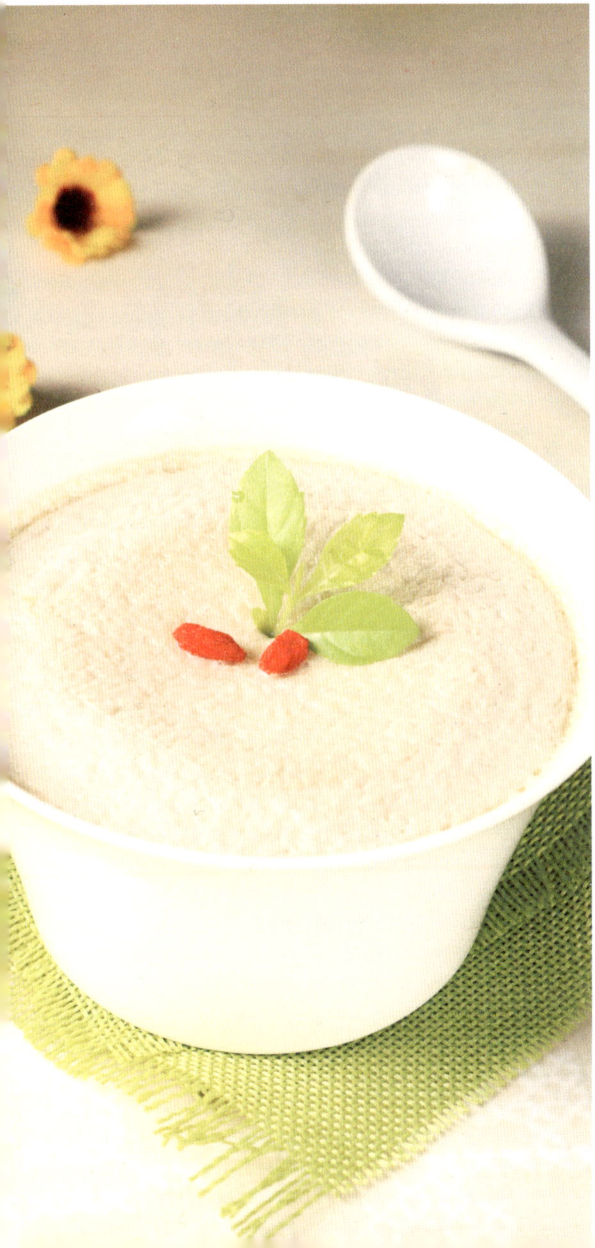

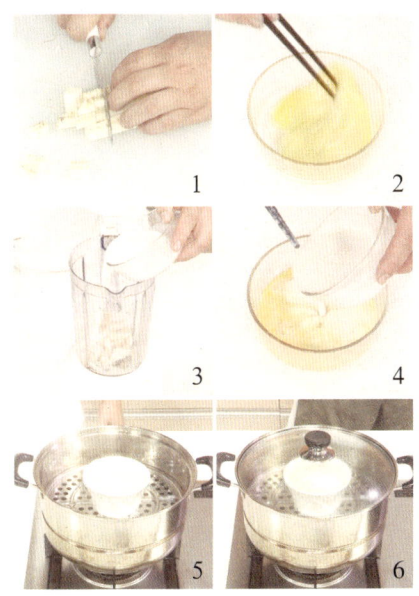

做法

1. 香蕉去皮切条,再切小段待用。
2. 取一个碗,打入鸡蛋,搅散制成蛋液。
3. 取榨汁机,倒入香蕉、牛奶,选定"榨汁"键,开始榨汁。
4. 待榨好后将香蕉汁倒入碗中,再倒入蛋液中,搅匀;取一个蒸碗,倒入蛋液,撇去浮沫封上保鲜膜。
5. 蒸锅上火烧开,放上蛋液。
6. 盖上锅盖,中火蒸10分钟至熟,将蛋羹取出即可。

按摩疗法

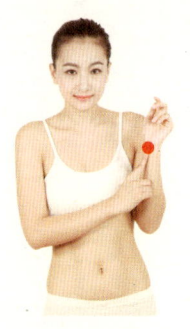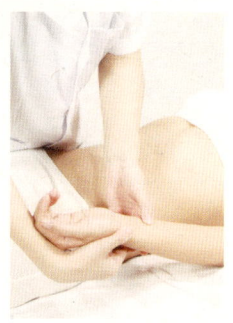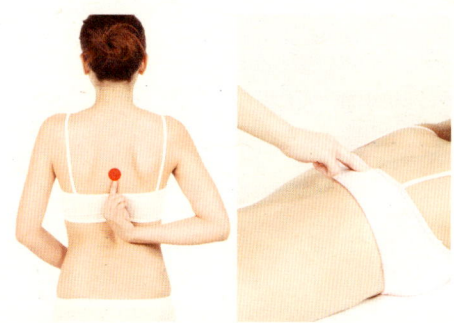

内关

(定位) 内关位于前臂掌侧，腕远端横纹上2寸，掌长肌腱与桡侧腕屈肌腱之间。

(按摩) 用拇指以顺时针的方向轻轻按揉内关穴，有节律地一按一松，约3分钟。

至阳

(定位) 至阳位于背部，后正中线上，第7胸椎棘突下凹陷处。

(按摩) 用食指、中指按压至阳穴，使患部有一定的压迫感。

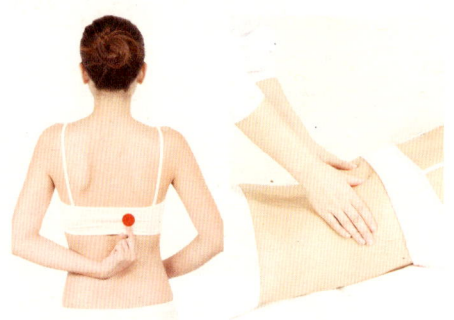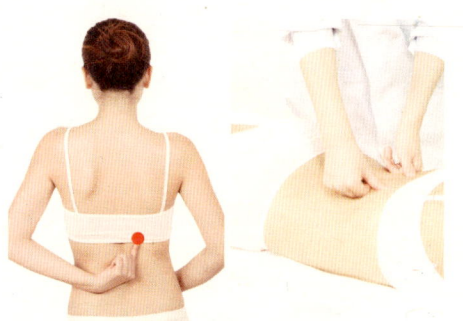

脾俞

(定位) 脾俞位于背部，第11胸椎棘突下，旁开1.5寸。

(按摩) 双手同时用大拇指指腹揉按双侧的脾俞穴，力度由轻到重至1～3分钟。

胃俞

(定位) 胃俞位于背部，第12胸椎棘突下，旁开1.5寸。

(按摩) 双手同时用大拇指指腹揉按双侧的胃俞穴，力度由轻到重至1～3分钟。

> 小贴士：保健按摩最好在空气流通、温度适宜的室内进行，每日可多做多次。

艾灸疗法

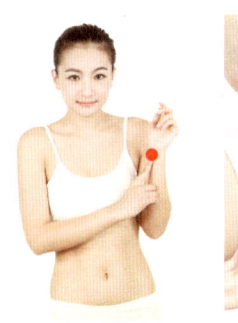 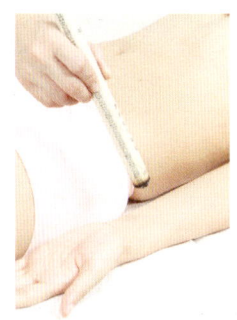

内关

定位 内关位于前臂正中,腕横纹上2寸,在挠则屈腕肌腱同掌长肌腱之间。

艾灸 找到内关穴,用艾条温和灸法灸治10~15分钟。

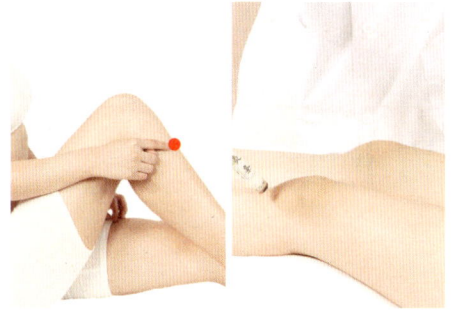

足三里

定位 足三里位于外膝眼下3寸,距胫骨外侧约1横指处。

艾灸 找到足三里,用艾条温和灸法灸治10~15分钟。

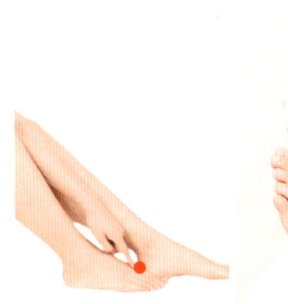 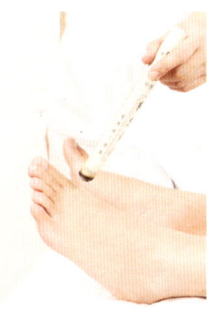

太冲

定位 太冲位于足背侧,当第一、第二跖骨间隙的后方凹陷处。

艾灸 找到太冲穴,用艾条温和灸法灸治10~15分钟。

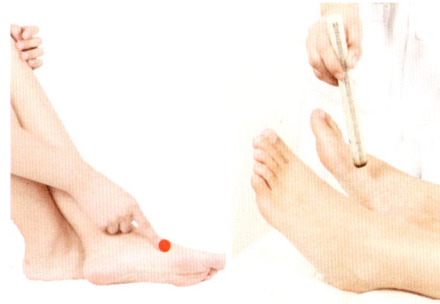

公孙

定位 公孙位于跖区,第一趾骨基底部的前下方,赤白肉际处。

艾灸 找到公孙穴,用艾条温和灸法灸治10~15分钟。

> 小贴士:艾灸后不论冬夏,都要注意对刚做过艾灸的穴位进行保暖。

胃下垂

胃下垂是指站立时，胃的位置下降。胃下垂是内脏下垂的一部分，多见于瘦长无力体型者、久病体弱者、经产妇、多次腹部手术有切口疝者和长期卧床少动者。胃下垂的主要症状有：腹胀、腹痛、恶心、呕吐、便秘等。

饮食原则

1. 少食多餐、细嚼慢咽。由于胃下垂患者消化功能减弱，过多的食物入胃，必然会滞留于胃内引起消化不良。所以，饮食调理的第一要求便是每次用餐量宜少，但次数可以增加，每日4～6餐为合适。由于胃下垂患者的胃壁张力减低，细嚼慢咽有利于消化吸收，增强胃蠕动和促进排空速度，缓解腹胀不适。

2. 食物应细软、清淡、易消化。主食应以软饭为佳，如面条要煮透煮软；副食要剁碎炒熟，少吃生冷蔬菜。

3. 多吃一些温补的食品，如牛肉、羊肉、大枣、鸡肉、生姜等，这些食物可以去除脾胃的寒气，缓解症状。

4. 忌吃生冷油腻辛辣刺激的食物，如生冷瓜果、肥肉、油酥点心、辣椒、芥末、香肠、腌肉等。忌饮水过量，忌各种饮料。刺激性强的食物会使胃下垂患者的泛酸、烧心症状加重，影响病情改善，故而这些食物应尽量少吃少喝。

其他调理要点

①戒烟戒酒。烟酒的刺激性容易加重胃下垂症状。

②胃下垂患者要积极参加体育锻炼，有助于防止胃下垂继续发展，尤其要加强腹肌锻炼。

③餐后不宜立即运动，应保证餐后有30～60分钟的休息时间。

④注意劳逸结合，不可劳累过度。充足的休息能够恢复人体的精气神，对疾病的恢复非常有帮助。

> 饮食疗法

🍴 陈皮瘦肉粥

原料 水发大米 200 克,水发陈皮丝 5 克,瘦肉 20 克,姜丝、葱花各少许

调料 盐 2 克,鸡粉 3 克

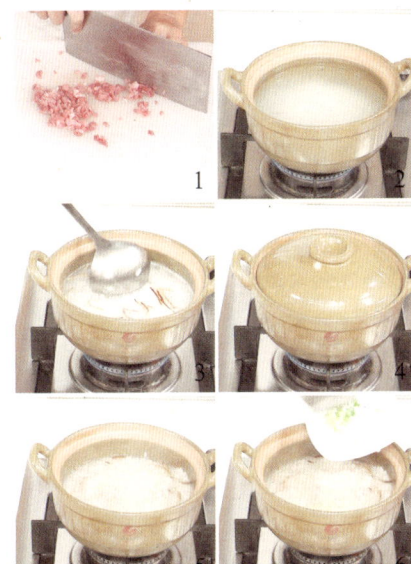

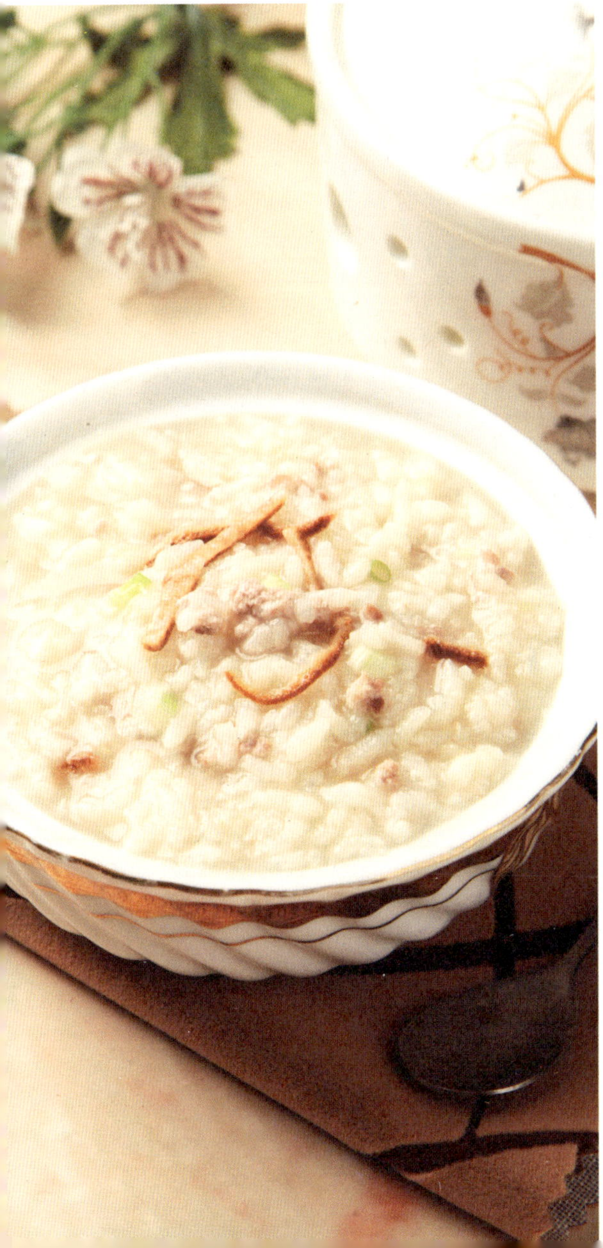

做法

1. 洗净的瘦肉用横刀切片,再切成丝,改切成碎末,备用。
2. 砂锅中注入适量清水烧开,倒入洗净的大米,煮 10 分钟。
3. 揭盖,放入备好的陈皮丝,拌匀。
4. 盖上盖,续煮 30 分钟至食材熟软。
5. 揭盖,加入瘦肉末、姜丝,拌匀,煮 15 分钟至食材熟透。
6. 撒入葱花,加入盐、鸡粉,拌匀,盛出煮好的粥,装入碗中即可。

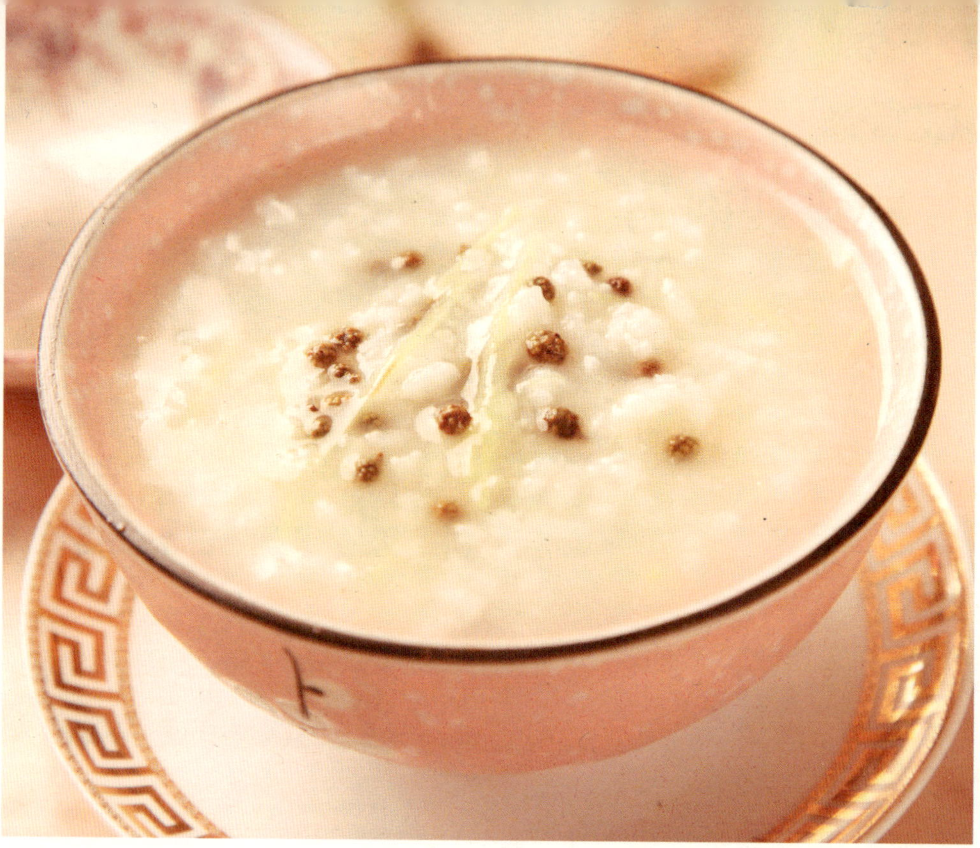

花椒生姜粥

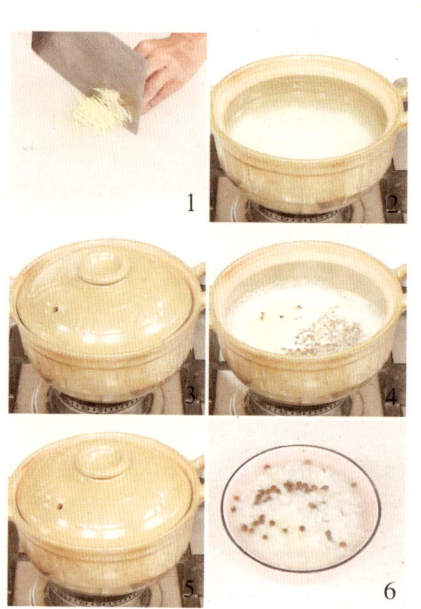

原料 大米 300 克，生姜 15 克，花椒少许

做法

1. 洗好的生姜切片，切丝。
2. 砂锅中注入适量清水，倒入大米，拌匀。
3. 加盖，用大火煮开后转小火煮 30 分钟至大米熟软。
4. 揭盖，倒入姜丝、花椒，拌匀。
5. 加盖，续煮 10 分钟至入味。
6. 揭盖，拌匀，关火后盛出煮好的粥，装在碗中即可。

饮食疗法

🍴 莴笋炒瘦肉

原料 莴笋200克，瘦肉120克，葱段、蒜末各少许

调料 盐、鸡粉、白胡椒粉各少许，料酒3毫升，生抽4毫升，水淀粉、芝麻油、食用油各适量

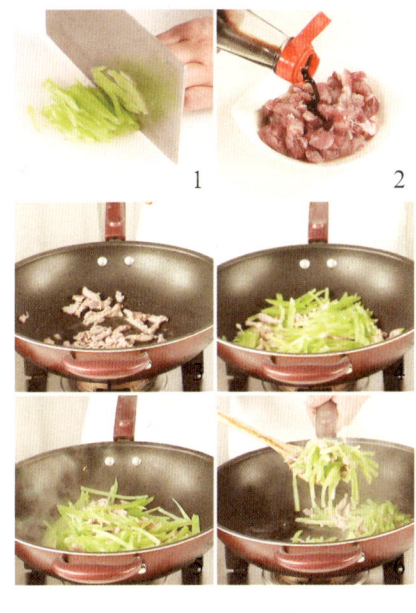

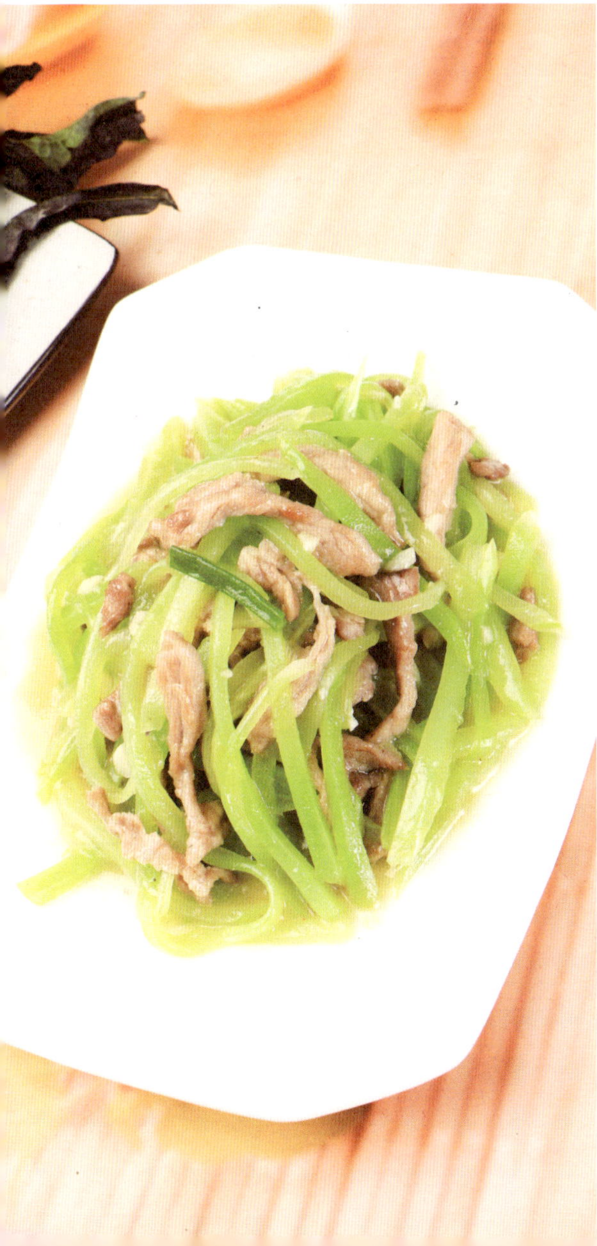

做法

1. 将去皮洗净的莴笋切细丝；洗好的瘦肉切片，改切丝。
2. 把肉丝装碗中，加入盐、料酒、生抽、白胡椒粉、水淀粉、食用油，拌匀，腌渍一会儿。
3. 用油起锅，倒入腌渍好的肉丝，炒匀，至其转色。
4. 撒上葱段、蒜末，炒出香味，倒入莴笋丝，炒匀炒透。
5. 加入少许盐，放入鸡粉，炒匀调味，注入少许清水，炒匀。
6. 用水淀粉勾芡，至食材熟透，淋入芝麻油，炒香，盛入盘中，摆好盘即可。

拔罐疗法

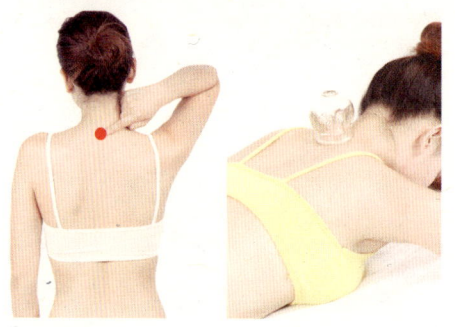

大椎

定位 大椎位于背部，在第七颈椎棘突下凹陷中。

拔罐 清洁穴位，将火罐扣在穴位上，留罐10~15分钟，隔天1次。

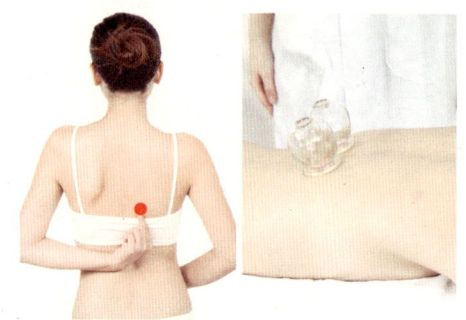

肝俞

定位 肝俞位于背部，当第九胸椎棘突下，旁开1.5寸。

拔罐 清洁穴位，以火罐拔取肝俞穴，留罐5~10分钟，隔天1次。

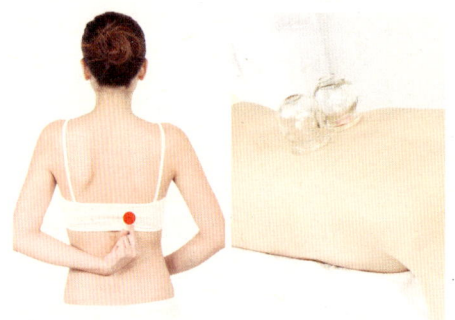

脾俞

定位 脾俞位于背部，第十一胸椎棘突下，旁开1.5寸。

拔罐 清洁穴位，用火罐留罐5~10分钟，隔天1次。

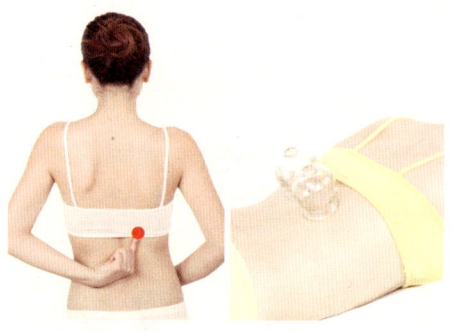

胃俞

定位 胃俞位于背部，当第十二胸椎棘突下，旁开1.5寸。

拔罐 清洁穴位，用火罐留罐5~10分钟，隔天1次。

> 小贴士：若出现脸色苍白、出冷汗和头晕目眩等症状，应立刻停止拔罐。

艾灸疗法

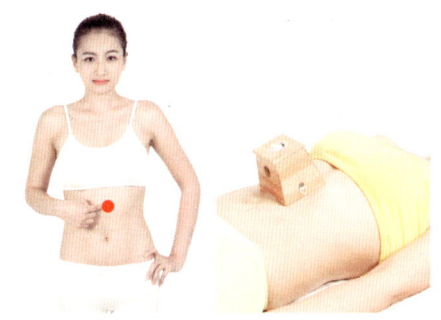

中脘

定位 中脘位于上腹部，前正中线上，当脐上4寸。

艾灸 用艾条温和灸灸治中脘穴5～10分钟，1天1次。

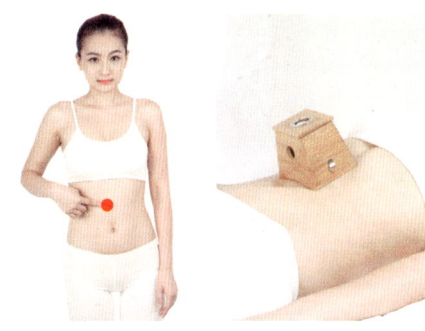

梁门

定位 梁门位于脐中上4寸，任脉旁开2寸。

艾灸 用艾条温和灸灸治梁门穴5～10分钟，1天1次。

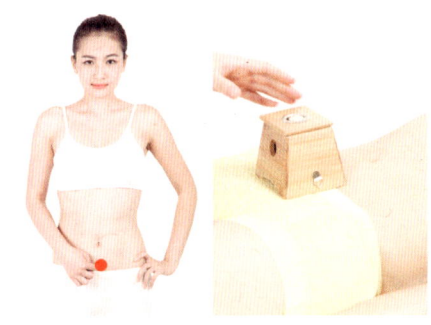

关元

定位 关元位于脐下3寸处。

艾灸 用艾条温和灸灸治关元穴5～10分钟，1天1次。

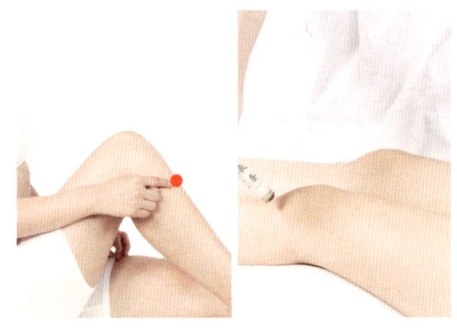

足三里

定位 足三里位于外膝眼下3寸，距胫骨外侧约1横指处。

艾灸 用艾条温和灸灸治足三里5～10分钟，1天1次。

> 小贴士：艾灸时注意艾条不要离穴位太近，皮肤能感到温热即可。

肠易激综合征

肠易激综合征是临床上最常见的一种肠道功能性疾病。肠易激综合征的特征是肠道壁无器质性病变，但整个肠道对刺激的生理反应有过度或反常现象，表现为腹痛、腹泻或便秘或腹泻与便秘交替，有时粪中带有大量黏液。

饮食原则

1. 饮食定量，少食多餐，不过饥过饱，不暴饮暴食。限制食物中的纤维素的含量，如粗质的粮食、蔬菜和水果，如芹菜、韭菜、豆芽等。

2. 忌食油腻、辛辣、冰冻、生冷食物，如肥肉、油炸食品、奶油、黄油、辣椒、芥末、冰镇饮料、生冷瓜果等。

3. 对疑似不耐受的食物，如虾、蟹、牛奶、花生等尽量不要食用。

4. 腹泻患者应食少渣、易消化、低脂肪、高蛋白食物。

5. 多食含维生素丰富的食品。B族维生素可促进肠壁收缩，加强吸收，维生素C可促进铁的吸收，所以应多食用橘子汁、柠檬汁、西红柿汁、鱼肝油等。

6. 严重腹泻者，应该静脉补液，也可尽量口服液体，如茶、无脂的汤类或烤面包等。

其他调理要点

①戒烟戒酒，烟酒会刺激肠道，加重腹泻、便秘、失眠等症状。

②劳逸结合，适当参加文体活动，积极锻炼身体，增强体质，预防疾病。

③解除紧张情绪、保持乐观态度。

④便秘者尽量避免使用各种泻药。腹部安放热水袋、按摩、日光浴和温水浴等理疗都有一定的作用。

> 饮食疗法

🍴 竹笋炒鸡丝

原料 竹笋 170 克，鸡胸肉 230 克，彩椒 35 克，姜末、蒜末各少许

调料 盐、鸡粉各 3 克，料酒 3 毫升，水淀粉、食用油各适量

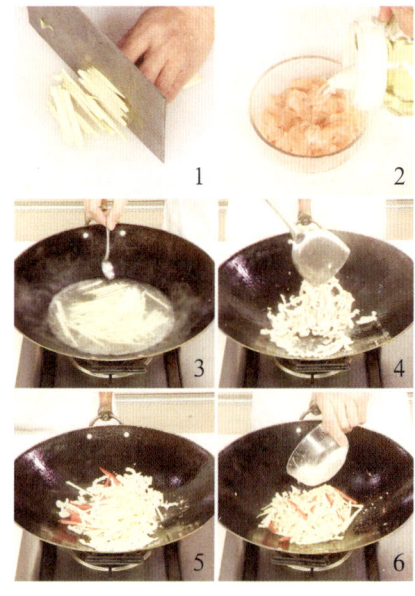

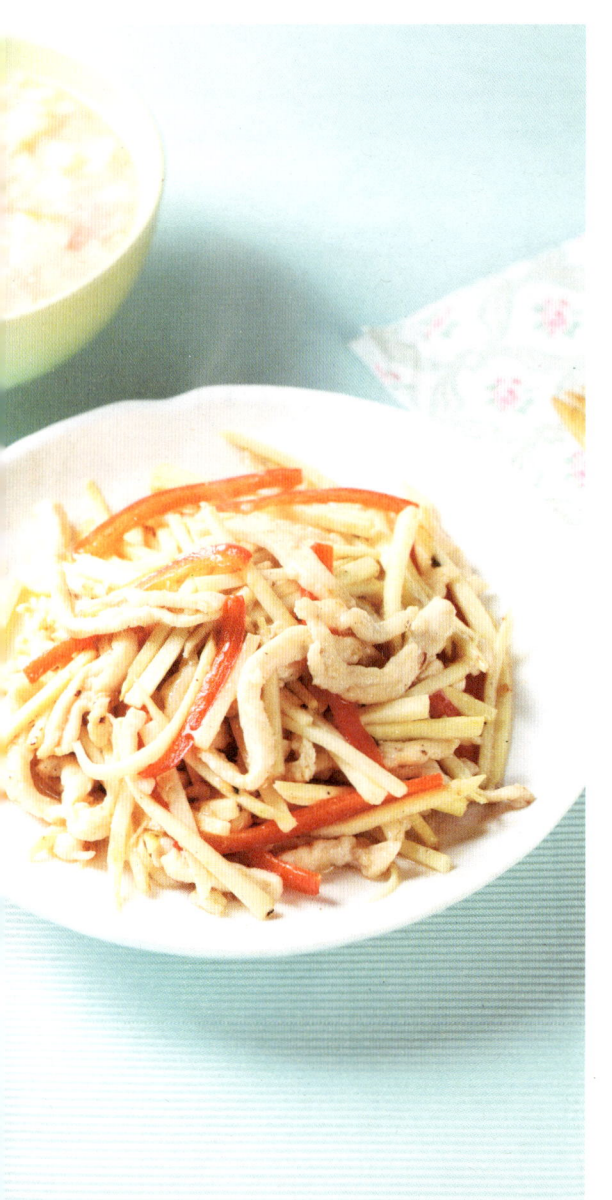

做法

1. 竹笋切细丝；彩椒去蒂，切粗丝；鸡胸肉切细丝。
2. 鸡肉丝装入碗中，加入 1 克盐、1 克鸡粉、水淀粉、食用油，拌匀，腌渍约 10 分钟。
3. 锅中注入清水烧开，加入竹笋丝、1 克盐、1 克鸡粉，拌匀，焯约半分钟，捞出焯好的竹笋。
4. 热锅注油，倒入姜末、蒜末，爆香，倒入鸡胸肉，炒匀。
5. 淋入料酒炒香，倒入彩椒丝、竹笋丝，炒匀。
6. 加入 1 克盐、鸡粉，炒匀调味，倒入水淀粉勾芡，炒至食材入味，盛出炒好的菜肴即可。

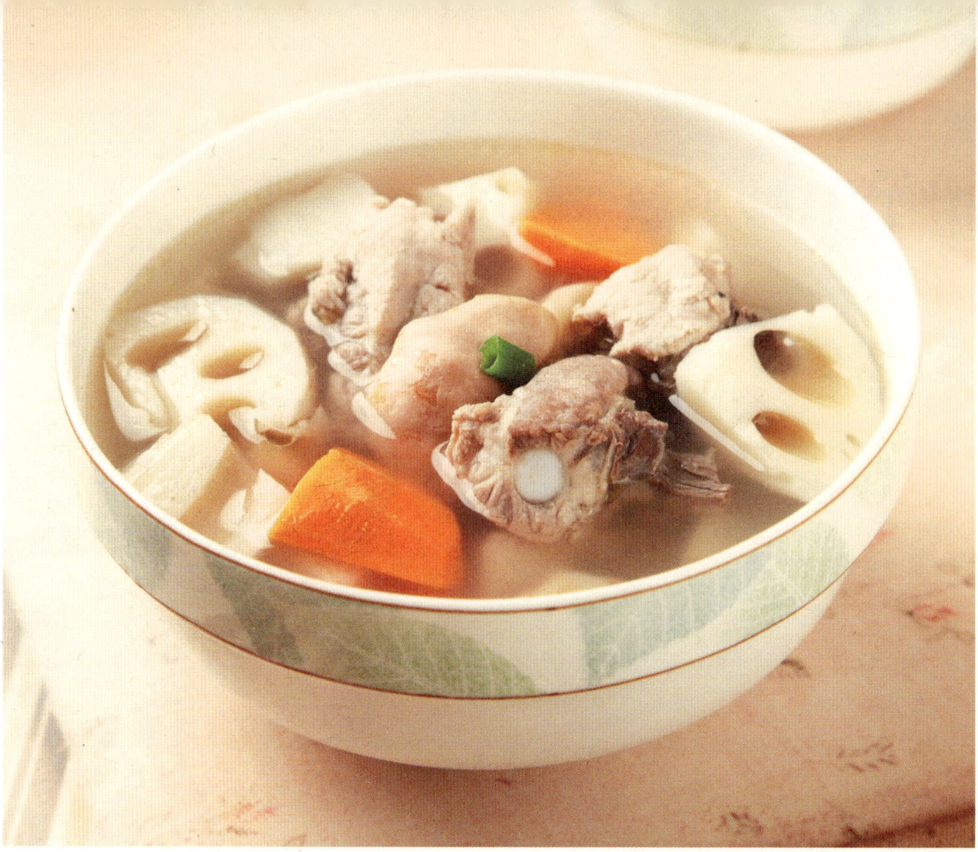

莲藕菱角排骨汤

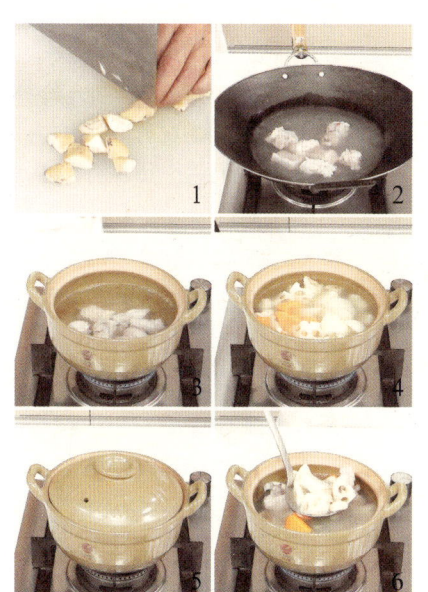

原料 排骨300克,莲藕150克,菱角30克,胡萝卜80克,姜片少许

调料 盐2克,鸡粉3克,胡椒粉、料酒各适量

做法

1. 菱角对半切开;胡萝卜切滚刀块;莲藕切滚刀块。
2. 锅中注水烧开,倒入排骨块、料酒,略煮一会儿,余去血水,捞出。
3. 砂锅中注入清水烧开,放入排骨、料酒,拌匀,煮15分钟。
4. 倒入莲藕、胡萝卜、菱角,用小火煮5分钟。
5. 放入姜片,续煮至食材熟透,加入盐、鸡粉、胡椒粉,拌匀即可。

饮食疗法

🍴 红豆腰果燕麦粥

原料 水发红豆90克，燕麦85克，腰果40克
调料 冰糖20克，食用油适量

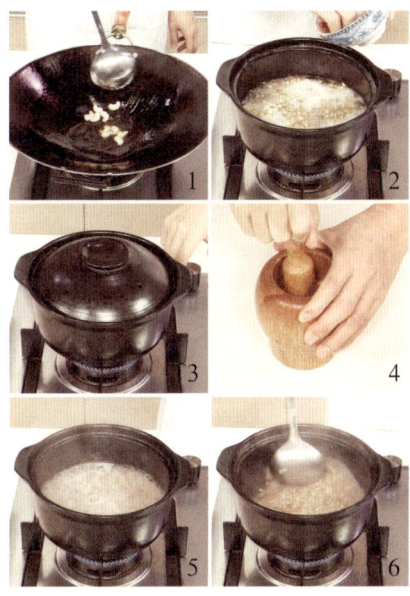

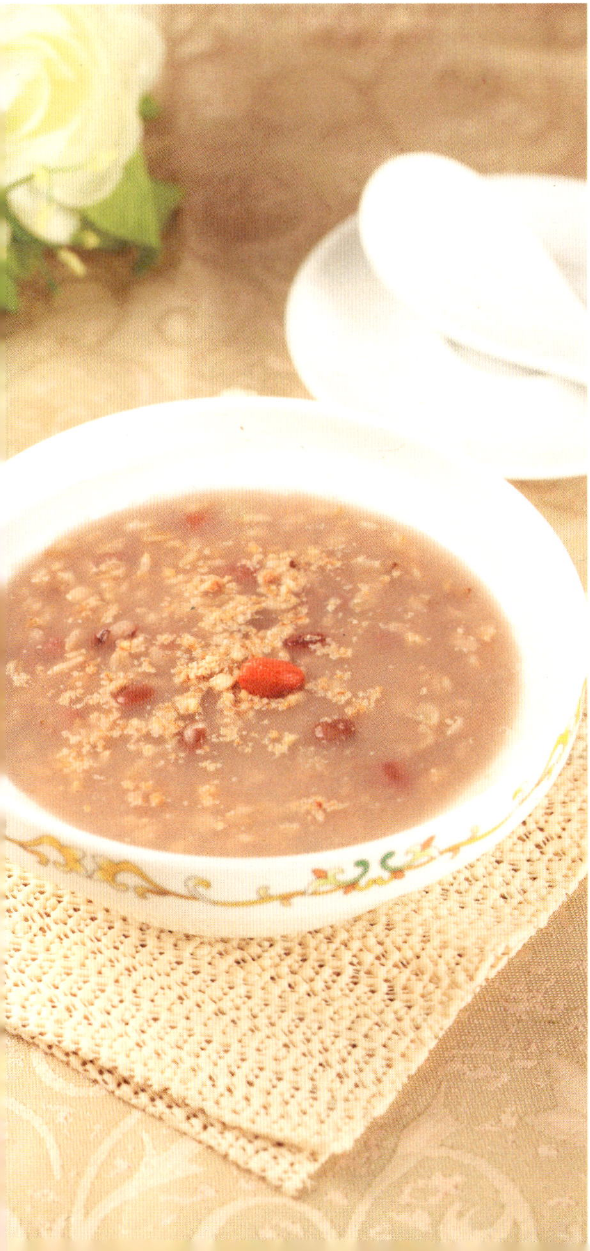

做法

1. 热锅注油，烧至四成热，倒入腰果，炸至金黄色捞出，沥干油。
2. 砂锅中注入清水烧开，倒入洗净的燕麦、红豆，搅匀。
3. 盖上盖，烧开后用小火煮40分钟，至食材熟透。
4. 将腰果倒入杵臼中，捣碎成末，把腰果末倒出，装入盘中。
5. 揭开锅盖，倒入冰糖，搅拌均匀，煮至冰糖溶化。
6. 关火后盛出煮好的粥，装入碗中，撒上腰果末即可。

按摩疗法

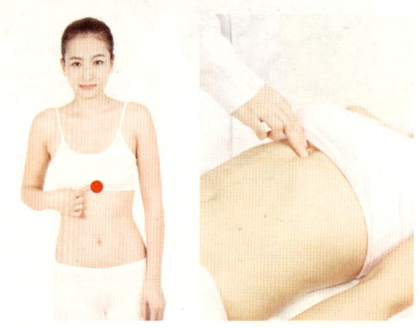

鸠尾

定位 鸠尾位于上腹部，前正中线上，当胸剑结合部下 1 寸。

按摩 用中指指尖顺时针揉按鸠尾穴 2～3 分钟。

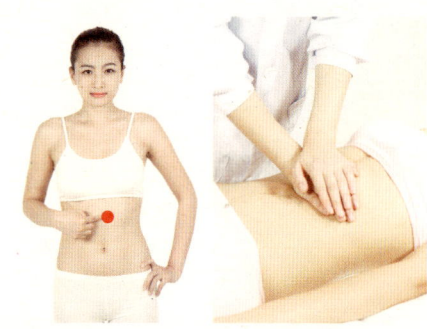

中脘

定位 中脘位于上腹部，前正中线上，当脐上 4 寸。

按摩 用手掌抚摸腹部的中脘穴，感到舒畅后，手掌缓慢地加力，抚摸 20 分钟。

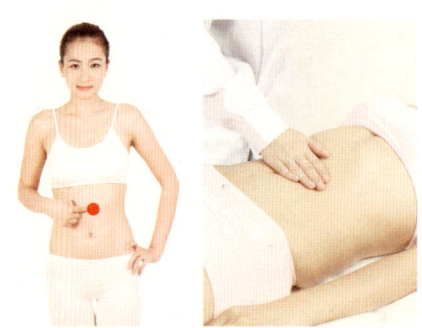

建里

定位 建里位于上腹部，前正中线上，当脐上 3 寸。

按摩 用手掌抚摸腹部的建里穴，感到舒畅后，手掌缓慢地加力，抚摸 20 分钟。

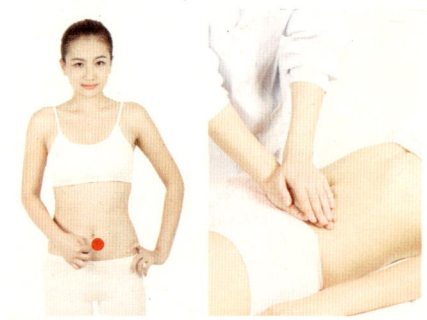

气海

定位 气海位于下腹部，前正中线上，当脐下 1.5 寸。

按摩 用手掌抚摸腹部的气海穴，感到舒畅后，手掌缓慢地加力，抚摸 20 分钟。

> 小贴士：按摩时要心平气和，全身也不要紧张，要求做到身心都放松。

艾灸疗法

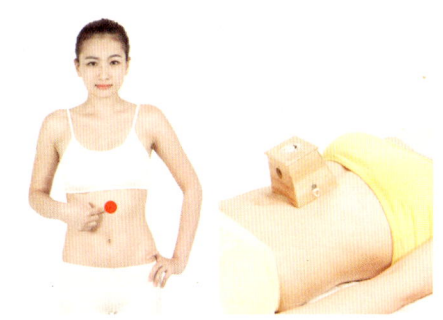

中脘

定位 中脘位于上腹部，前正中线上，当脐上4寸。

艾灸 找到中脘穴，将燃着的艾灸盒放于中脘穴上，灸治10～15分钟。

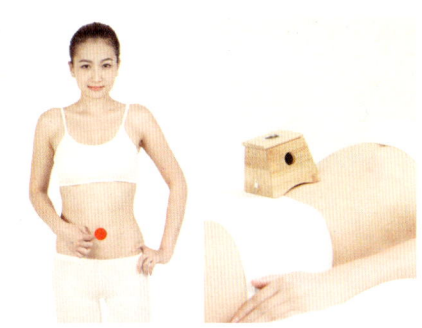

神阙

定位 神阙位于脐窝正中；即肚脐。

艾灸 找到神阙穴，将燃着的艾灸盒放于神阙穴上，灸治10～15分钟，以局部皮肤出现深红晕湿润为度。

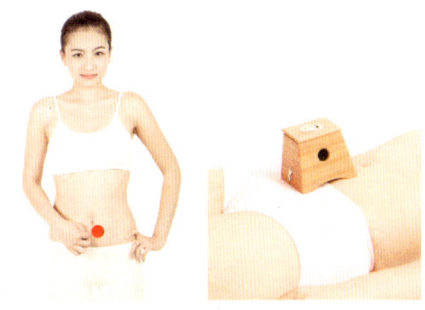

气海

定位 气海位于下腹部正中线上，当脐下1.5寸处。

艾灸 找到气海穴，将燃着的艾灸盒放于气海穴上，灸治10～15分钟。

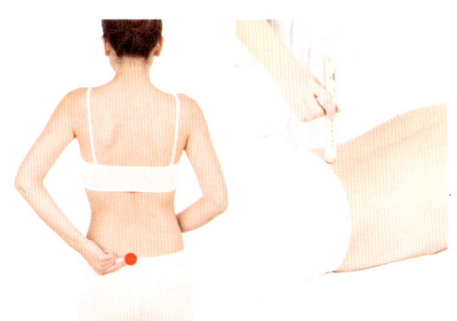

小肠俞

定位 小肠俞位于人体的骶部，当骶正中嵴旁1.5寸，平第一骶后孔。

艾灸 用艾条温和灸灸小肠俞穴5～20分钟，1天1次。

小贴士：根据患者皮肤的耐热能力调整艾条与皮肤之间的距离，避免烫伤。

胃肠型感冒

胃肠型感冒是感冒的一种，表现为胃肠道的不适。其发生原因主要是病毒菌的感染和饮食过敏，细菌和病毒在喉部定植发炎后，会顺着唾液进入胃肠，引起胃肠的不适。胃肠型感冒的主要症状有胃胀、腹痛、呕吐、腹泻、一天排便多次，身体乏力，严重时还会脱水。

饮食原则

1. 多喝水，最好是温热的白开水或淡盐水，尽量少喝或者不喝饮料。由于患者会多次腹泻，体内会丢失较多的水分和电解质，因此要鼓励患者少量多次饮水，最好喝些少油腻带咸味的菜汤。

2. 吃新鲜的蔬菜和水果，最好是有清热解毒功效的，如白菜、西红柿、茭白、胡萝卜、白萝卜、冬瓜、苦瓜、南瓜、黄瓜、芒果、苹果、梨、柠檬、橄榄等。

3. 多吃易于消化的食物，如大米粥、小米粥、面条等。

4. 少吃油腻和辛辣刺激的食物，如肥肉、油炸食品、辣椒、花椒、大蒜、芥末、生姜等。

5. 患病期间尽量少吃，让肠胃得到休息，不要暴饮暴食。

其他调理要点

①戒烟戒酒，烟和酒容易刺激胃肠道，加重感冒症状。

②注意卫生，勤洗手，防止病从口入。

③做好防护工作，室内保持空气流通，少去人多拥挤的公共场所，避免传染。

④如体温超过38.5℃以上，应尽快到医院治疗，尽量减少口服各种消炎、退热药物。

饮食疗法

🍴 小白菜香菇肉片

原料 小白菜150克，鲜香菇60克，瘦肉100克，竹笋80克，银杏20克，姜片、葱段各少许

调料 鸡粉、盐各4克，料酒8毫升，生抽、水淀粉各4毫升，生粉5克，食用油适量

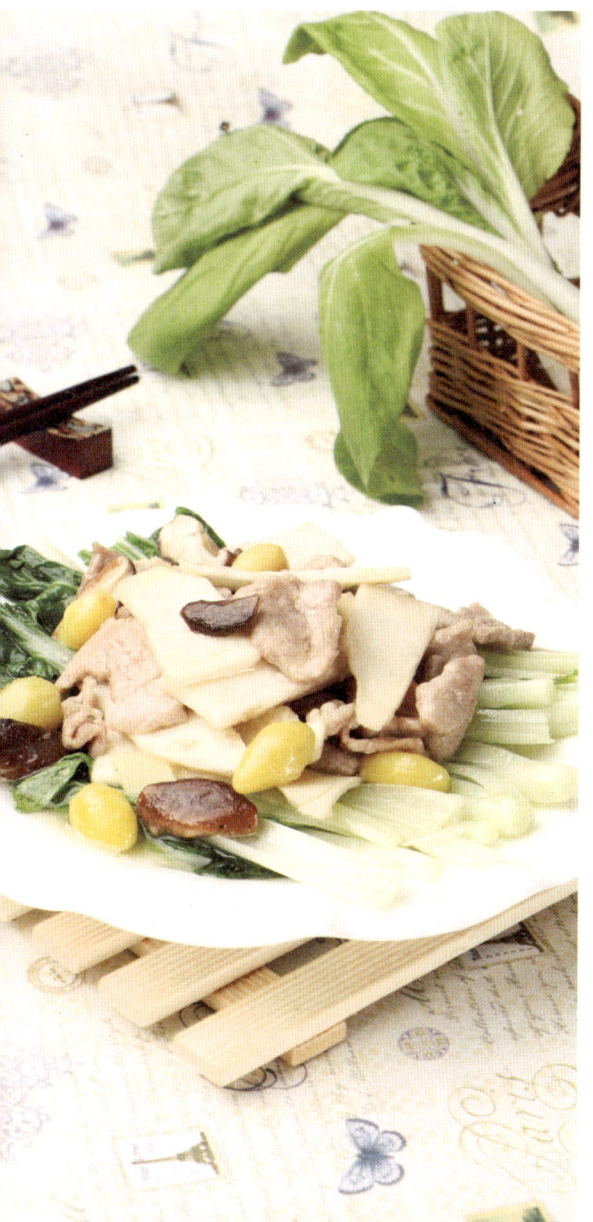

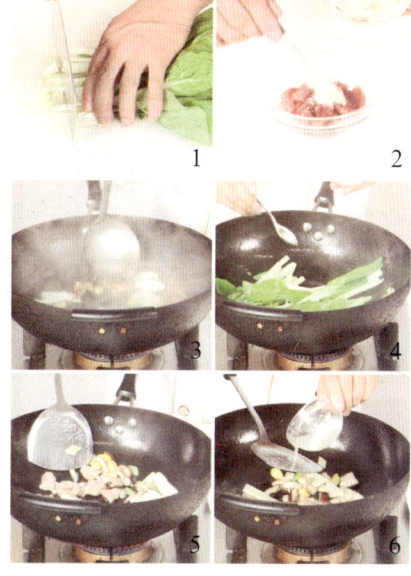

做法

1. 小白菜切去根部；香菇去蒂切成片；竹笋切成片。
2. 瘦肉切成片，加1克盐、1克鸡粉、生粉、食用油，拌匀，腌渍10分钟。
3. 锅中注水烧开，放入1克盐、银杏、香菇、竹笋，搅匀，煮约1分钟，将食材捞出，沥干水分。
4. 热锅注油烧热，倒入小白菜，炒软，放入1克盐、1克鸡粉，炒至入味，将炒好的小白菜盛出装入盘中。
5. 用油起锅，倒入姜片、葱段，爆香，倒入肉片，翻炒至转色，倒入余过的食材，翻炒均匀。
6. 放入2克鸡粉、1克盐、料酒、生抽，翻炒调味，淋入水淀粉，翻炒收汁，将炒好的菜盛出装入装有小白菜的盘中即可。

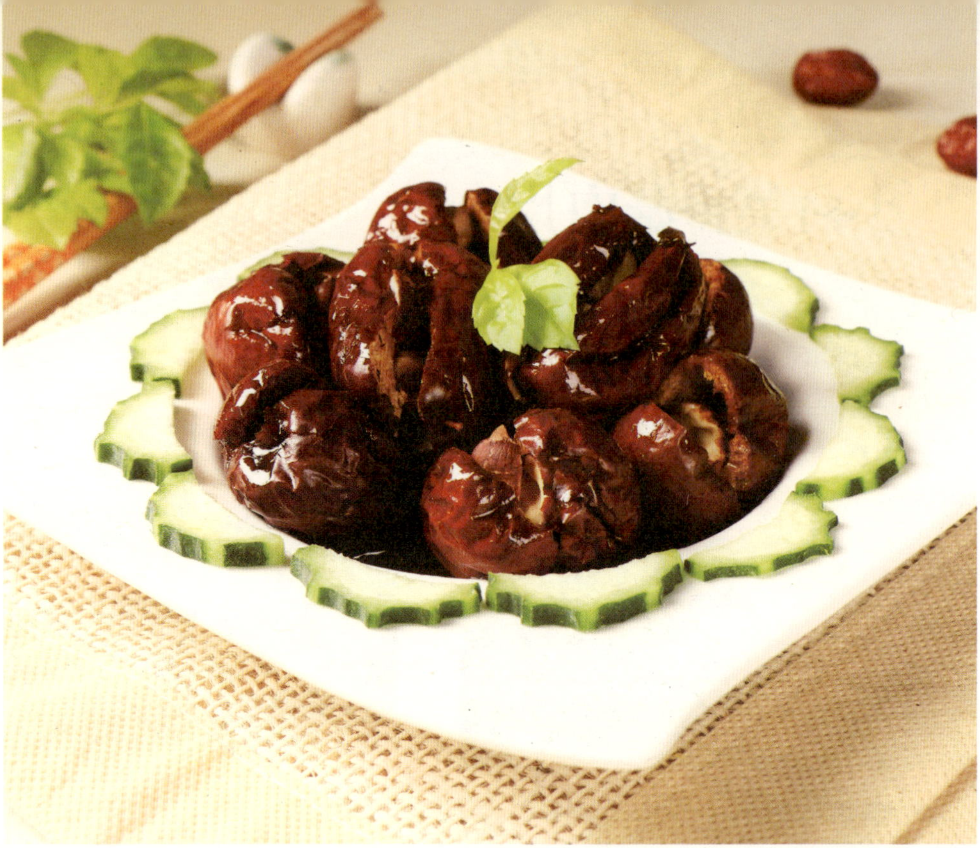

蒸红袍莲子

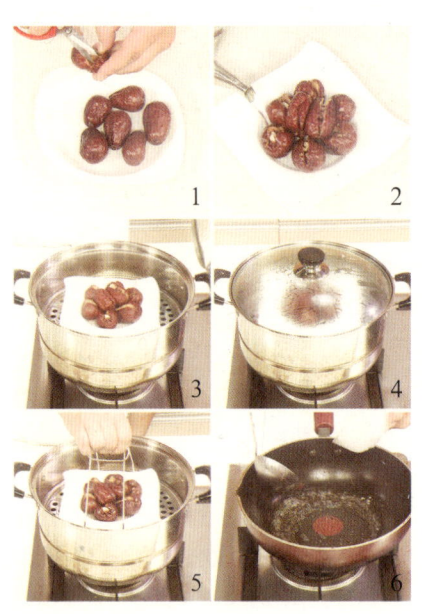

原料 水发红莲子 80 克，大枣 150 克

调料 白糖 3 克，水淀粉 5 毫升，食用油适量

做法

1. 大枣用剪刀剪开，去除枣核。
2. 将泡发好的莲子放入大枣中，装入盘中，再注入少量温开水。
3. 蒸锅上火烧开，放上大枣。
4. 盖上锅盖，中火蒸 30 分钟至熟软。
5. 掀开锅盖，取出大枣。
6. 将剩余的汁液倒入锅中，烧热，加入白糖、食用油、水淀粉，调成糖汁，将糖汁浇在大枣上即可。

饮食疗法

风味蒸莲子

原料 水发莲子 250 克，桂花 15 克
调料 白糖 3 克，水淀粉适量

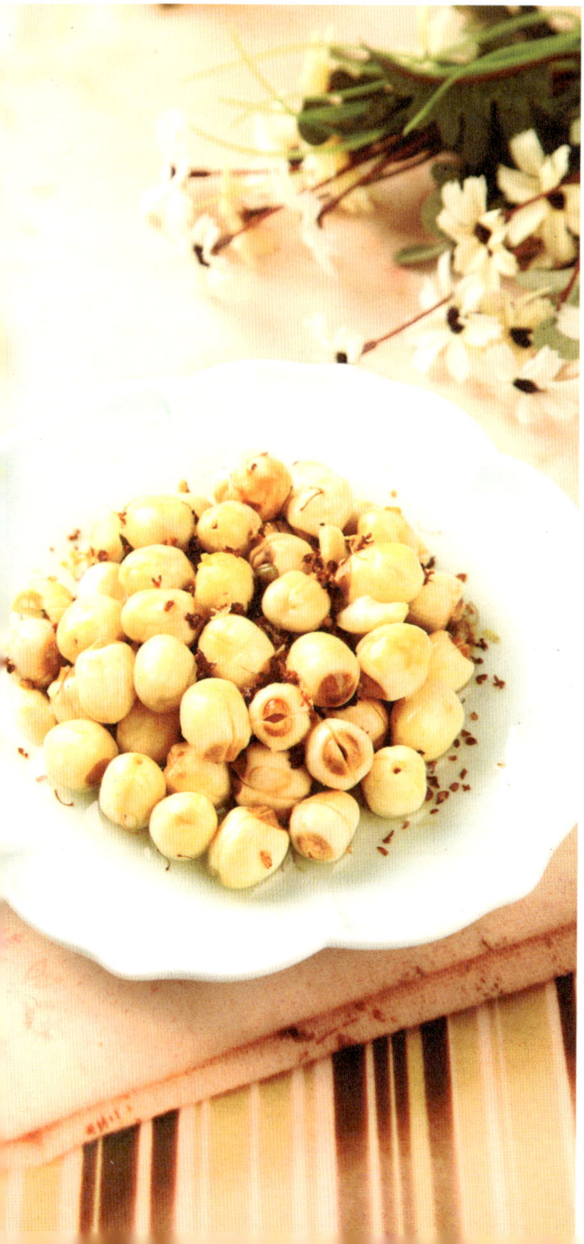

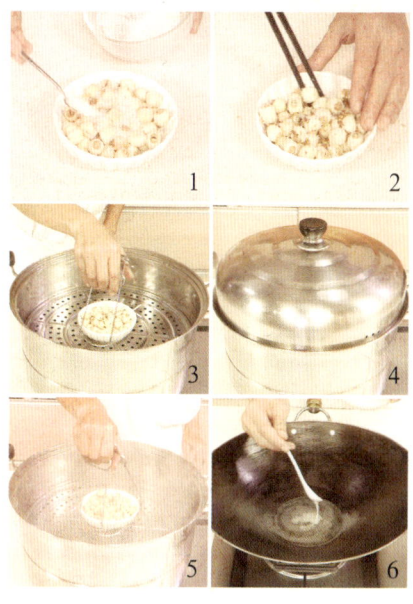

做法

1. 备一个碗，倒入泡好的莲子，加入白糖。
2. 放入桂花，充分拌匀食材，待用。
3. 蒸锅中注入适量清水烧开，放入备好食材的碗。
4. 加上盖，用大火蒸 40 分钟至食材熟透。
5. 揭盖，取出蒸好的莲子，将碗倒扣在盘子上，倒出汁液，把碗揭开。
6. 另起锅，加入汁液、清水、白糖，拌至溶化，加入水淀粉，拌至汁液呈稠状，盛出汁液浇在蒸好的莲子上即可。

> 按摩疗法

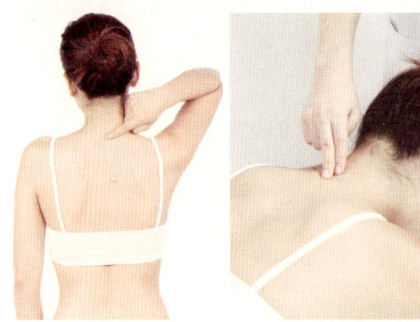

大椎

(定位) 大椎位于后正中线上,第七颈椎棘突下。

(按摩) 将食指中指并拢,两指指腹揉按大椎穴100~200次。

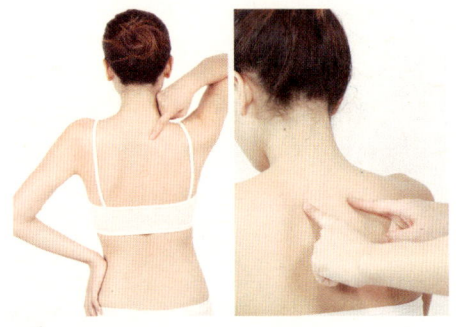

风门

(定位) 风门位于第二胸椎棘突下,旁开1.5寸。

(按摩) 用食指按揉两侧风门穴各100~200次。

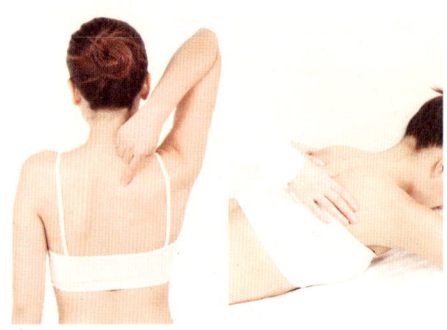

肺俞

(定位) 肺俞位于第三胸椎棘突下,旁开1.5寸。

(按摩) 用大拇指按揉两侧肺俞穴各100~200次。

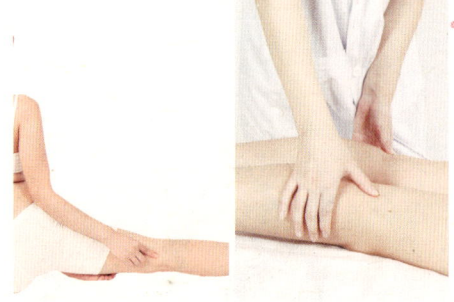

委中

(定位) 委中位于腿窝横纹中两筋之间。

(按摩) 用大拇指按揉两侧委中穴各100~200次。

> 小贴士:按摩时除思想应集中外,尤其要心平气和,全身也不要紧张。

艾灸疗法

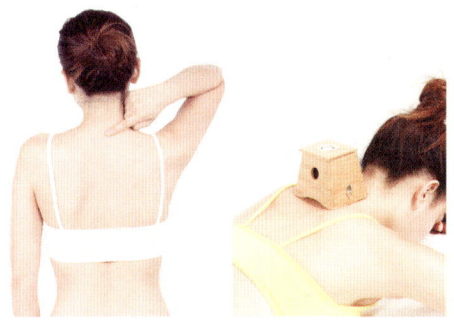

大椎

定位 大椎位于颈部，后正中线上，第七颈椎棘突下凹陷中。

艾灸 用艾灸盒温和灸灸治大椎穴10～15分钟，1天1次。

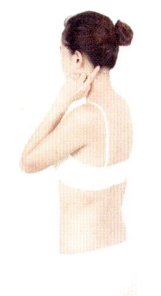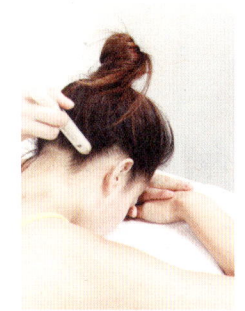

风池

定位 风池位于项部，当枕骨之下，胸锁乳突肌与斜方肌上端之间的凹陷处。

艾灸 用艾条温和灸灸治风池穴5～10分钟，1天1次。

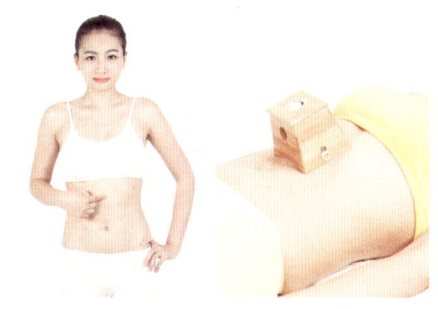

中脘

定位 中脘位于人体上腹部，前正中线上，当脐上4寸。

艾灸 用艾灸盒温和灸灸治中脘穴5～10分钟，1天1次。

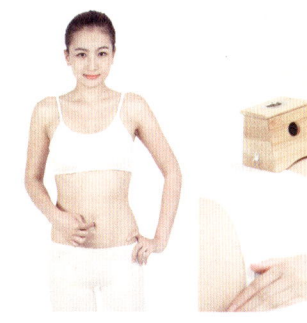

神阙

定位 神阙位于腹中部，脐中央。

艾灸 用艾灸盒温和灸灸治神阙穴5～10分钟，1天1次。

> 小贴士：饭后不可以马上艾灸，饭后1小时后才可以灸，因为过饱不可以艾灸。

阑尾炎

阑尾炎是指阑尾由于多种因素而形成的炎性改变，有急性阑尾炎和慢性阑尾炎。急性阑尾炎的原因主要有阑尾管腔阻塞和细菌入侵；慢性阑尾炎多数是由急性阑尾炎转变而来。急性阑尾炎早期诊治可在短期内康复。

饮食原则

1. 饮食宜清淡，忌食过于肥腻、辛辣刺激的食物，如肥肉、奶油、黄油、辣椒、芥末、姜、蒜、烈酒、浓咖啡、浓茶等。温热性质的动物肉如牛肉、羊肉也要少吃。

2. 多食富含纤维的食物，如芹菜、白菜、莴笋、红薯、紫薯、南瓜等，以使大便保持畅通。

3. 多吃具有清热解毒利湿作用的食物，如绿豆、豆芽、苦瓜、白菜、西红柿、茭白、胡萝卜、白萝卜、冬瓜、南瓜、黄瓜、芒果、苹果、梨、柠檬、橄榄等。

4. 饮食要有规律，不要暴饮暴食，不要过度贪凉，尤其不宜过饮冰啤酒及其他冷饮。

其他调理要点

①饭后切忌快走或跑及其他剧烈运动。

②如果患者有慢性阑尾炎病史，更应注意避免复发，平时要保持大便通畅，以降低阑尾炎发病率。

③戒烟戒酒，烟酒的刺激容易刺激胃肠道，加重阑尾炎症状。

④注意休息，劳逸结合，有助于病情康复。

饮食疗法

🍴 红糖山药粥

原料 大米 80 克，去皮山药 150 克，枸杞 15 克
调料 红糖 30 克

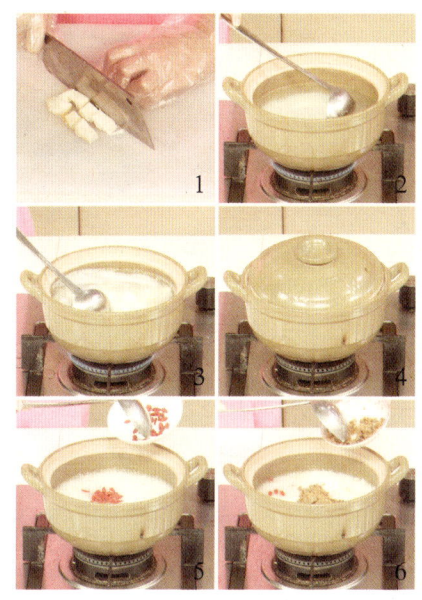

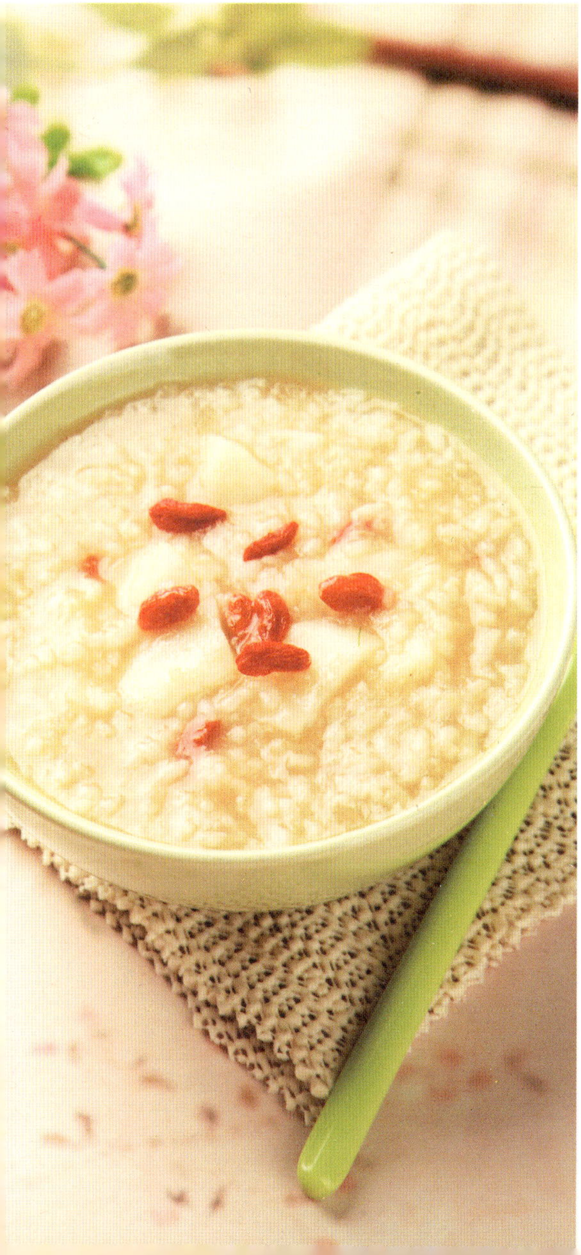

做法

1. 洗净的山药切厚片，切粗条，改切小块。
2. 砂锅中注入适量清水烧开，倒入大米，拌匀。
3. 待锅中再次烧开，加入切好的山药，拌匀。
4. 盖上盖，用大火煮开后转小火续煮 1 小时至食材熟软。
5. 揭盖，放入少许枸杞，拌匀。
6. 加入红糖，拌至溶化，焖 5 分钟至食材入味，搅拌一下，盛出煮好的粥装在碗中，放上枸杞点缀即可。

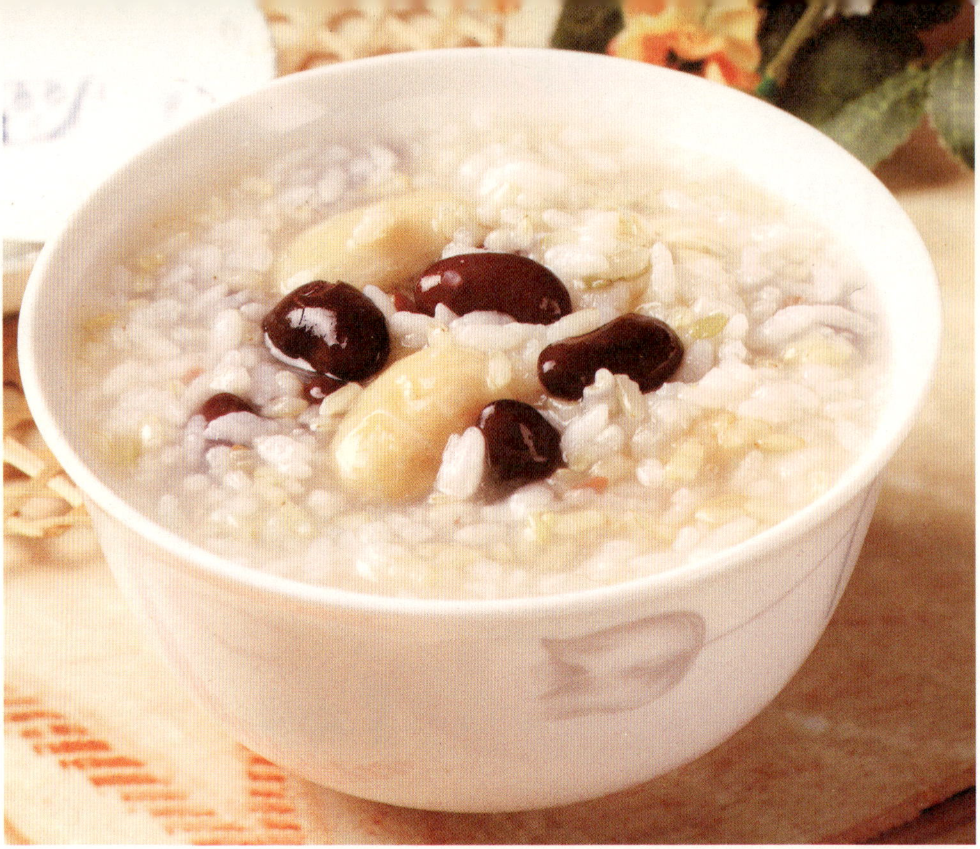

芸豆红腰豆糙米粥

原料 水发大米110克,水发糙米130克,水发芸豆100克,熟红腰豆90克

调料 冰糖40克

做法

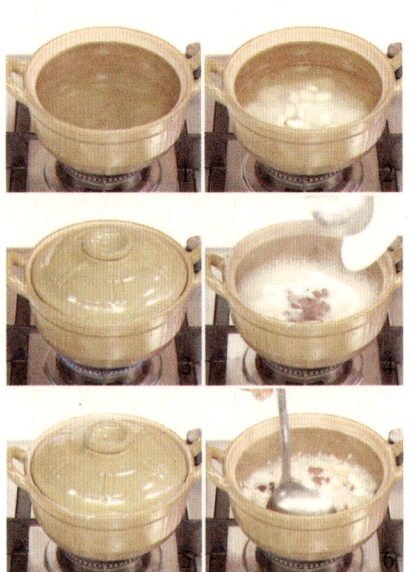

1. 砂锅中注入适量清水大火烧开。
2. 倒入泡发好的糙米、大米、芸豆,搅拌匀。
3. 盖上锅盖,烧开后转小火煮20分钟至食材熟软。
4. 掀开锅盖,倒入红腰豆、冰糖,搅拌片刻。
5. 盖上锅盖,续煮10分钟至入味。
6. 掀开锅盖,搅拌片刻,将煮好的粥装入碗中即可。

饮食疗法

🍴 大枣山药炖猪脚

原料 猪蹄230克，大枣30克，去皮山药80克，姜片少许

调料 冰糖15克，盐、鸡粉各1克，胡椒粉2克，料酒5毫升

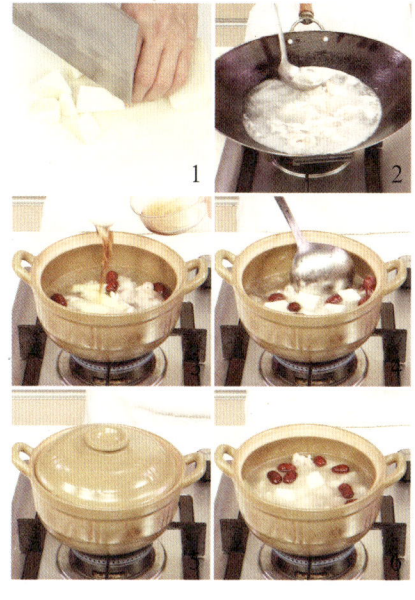

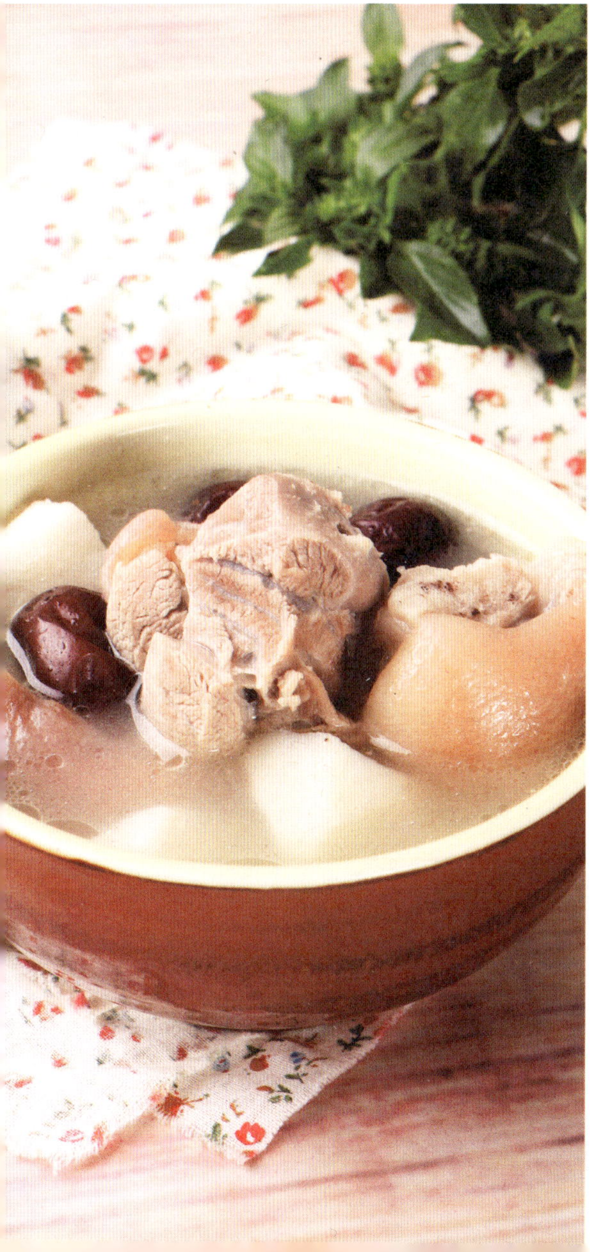

做法

1. 洗好的山药切滚刀块，待用。
2. 沸水锅中倒入猪蹄，淋入料酒，余一会儿至去除血水和脏污，捞出，沥干水分，装盘。
3. 砂锅中倒入余好的猪蹄，放入冰糖，注入清水，煮开。
4. 倒入洗净的大枣，放入姜片，拌匀。
5. 加盖，再次煮开后转小火炖30分钟至食材微软。
6. 倒入山药，搅匀，炖60分钟至食材熟软，加入盐、鸡粉、胡椒粉，搅匀调味，盛出炖好的猪蹄汤，装碗即可。

> 按摩疗法

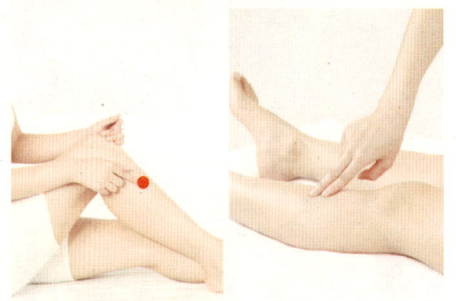 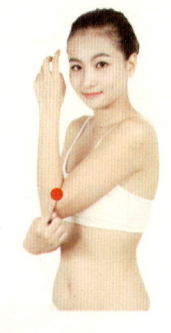 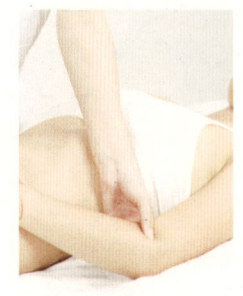

阑尾

定位 阑尾穴位于足三里直下2寸，膝膑以下约5寸，胫骨前嵴外侧1横指处。

按摩 将食指、中指并拢，用两指指腹揉按阑尾穴3~5分钟。

曲池

定位 曲池位于腕横纹上2寸，掌长肌腱与桡侧腕屈肌腱之间。

按摩 用大拇指弹拨曲池穴3~5分钟。

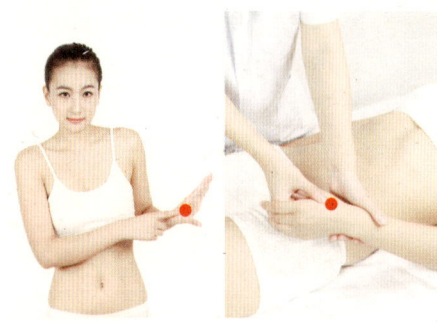 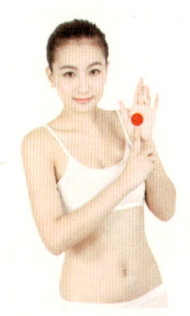 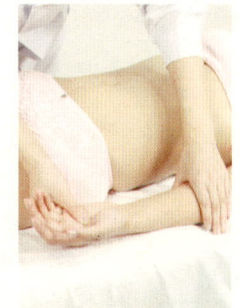

合谷

定位 合谷位于手背第1、2掌骨之间，约第2掌骨中点处。

按摩 用大拇指指尖用力掐揉合谷穴100~200次。

劳宫

定位 位于掌区，横平第三掌指关节近端，第二、三掌骨之间偏于第三掌骨。

按摩 用大拇指揉按劳宫穴100~200次，每天坚持。

> 小贴士：掌握常用穴位的取穴方法和操作手法，以求取穴准确，手法正确。

拔罐疗法

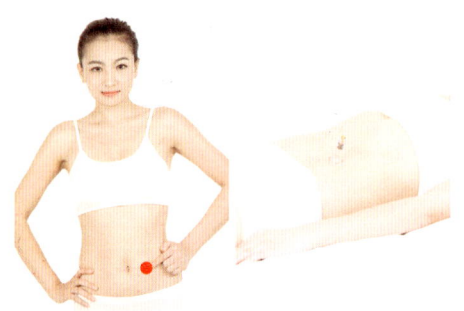

大横

定位 大横位于腹中部，距脐中4寸。

拔罐 清洁穴位，用拔罐器将气罐拔取在大横穴上，每穴留罐15～20分钟后将罐取下。

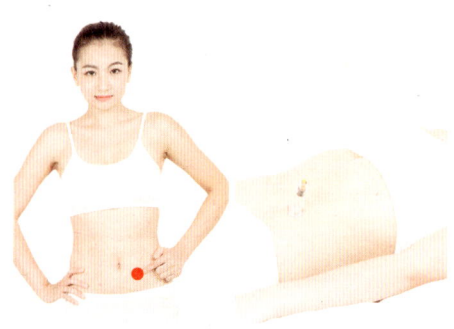

腹结

定位 腹结位于下腹部，大横下1.3寸，距前正中线4寸。

拔罐 清洁穴位，用拔罐器将气罐拔取在腹结穴上，留罐15～20分钟。

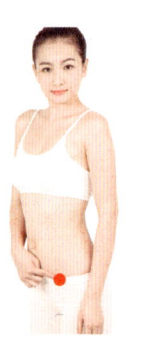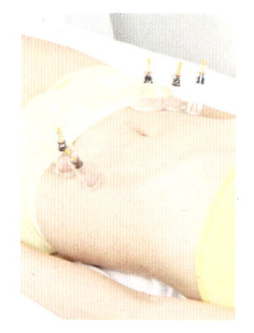

阿是穴

定位 阿是穴无固定名称与位置，以病痛局部或与病痛有关的压痛或缓解点为腧穴。

拔罐 清洁穴位，用拔罐器将气罐拔取在阿是穴上，每穴留罐15～20分钟。

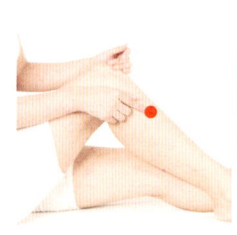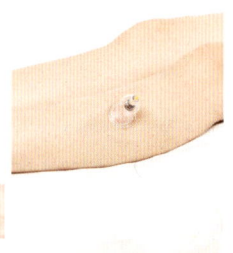

阑尾

定位 阑尾穴位于足三里直下2寸，膝髌以下约5寸，胫骨前嵴外侧1横指处。

拔罐 清洁穴位，用拔罐器将气罐拔取在阑尾穴上，留罐15分钟后，将罐取下。

小贴士：起罐后，皮肤出现水泡、水珠、出血点、瘀血等，均属正常治疗反应。

慢性腹泻

腹泻是指排便次数比平日明显增多,粪质稀薄,每日排粪量超过 200 克,或含有未消化的食物或脓血。慢性腹泻指病程在两个月以上的腹泻或间歇期在 2～4 周的复发性腹泻。因病因不同而伴有腹痛、发热、消瘦、腹部肿块或消化性溃疡等。

饮食原则

1. 不需禁食者,发病初宜给清淡流质饮食,如果汁、米汤、薄面汤等,以咸为主。早期禁用牛奶、蔗糖等易产气的流质饮食。有些患者对牛奶不适应,服牛奶后常加重腹泻,要慎用。
2. 宜吃低脂肪、高蛋白、易于消化的食物,如瘦肉、鸡、虾、鱼、豆制品、挂面、粥、烂饭等,烹调方式宜用蒸、煮、汆、烩、烧等,禁用油炸、爆炒。
3. 注意补充水分,脱水严重时要补充淡盐水。
4. 可以适当食用一些健脾止泻的食物,如薏米、山药、大枣、栗子、芡实等。
5. 忌食生冷、油腻、辛辣刺激、不易消化的坚硬食物,如生冷瓜果、肥肉、油酥点心、辣椒、烈酒、芥末、火腿、香肠、腌肉等。
6. 忌食含有粗纤维多的食物,如芹菜、韭菜、榨菜等。

其他调理要点

①注意保暖,重点保护腰部和腹部,避免受寒。

②在精神情绪方面,要保持乐观、积极向上的精神状态,避免过度忧思恼怒。

③要做到起居有常,劳逸结合。尽量不要熬夜,戒除吸烟、饮酒等不良生活习惯。

④适当参加体育锻炼,如打太极拳、慢跑等,增强肠道功能,减少腹泻的发生。

饮食疗法

🍴 拔丝苹果

原料 去皮苹果 2 个，高筋面粉 90 克，泡打粉 60 克，熟白芝麻 20 克

调料 白糖 40 克，食用油适量

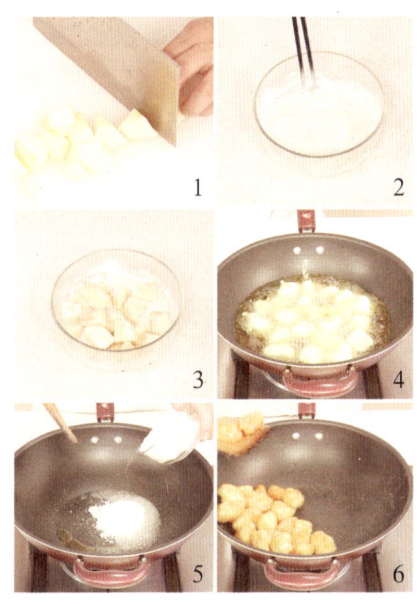

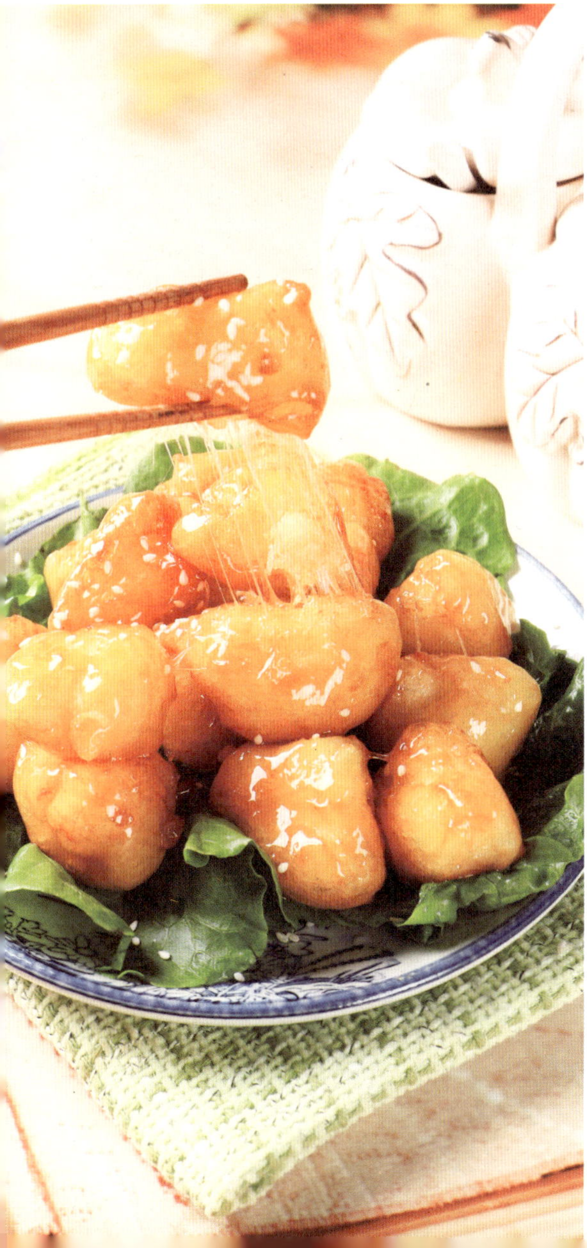

做法

1. 洗净的苹果切开，去子，切块。
2. 取一碗，倒入部分高筋面粉、泡打粉，注入清水，用筷子搅拌均匀，制成面糊。
3. 取一盘，放入苹果块，撒上剩余的高筋面粉，混合均匀，将苹果块倒入面糊中，用筷子搅拌均匀，使其充分混合。
4. 热锅注油，烧至五成热，放入苹果块，油炸约 3 分钟至金黄色，捞出炸好的苹果块，沥干油，装盘待用。
5. 锅底留油，加入白糖，边搅拌边煮约 2 分钟至白糖熔化。
6. 倒入苹果块，炒匀，盛出炒好的苹果，装入盘中，撒上熟白芝麻即可。

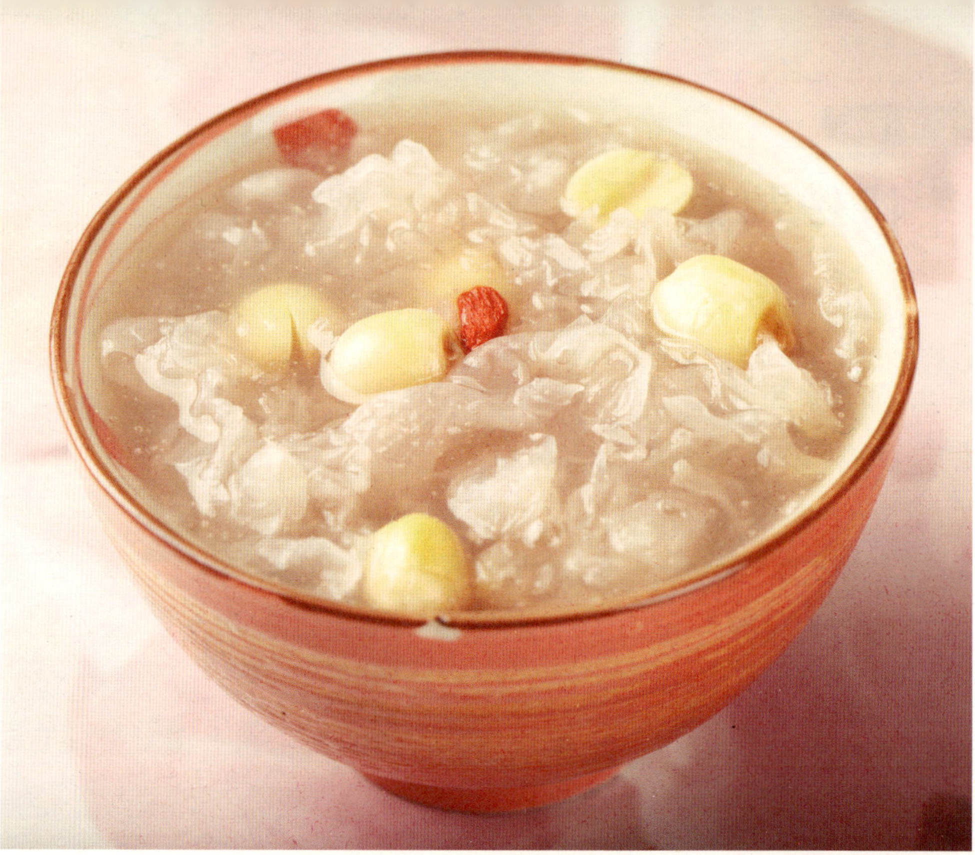

石榴银耳莲子羹

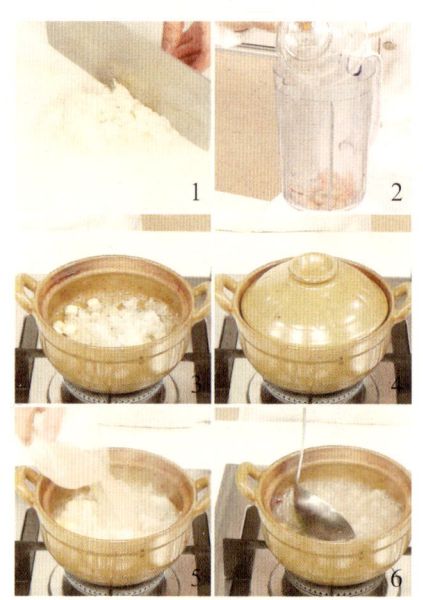

原料 石榴果肉 120 克，水发银耳 150 克，水发莲子 80 克

调料 白糖 5 克，水淀粉 10 毫升

做法

1. 将泡发洗好的银耳切成小块，备用。
2. 取榨汁机，选择搅拌刀座组合，倒入石榴果肉、矿泉水，榨取石榴汁，滤出。
3. 砂锅中注入适量清水烧开，放入洗好的莲子，加入切好的银耳。
4. 盖上盖，烧开后用小火炖至食材熟软。
5. 揭开盖，倒入石榴汁，搅拌匀，煮至沸。
6. 加入白糖，拌匀，煮至白糖溶化，淋入水淀粉，拌匀，盛出煮好的甜汤即可。

> 饮食疗法

🍴 山楂麦芽猪腱汤

原料 猪腱肉 125 克,麦芽 12 克,陈皮 10 克,山楂干 25 克

调料 盐 2 克,鸡粉少许,料酒 6 毫升

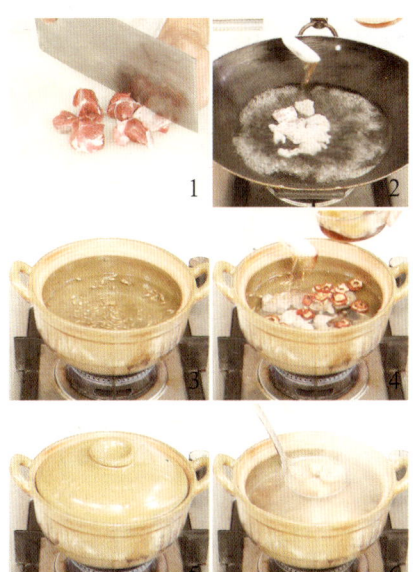

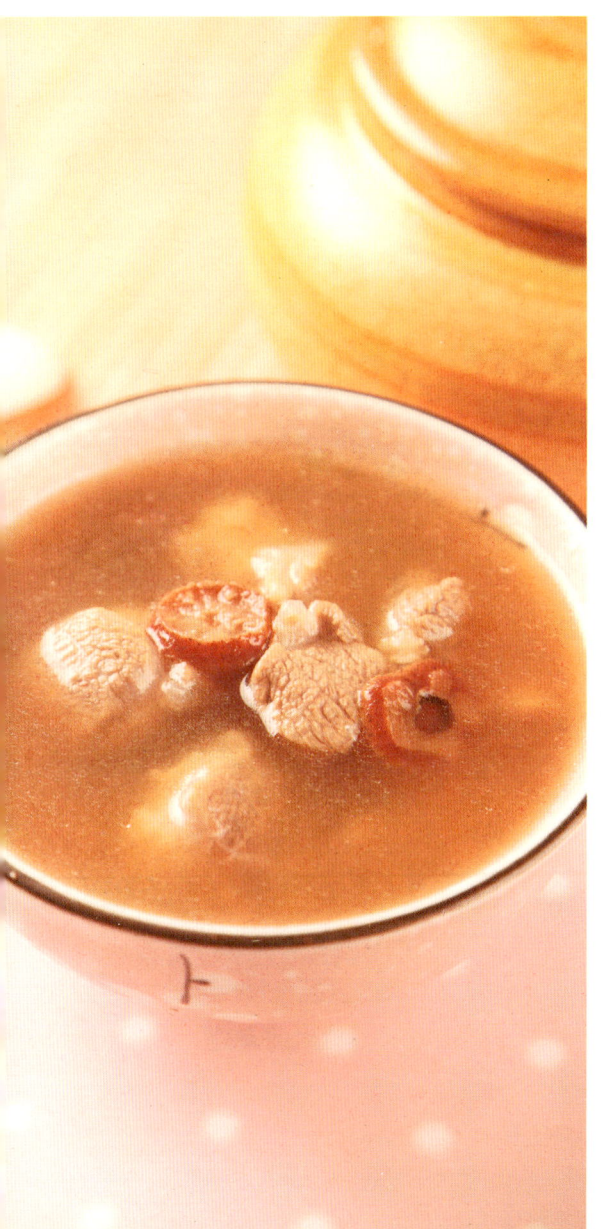

做法

1. 将洗净的猪腱肉切开,改切成小块。
2. 锅中注水烧开,倒入猪腱肉,淋入 3 毫升料酒,拌匀,煮约 2 分钟,去除血渍,捞出,沥干水分。
3. 砂锅中注入适量清水烧开,放入洗净的麦芽。
4. 倒入余好的猪腱肉,撒上备好的山楂干、陈皮,淋入 3 毫升料酒。
5. 盖上盖,烧开后改小火煲煮约 60 分钟,至食材熟透。
6. 揭盖,加入盐、鸡粉,拌匀,煮一小会儿,盛出煮好的猪腱汤,装在碗中即成。

拔罐疗法

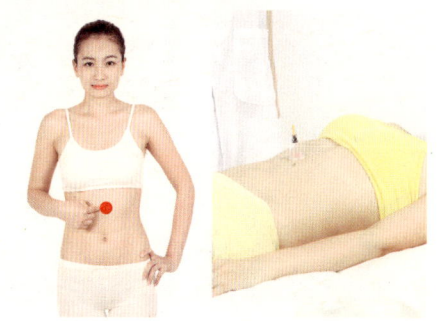

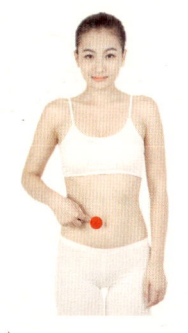
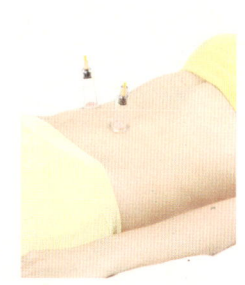

中脘

(定位) 中脘位于上腹部，前正中线上，当脐上4寸。

(拔罐) 清洁穴位，将气罐拔扣在中脘穴上，留罐10～15分钟后将罐取下。

天枢

(定位) 天枢位于腹中部，平脐中，距脐中2寸。

(拔罐) 清洁穴位，用拔罐器将气罐拔取在天枢穴上，留罐10～15分钟。

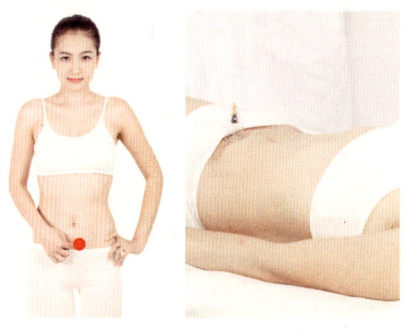

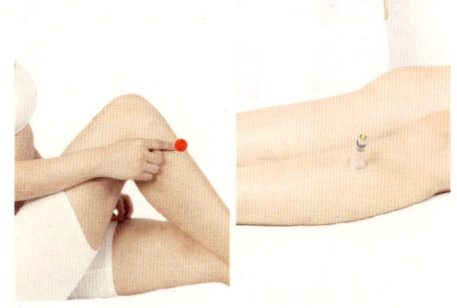

关元

(定位) 关元位于下腹部，前正中线上，当脐下3寸。

(拔罐) 清洁穴位，用拔罐器将气罐拔取在关元穴上，留罐10～15分钟。

足三里

(定位) 足三里位于外膝眼下3寸，距胫骨外侧约1横指处。

(拔罐) 清洁穴位，用拔罐器将气罐拔取在足三里上，留罐15分钟。

> 小贴士：肌肉丰厚的部位拔罐时间可略长；肌肉薄的部位时间宜短。

艾灸疗法

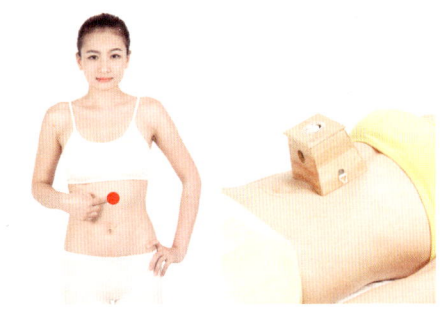

中脘

定位 中脘位于上腹部，前正中线上，当脐中上4寸。

艾灸 用艾灸盒温和灸灸治中脘穴5~10分钟，1天1次。

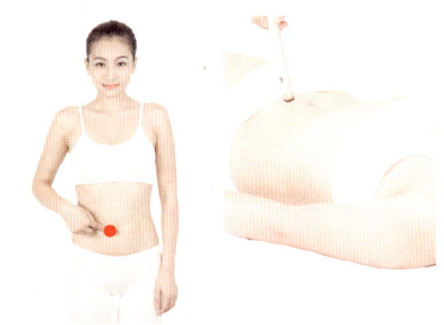

天枢

定位 天枢位于腹中部，平脐中，距脐中2寸。

艾灸 用艾条回旋灸灸治天枢穴10分钟，1天1次。

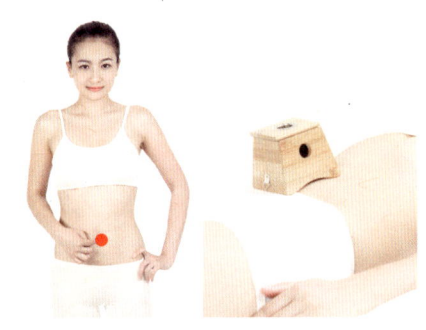

神阙

定位 神阙位于脐窝正中，即肚脐。

艾灸 用艾灸盒温和灸灸治神阙穴5~10分钟，1天1次。

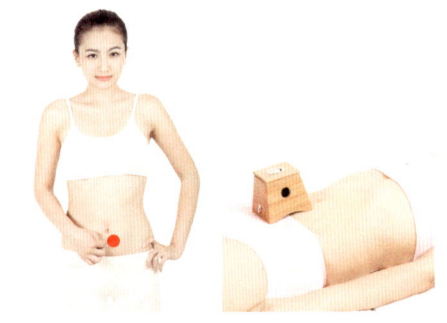

气海

定位 气海位于下腹部正中线上，当脐下1.5寸处。

艾灸 用艾条雀啄灸灸治气海穴5~10分钟，1天1次。

小贴士：艾灸完，如果出现疲劳乏力精神不济，属正常现象。

细菌性痢疾

细菌性痢疾是由痢疾杆菌引起的常见急性肠道传染病,以结肠化脓性炎症为主要病变。细菌性痢疾的主要症状有全身中毒症状和消化道症状,如发冷、发热、腹痛、腹泻、恶心、呕吐、里急后重、排黏液脓血样大便、便次频繁甚至失禁等。

饮食原则

1. 忌食肉类浓汁和动物内脏。因为肉类浓汁和动物内脏中含有大量的含氮浸出物,如嘌呤碱和氨基酸等,加重消化道负担。
2. 忌食粗纤维和胀气食物,如芥菜、芹菜、韭菜、大头菜、牛奶、糖、豆制品等。
3. 忌食辛辣刺激的食物,如韭菜、羊肉、花椒、辣椒、芥末、胡椒和浓茶、烈酒、咖啡等。
4. 忌食生冷、寒凉、坚硬、滑腻的食物,如生冷瓜果、肥肉、奶油、冷饮等。
5. 食用一些易于消化的流质、半流质食物,如粥、汤、面条等。
6. 全面补充营养。如果有失水现象可以补充口服补液药。

其他调理要点

①戒烟、戒酒,烟、酒的刺激容易加重痢疾症状。

②注意环境卫生和个人卫生,不吃腐烂变质的食物,防止病从口入。

③劳逸结合,注意休息,注意腹部保暖,保持心态乐观、放松。

④避免过度劳累,勿使腹部受凉,勿食生冷饮食。

饮食疗法

银耳莲子马蹄羹

原料 水发银耳 150 克，去皮马蹄 80 克，水发莲子 100 克，枸杞 15 克

调料 冰糖 40 克

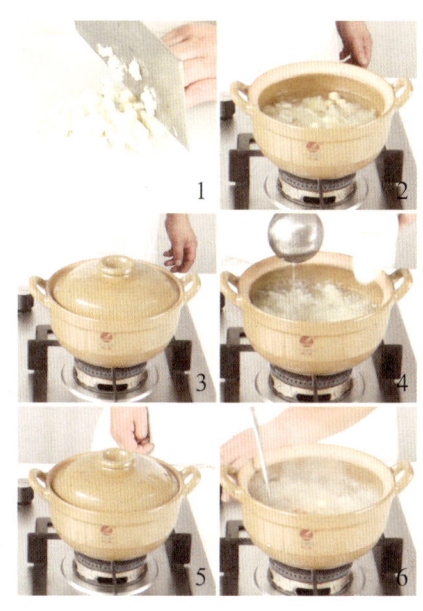

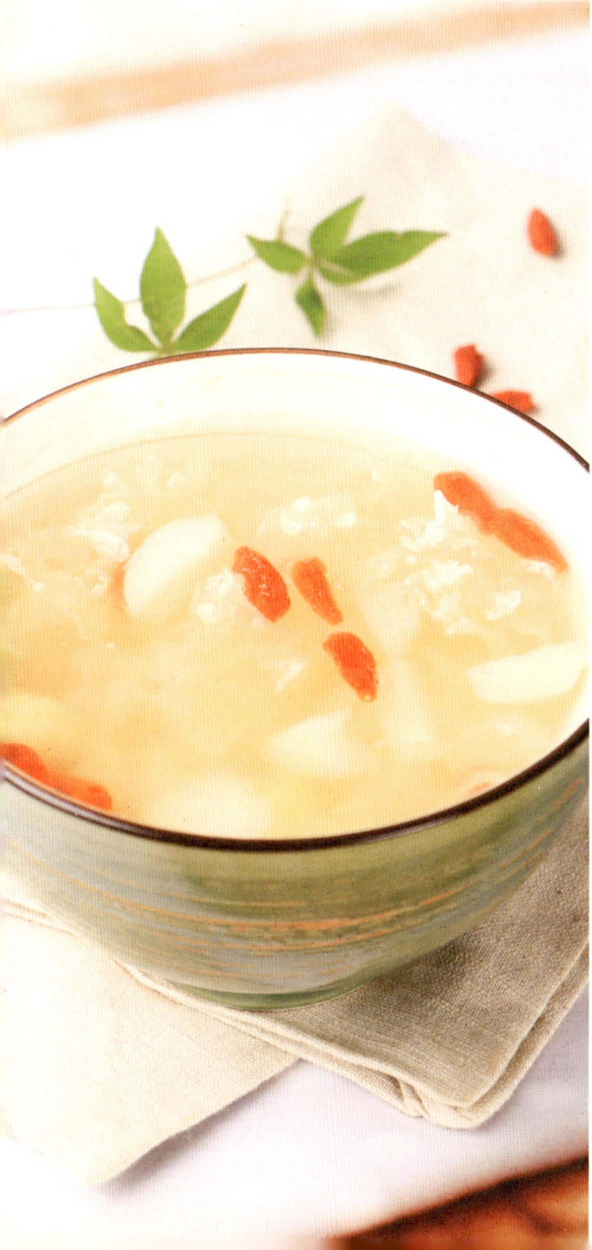

做法

1. 洗净的马蹄切碎；洗净的莲子用手掰开。
2. 砂锅中注入适量清水烧开，倒入马蹄、莲子、银耳，拌匀。
3. 加盖，大火煮开转小火煮 1 小时至熟。
4. 揭盖，加入冰糖、枸杞，拌匀。
5. 加盖，续煮 10 分钟至冰糖溶化。
6. 揭盖，稍稍搅拌至入味，盛出煮好的菜肴，装入碗中即可。

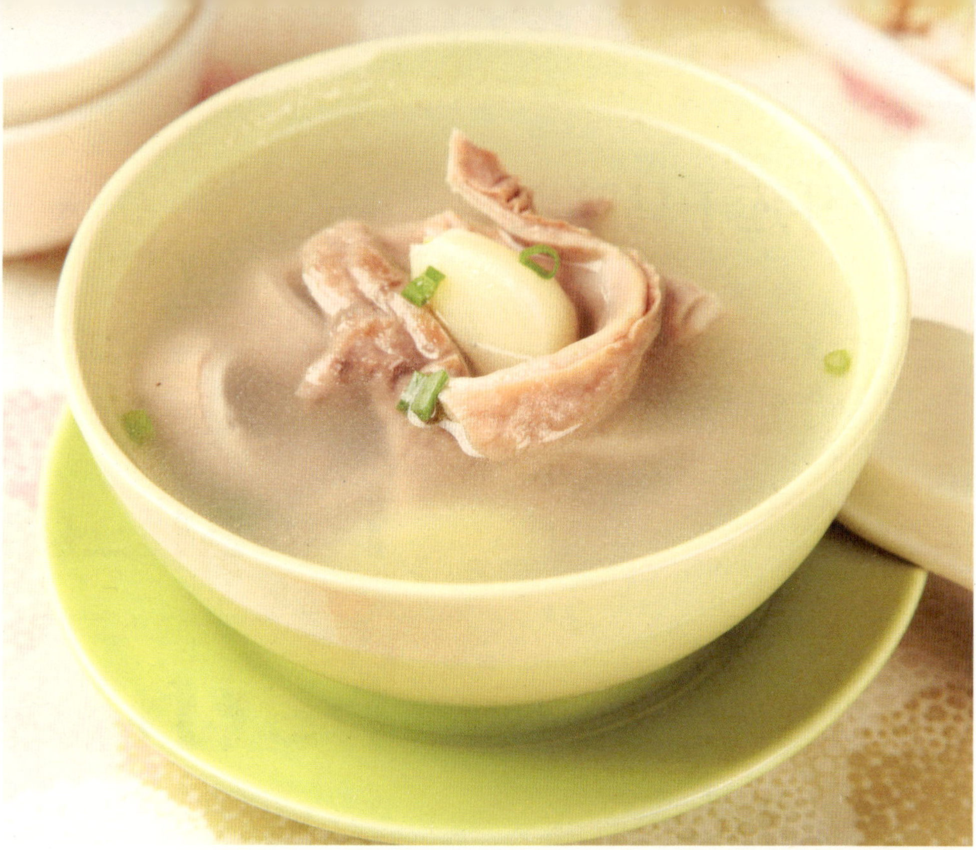

大蒜猪肚汤

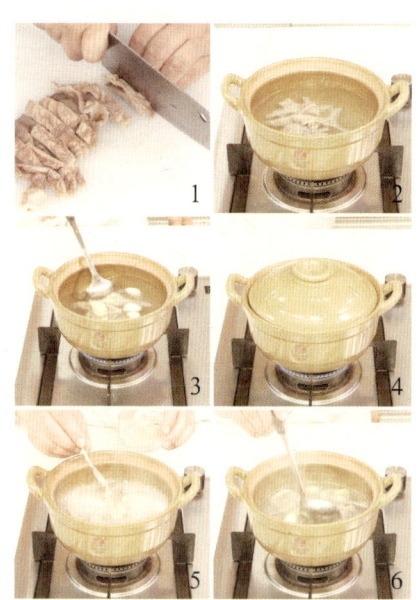

原料 熟猪肚 120 克，蒜头 50 克，姜片、葱花各少许

调料 盐、胡椒粉各 2 克

做法

1. 猪肚切条，待用。
2. 砂锅注水烧开，倒入猪肚条。
3. 放入蒜头、姜片，搅拌均匀。
4. 加盖，用大火煮开后转小火续煮 1 小时至猪肚软嫩。
5. 揭盖，加入盐、胡椒粉。
6. 搅匀调味，盛出煮好的猪肚汤，装碗，撒上葱花即可。

> 饮食疗法

蒜薹炒肉丝

原料 牛肉240克,蒜薹120克,彩椒40克,姜片、葱段各少许

调料 盐、鸡粉各3克,白糖、生抽、食粉、生粉、料酒、水淀粉、食用油各适量

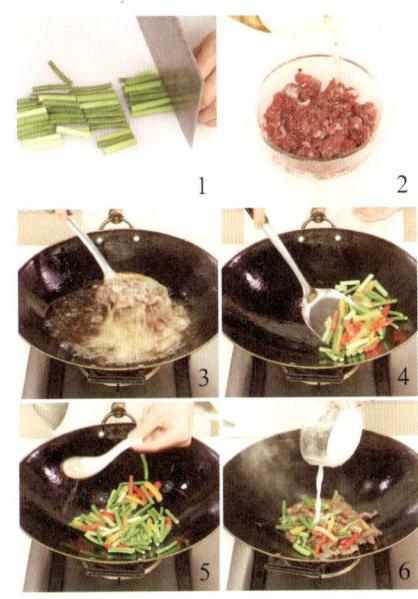

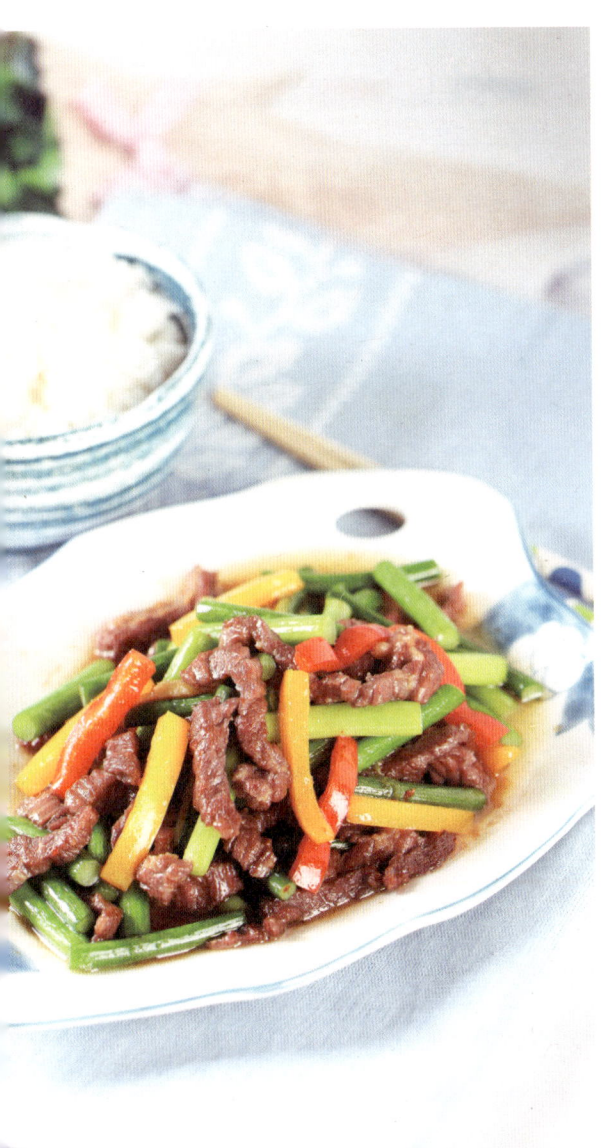

做法

1. 洗净的蒜薹切成段;洗好的彩椒切成条形;洗净的牛肉切成细丝。
2. 把牛肉丝装入碗中,加入1克盐、1克鸡粉、白糖、生抽、食粉、生粉、食用油,拌匀,腌渍约10分钟,至其入味。
3. 热锅注油,烧至四五成热,倒入牛肉丝,搅散,滑油约半分钟至其变色,捞出,沥干油。
4. 锅底留油烧热,倒入姜片、葱段,爆香,放入蒜薹、彩椒,炒匀。
5. 淋入料酒,炒匀提味,放入牛肉丝,加入2克盐、2克鸡粉、生抽、白糖,炒匀调味。
6. 倒入水淀粉勾芡,盛出炒好的菜肴即可。

拔罐疗法

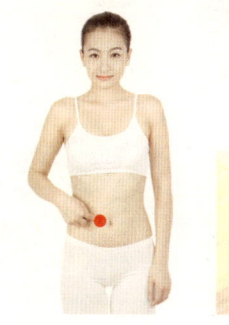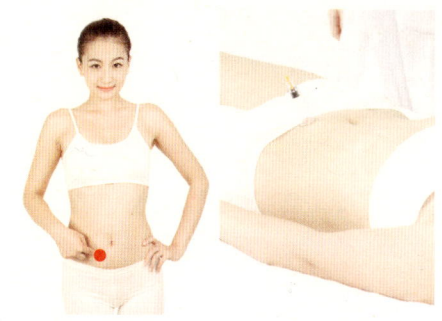

天枢

(定位) 天枢位于腹中部,平脐中,距脐中2寸。

(拔罐) 清洁穴位,用拔罐器将气罐拔取在天枢穴上,每穴留罐15~20分钟。

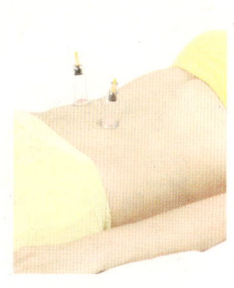

大巨

(定位) 大巨位于下腹部,当脐下2寸,距前正中线2寸。

(拔罐) 清洁穴位,用拔罐器将气罐拔取在大巨穴上,每穴留罐15~20分钟。

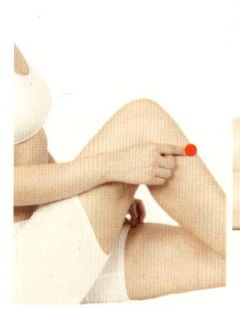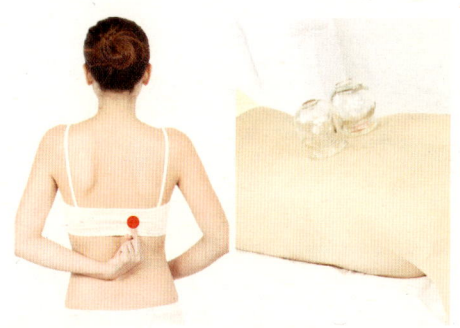

足三里

(定位) 足三里位于外膝眼下3寸,距胫骨外侧约1横指处。

(拔罐) 清洁穴位,用拔罐器将气罐拔取在足三里上,留罐15分钟后取下。

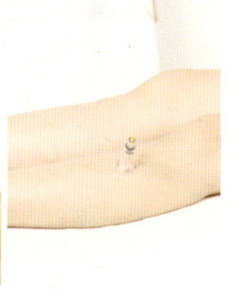

脾俞

(定位) 脾俞位于背部,当第11胸椎棘突下,旁开1.5寸。

(拔罐) 清洁穴位,将火罐拔取在脾俞穴上,留罐5~10分钟后取下,隔天1次。

小贴士:局部有皮肤破溃或有皮肤病的患者,不宜拔罐。

艾灸疗法

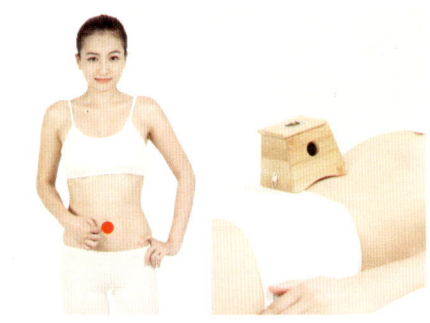

神阙

定位 神阙在腹中部，脐中央。

艾灸 用艾灸盒温和灸灸治神阙穴5~10分钟，1天1次。

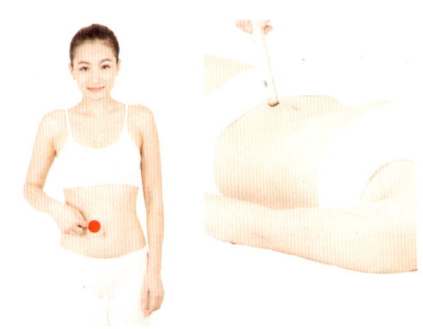

滑肉门

定位 滑肉门在上腹部，当脐中上1寸，距前正中线2寸。

艾灸 用艾条悬灸法灸治滑肉门穴5~10分钟，1天1次。

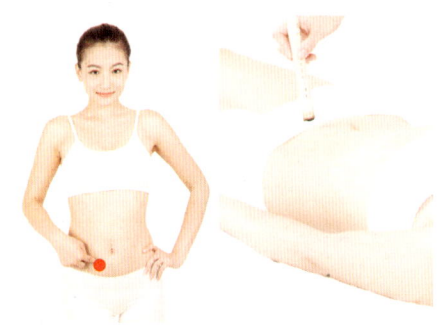

大巨

定位 大巨在下腹部，当脐中下2寸，距前正中线2寸。

艾灸 用艾条温和灸灸治大巨穴10分钟，1天1次。

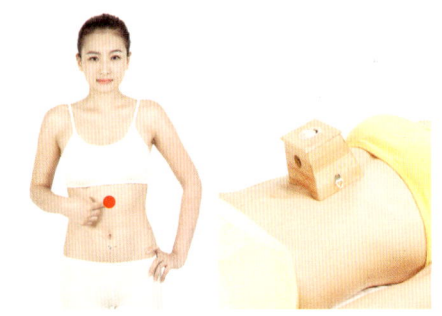

中脘

定位 中脘位于上腹部，前正中线上，当脐上4寸。

艾灸 用艾灸盒温和灸灸治中脘穴5~10分钟，1天1次。

小贴士：艾灸后要喝较平常多量的温开水，便于排毒，水温可以稍微高点。

痔疮

痔疮又称痔病,是人体直肠末端黏膜下和肛管皮肤下静脉丛发生扩张和屈曲所形成的柔软静脉团,痔疮包括内痔、外痔、混合痔。病因尚未完全明确,可能与多种因素有关。痔疮的症状是患处作痛、便血,严重时痔块会脱出肛门外(脱垂),排便后才缩回。

饮食原则

1. 高纤维素膳食可使痔疮患者症状缓解或消失,这是因为纤维素可刺激肠蠕动,促进排便。食物中的纤维成分不能被消化吸收,而成为食物残渣残留在肠道内,因纤维素具有吸收水分的性质,可使粪便含水量增加,便量增多,粪便变软,促进排便。如韭菜、芹菜、竹笋、茭白及含麦麸面包等富含纤维素的食物,对痔疮的预防和治疗有益。

2. 忌食辛辣刺激的食物和热性食品,如辣椒、生姜、羊肉、狗肉等,会刺激直肠肛门黏膜,引起血管扩张及充血,加重病情。

3. 摄取具有润肠作用的食物,如梨、香蕉、蜂蜜、芝麻油等。

4. 宜选用质地偏凉的食物,如黄瓜、苦瓜、冬瓜、西瓜、藕、芹菜、菠菜、蘑菇、鸭蛋、鸭肉等。

其他调理要点

① 戒烟戒酒,因为烟酒能刺激直肠肛门黏膜,使痔疮加重。

② 排便后要注意肛门的卫生,保持清洁,有条件时便后应清洗或坐浴。

③ 运动有助于增强肠蠕动,同时使肛门括约肌呈收缩与松弛的交替运动,有利于防止痔疮的形成。

④ 治疗原发病。对患有全身性慢性疾病的患者,注意营养素的补充和治疗,可以减少痔疮的发生。

饮食疗法

🍴 山药酱焖鸭

原料 鸭肉块 400 克，山药 250 克，姜片、葱段、桂皮、八角各少许，绍兴黄酒 70 毫升

调料 黄豆酱 20 克，盐、鸡粉、白糖、水淀粉、生抽、食用油各适量

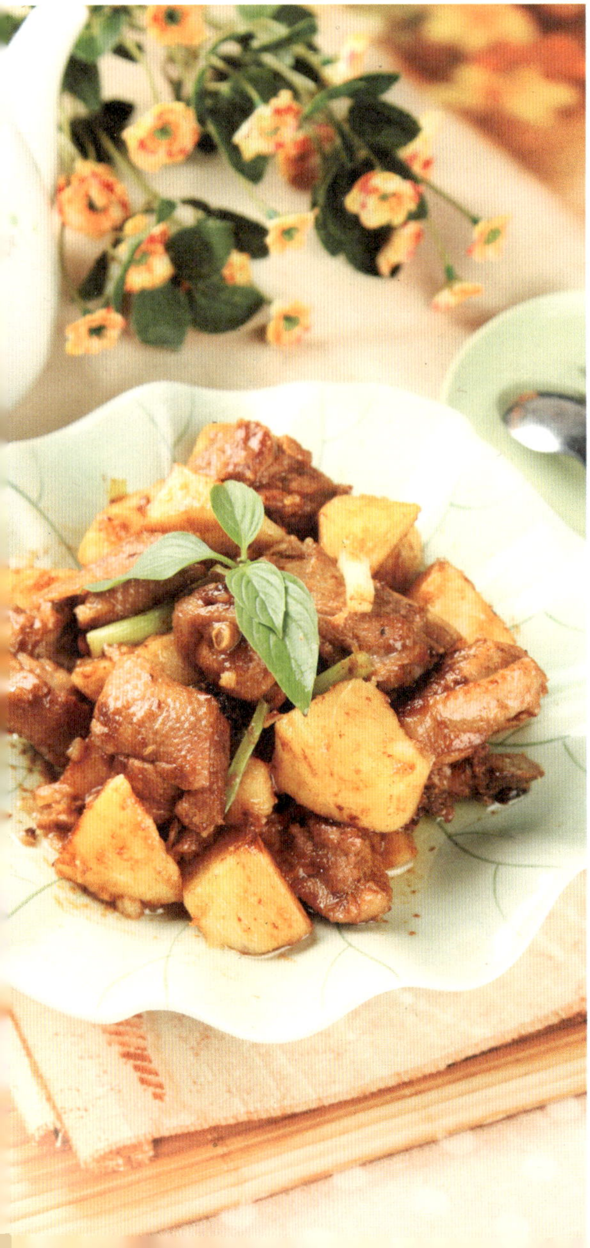

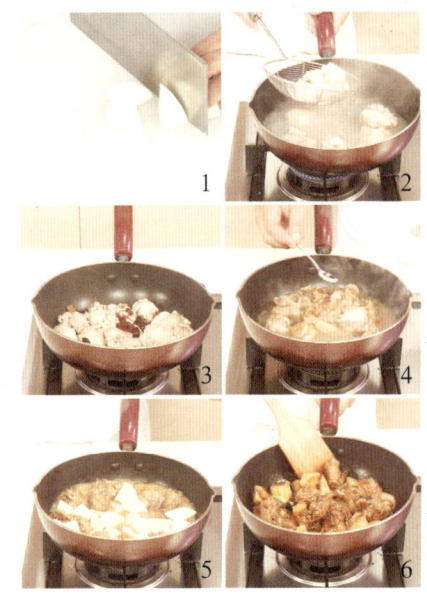

做法

1. 将去皮洗净的山药切开，再切滚刀块。
2. 锅中注水烧开，倒入洗净的鸭肉块，氽去血水，捞出。
3. 用油起锅，倒入八角、桂皮，撒上姜片，爆香，放入鸭肉块，炒匀，倒入黄豆酱。
4. 淋入生抽，倒入绍兴黄酒，注入清水，煮沸，加入盐，焖至食材熟软。
5. 倒入山药拌匀，用小火续煮至食材熟透，大火收汁，加入鸡粉、白糖。
6. 撒上葱段，炒出葱香味，用水淀粉勾芡即可。

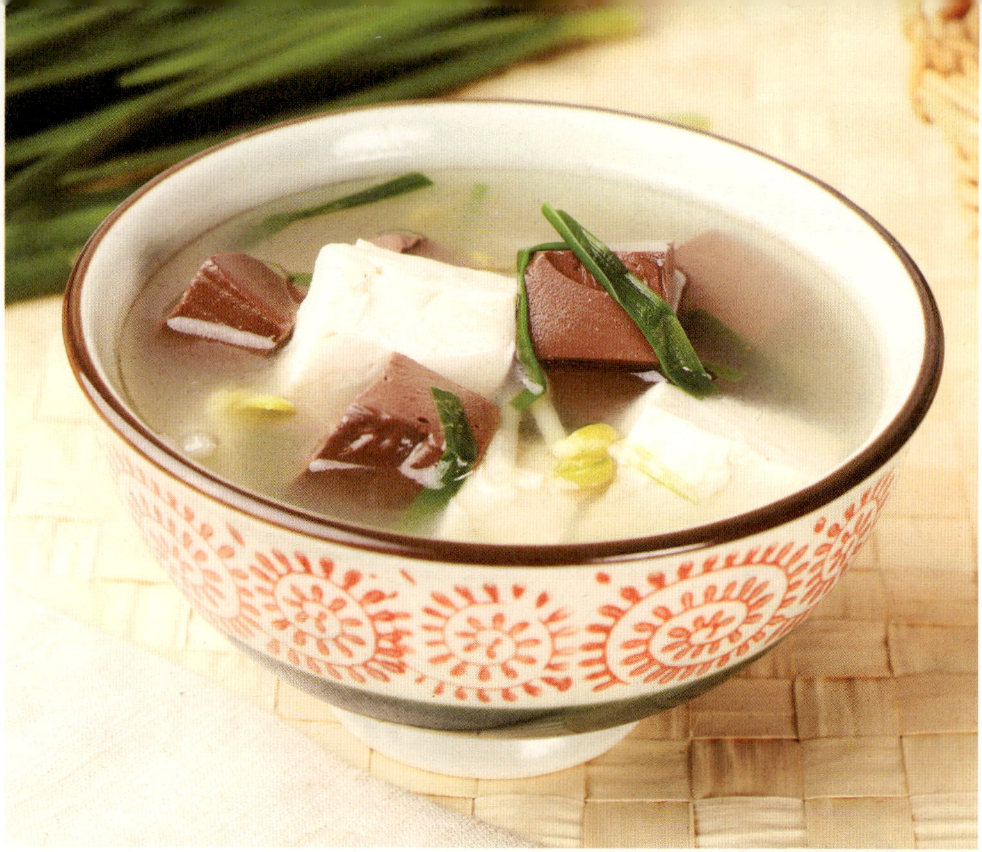

猪红韭菜豆腐汤

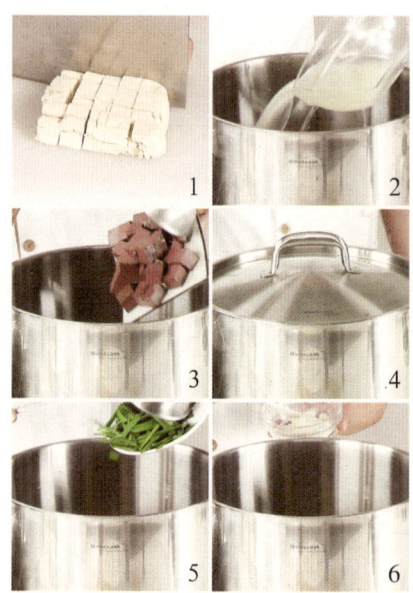

原料 韭菜 85 克，豆腐 140 克，黄豆芽 70 克，高汤 300 毫升，猪血 150 克

调料 盐、鸡粉、白胡椒粉各 2 克，芝麻油 5 毫升

做法

1. 洗净的豆腐切块；处理好的猪血切小块；洗好的韭菜切段；洗净的黄豆芽切段。
2. 深锅置于火上，倒入高汤，大火烧开。
3. 倒入豆腐块、猪血块，拌匀。
4. 加盖，大火再次煮沸。
5. 揭盖，放入黄豆芽段、韭菜段，拌匀，煮约 3 分钟至熟。
6. 加入盐、鸡粉、白胡椒粉、芝麻油，拌至入味，盛出煮好的汤，装入碗中即可。

饮食疗法

🍴 丝瓜咸蛋蒸羊肉

原料 丝瓜160克,羊肉230克,咸蛋黄2个,姜蓉5克,蒜片10克,葱花3克

调料 胡椒粉1克,盐2克,干淀粉10克,生抽5毫升,料酒10毫升

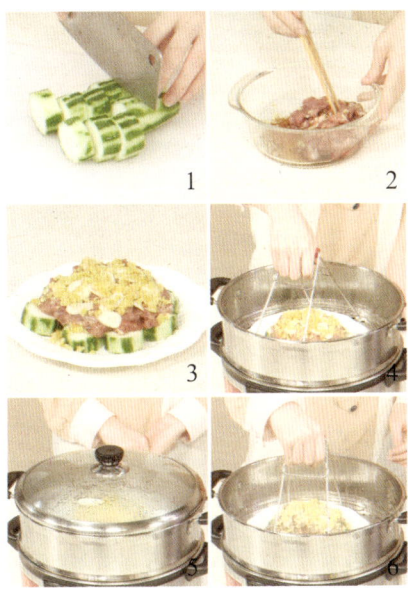

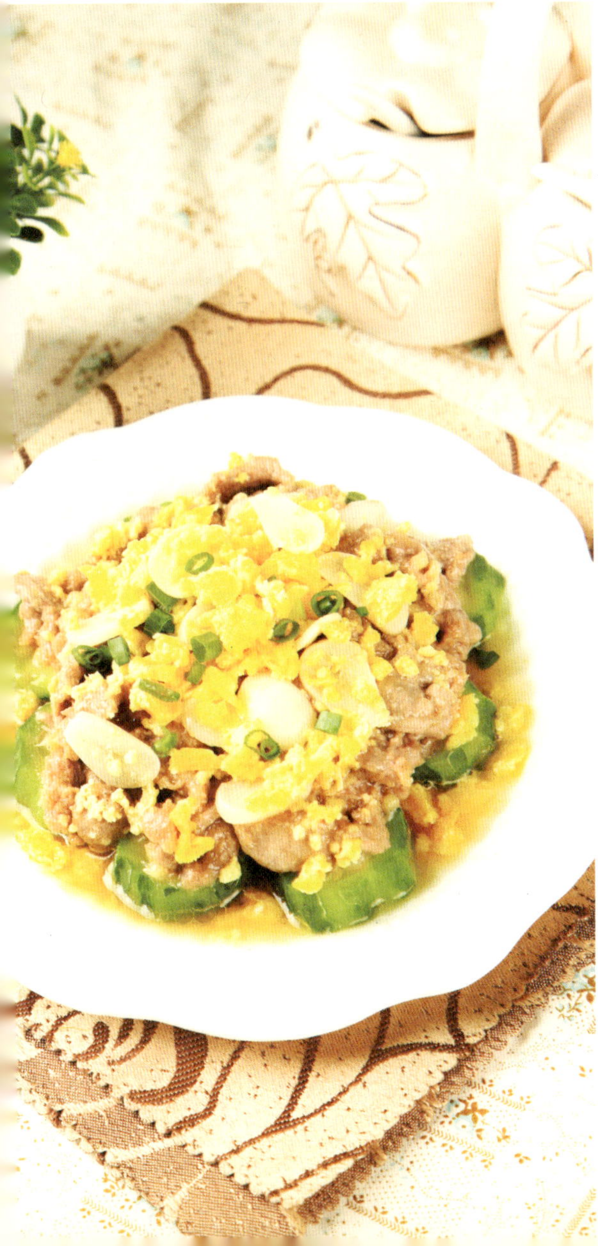

做法

1. 将洗净去皮的丝瓜切段;洗好的羊肉切片;备好的咸蛋黄切碎。
2. 把羊肉装碗中,加入料酒、生抽、盐、姜蓉、胡椒粉、干淀粉,拌匀,至羊肉起劲,腌渍一会儿。
3. 取一蒸盘,摆上丝瓜段,放入腌好的羊肉片,撒上蒜片、蛋黄末,摆好盘。
4. 备好电蒸锅,烧开水后放入蒸盘。
5. 盖上盖,蒸约25分钟,至食材熟透。
6. 断电后揭盖,取出蒸盘,趁热撒上葱花即可。

刮痧疗法

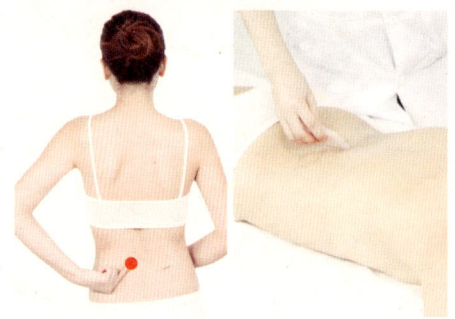

肾俞

(定位) 肾俞位于第二腰椎棘突下,旁开1.5寸处。

(刮痧) 在穴位上抹上经络油,用面刮法从上而下刮拭肾俞穴,力度微重,出痧为度。

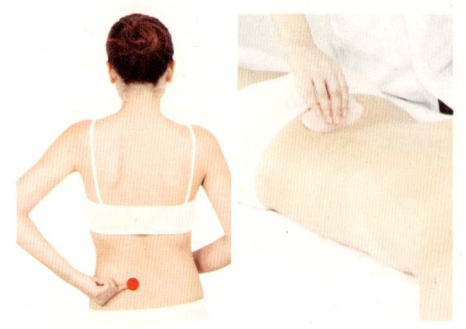

大肠俞

(定位) 大肠俞位于腰部,当第四腰椎棘突下,旁开1.5寸。

(刮痧) 在穴位上抹上经络油,用面刮法从上而下刮拭大肠俞穴,力度微重,出痧为度。

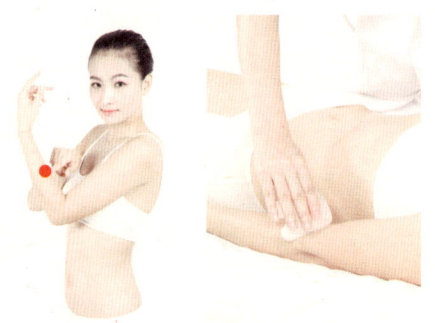

孔最

(定位) 孔最位于前臂掌面桡侧,当尺泽与太渊连线上,腕横纹上7寸处。

(刮痧) 在穴位上抹上经络油,用面刮法从上向下刮拭孔最穴3～5分钟。

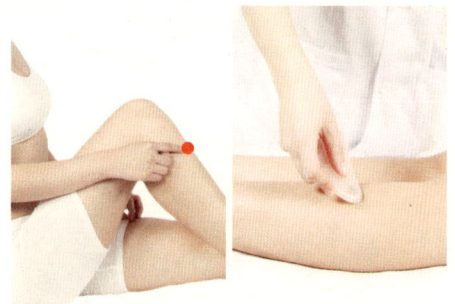

足三里

(定位) 足三里位于外膝眼下3寸,距胫骨外侧约1横指处。

(刮痧) 在穴位上涂上经络油,用角刮法刮拭足三里,以潮红发热即可。

小贴士:刮痧后饮热水一杯,能促进新陈代谢,加速代谢产物的排出。

拔罐疗法

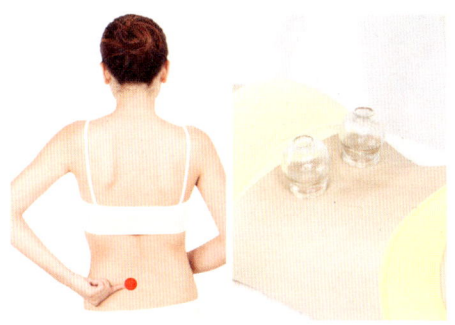

大肠俞

定位 大肠俞位于腰部，当第四腰椎棘突下，旁开 1.5 寸。

拔罐 用毛巾将穴位清洁干净，用火罐留罐 5～10 分钟，隔天 1 次。

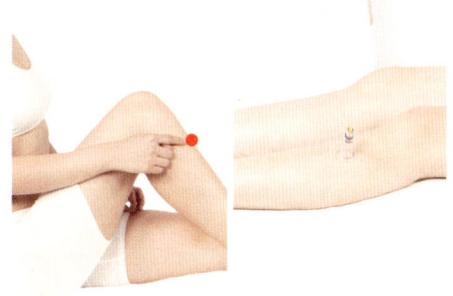

足三里

定位 足三里位于外膝眼下 3 寸，距胫骨外侧约 1 横指处。

拔罐 用毛巾将穴位清洁干净，用气罐留罐 10～15 分钟，隔天 1 次。

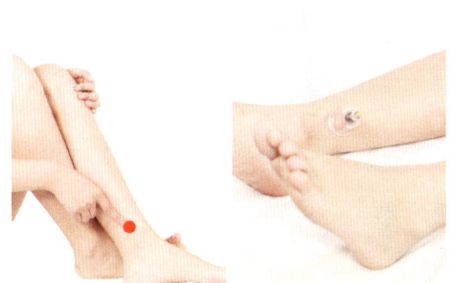

三阴交

定位 三阴交位于小腿内侧，当足内踝尖上 3 寸，胫骨内侧缘后方。

拔罐 用毛巾将穴位清洁干净，用气罐留罐 5～10 分钟，隔天 1 次

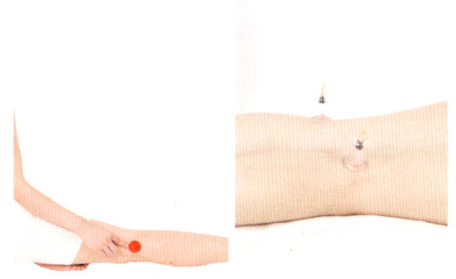

委中

定位 委中位于腘窝横纹中两筋之间。

拔罐 用毛巾将穴位清洁干净，用气罐留罐 10～15 分钟，隔天 1 次。

> **小贴士**：孕妇及年纪大且患有心脏病者拔罐应慎重。

功能性便秘

功能性便秘是指排便次数减少、粪便量减少、粪便干结、排便费力等。其原因主要有进食量少、食物中缺乏纤维素或水分、精神紧张、过度疲劳、生活规律改变、滥用泻药等。其主要症状有便意少，便次也少；排便费力；排便不畅；大便干结，排便不净感；便秘伴有腹部不适。

饮食原则

1. 增加膳食纤维摄入量，膳食纤维在肠道中吸收水分，增加粪便体积和重量，刺激肠道蠕动，促进粪便排出。富含膳食纤维的食物有蔬菜、水果和粗粮，如白菜、包菜、芹菜、莴笋、韭菜、黄瓜、红薯、苹果、香蕉、梨、橘子、橙子、木瓜、菠萝、桃子、哈密瓜、玉米、小米、黑米、糙米及各种豆类等。

2. 增加维生素 B_1 的摄入量，可促进肠胃蠕动，有利于食物的消化吸收。富含维生素 B_1 的食物有麦麸、粗粮、蔬菜、豆类及其制品。

3. 多喝水，尤其在夏季要注意及时补充水分，有利于软化粪便，促进排便。

4. 为了减少粪便与肠道的摩擦力，建议每周吃一次红烧肉等含较多脂肪的食物，并搭配着芹菜腐竹、醋烹豆芽、香菇油菜、虾皮菠菜等粗纤维多的菜肴。

5. 忌食厚味辛辣食物，容易影响肠胃功能，加重便秘，如油炸食品、辣椒、花椒、大蒜、芥末等。

其他调理要点

①保持精神放松、愉悦，能有效缓解便秘症状。

②养成良好的排便习惯，不可忽视便意，不要拖延。平常有便意时一定要尽快上厕所。

③合理安排生活和工作，做到劳逸结合。适当的身体活动，特别是腹肌的锻炼有利于胃肠功能的改善。

④不要长期服用泻药，以免损伤肠胃反而加重便秘。

饮食疗法

🍴 五仁大米粥

原料 水发大米135克,花生米、瓜子仁、杏仁、核桃仁、白芝麻各少许

调料 白糖少许

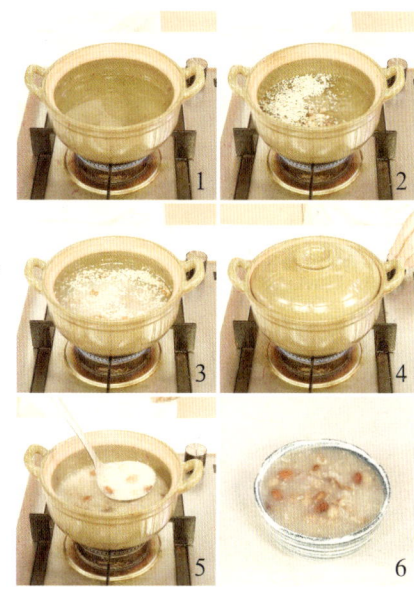

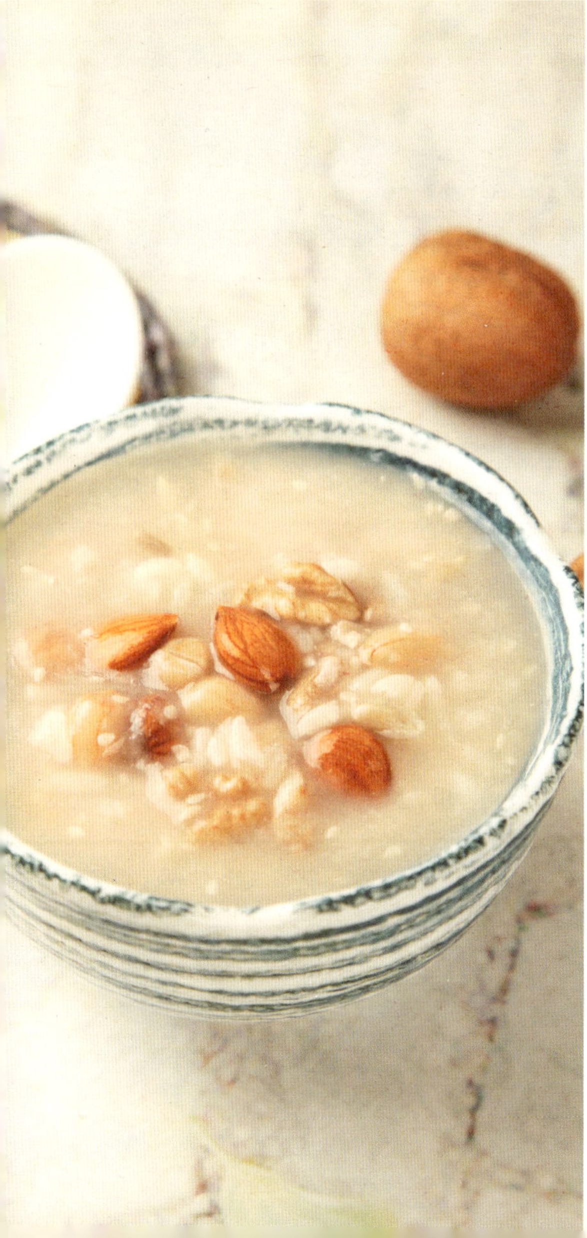

1. 砂锅中注入适量清水烧热。
2. 倒入洗净的花生米、瓜子仁、杏仁、核桃仁、白芝麻。
3. 放入备好的大米,搅拌均匀。
4. 盖上盖,烧开后用小火煮约50分钟,至食材熟透。
5. 揭盖,加入少许白糖,拌匀,用中火煮至白糖溶化。
6. 关火后盛出煮好的粥即成。

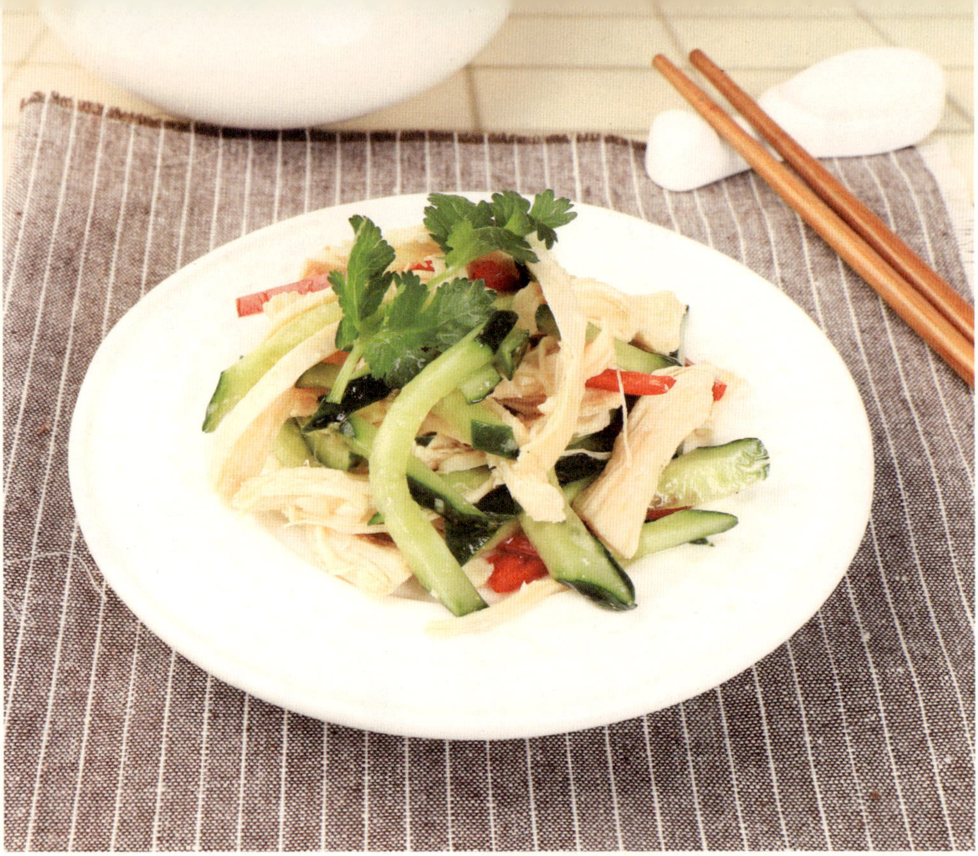

鸡肉拌黄瓜

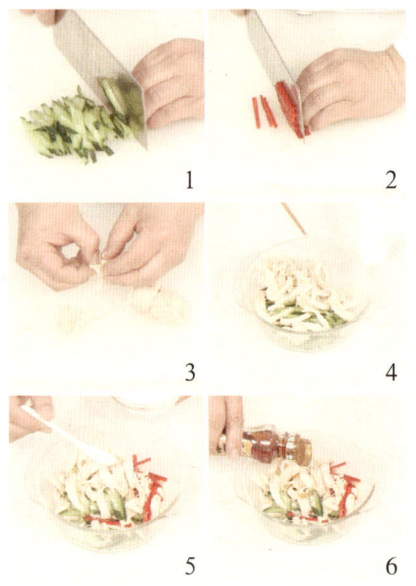

原料 黄瓜80克，熟鸡肉70克，香菜10克，红椒30克，蒜末20克

调料 白糖2克，芝麻油、盐、鸡粉各适量

做法

1. 洗净的黄瓜斜刀切片，再切成粗丝。
2. 洗净的红椒切开去子，切成丝。
3. 熟鸡肉用手撕成小块，待用。
4. 取一个碗，倒入黄瓜丝、鸡肉块。
5. 加入红椒丝、蒜末，再放入盐、鸡粉、白糖。
6. 淋上芝麻油，拌匀，取一个盘子，将拌好的食材倒入，再放上备好的香菜即可。

饮食疗法

🍴 芝麻猪肝山楂粥

原料 猪肝150克,水发大米120克,山楂100克,水发花生米90克,白芝麻15克,葱花少许

调料 盐、鸡粉各2克,水淀粉、食用油各适量

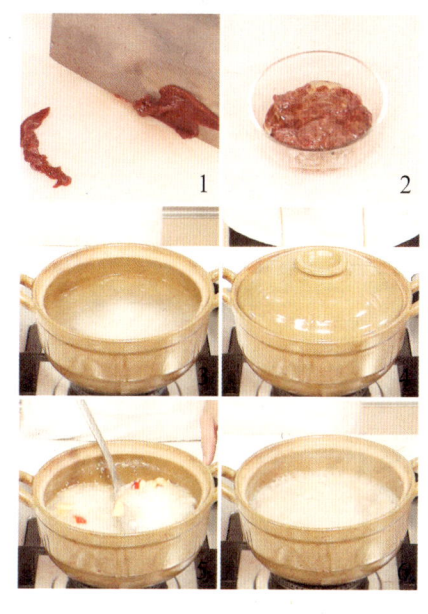

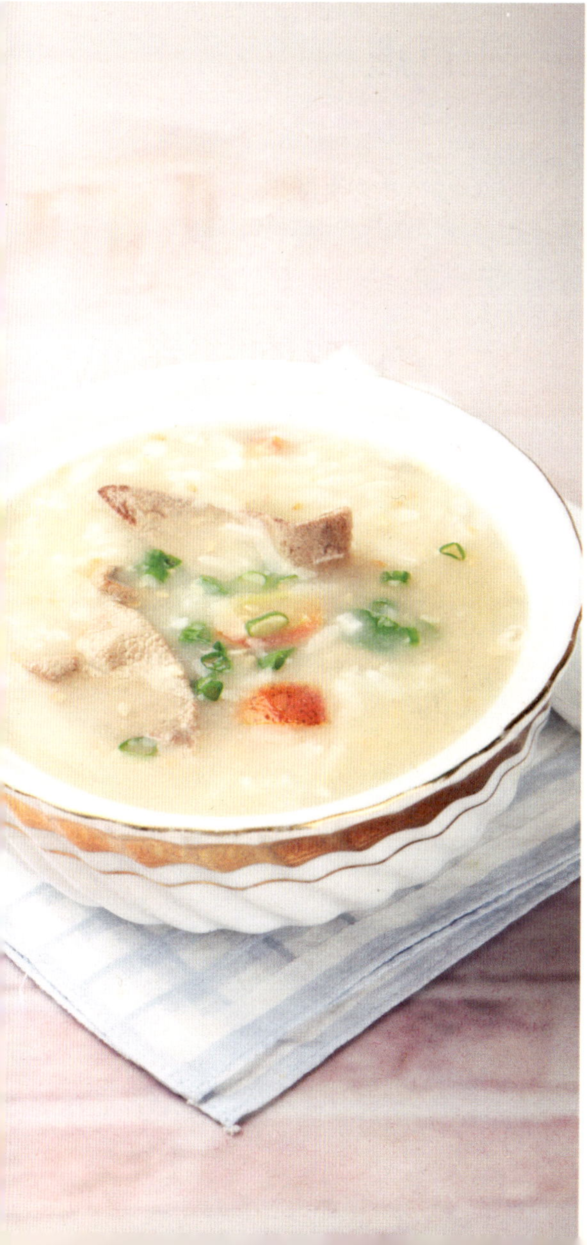

做法

1. 将洗净的山楂去除头尾,去除果核,切成小块;洗好的猪肝切成薄片。
2. 把猪肝片装入碗中,放入1克盐、1克鸡粉、水淀粉、食用油,腌渍约10分钟,至其入味。
3. 砂锅中注水烧开,倒入大米、花生米,快速搅拌一会儿。
4. 盖上盖,煮沸后用小火煮约30分钟,至食材熟软。
5. 揭盖,倒入山楂,撒上洗净的白芝麻,拌匀,煮至食材熟透。
6. 放入腌渍好的猪肝,拌煮至变色,加入1克盐、1克鸡粉,拌匀,煮至米粥入味。盛出煮好的猪肝粥,装入汤碗中,撒上葱花即成。

> 按摩疗法

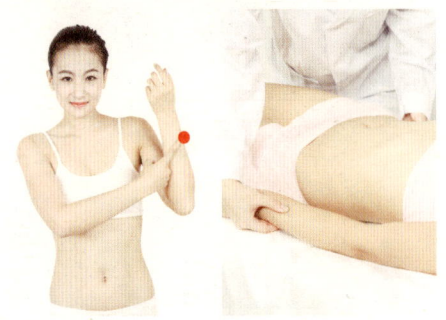

支沟

定位 支沟位于手背腕横纹中点直上约3个拇指宽度，前臂两骨之间凹陷处。

按摩 用大拇指按揉支沟穴，以局部感到胀痛为宜，每次按压5分钟，每天3次。

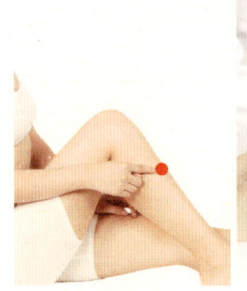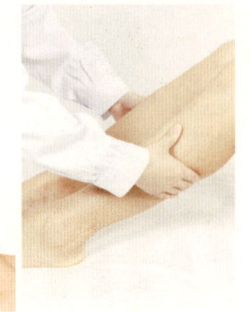

上巨虚

定位 上巨虚位于足三里下3寸处。

按摩 用大拇指指尖放于下肢上巨虚穴上，微用力压揉，以局部有酸胀痛为宜，每次按压5分钟，每天3次。

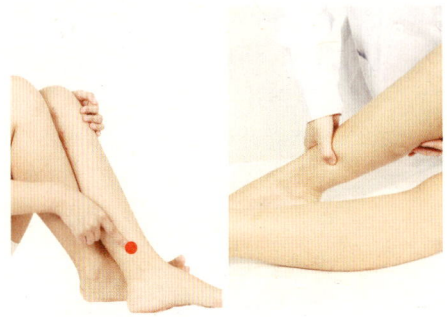

三阴交

定位 三阴交位于小腿内侧，当足内踝尖上3寸，胫骨内侧缘后方。

按摩 用大拇指指尖用力压揉三阴交穴3~5分钟，每天3次。

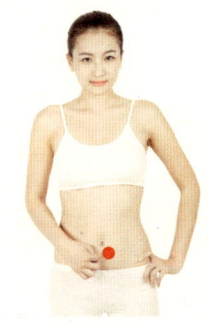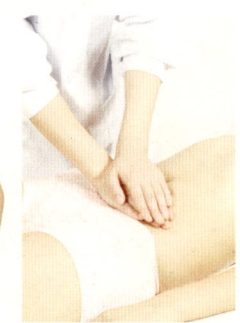

气海

定位 气海位于下腹部，前正中线上，当脐下1.5寸。

按摩 将双手叠放于气海穴上，力度轻柔，以环形按揉5分钟，每天3次。

> 小贴士：按摩后有出汗现象时，应注意避风，以免感冒。

拔罐疗法

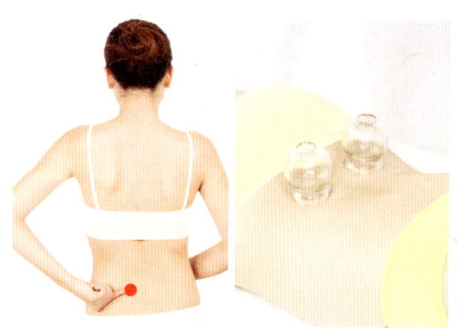

大肠俞

定位 大肠俞位于腰部，第四腰椎棘突下，旁开1.5寸。

拔罐 将穴位清洁干净，将火罐扣在大肠俞穴上，每罐留5～10分钟，隔天1次。

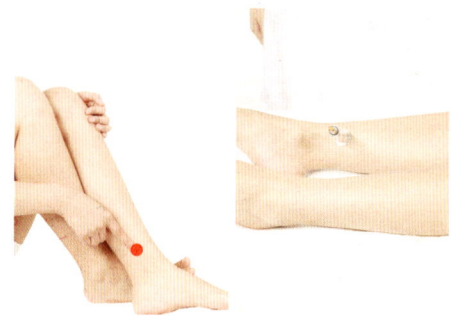

三阴交

定位 三阴交位于小腿内侧，当足内踝尖上3寸，胫骨内侧缘后方。

拔罐 将穴位清洁干净，用拔罐器将气罐拔扣在穴位上，留罐15分钟后取下。

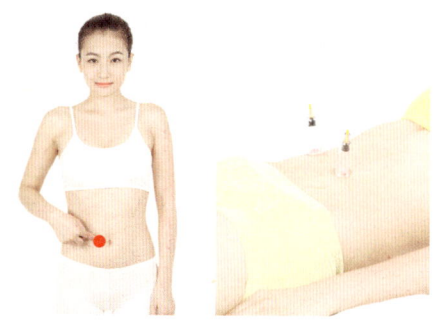

天枢

定位 天枢位于腹中部，平脐中，距脐中2寸。

拔罐 将穴位清洁干净，用拔罐器将气罐拔取在天枢穴上，留罐10～15分钟。

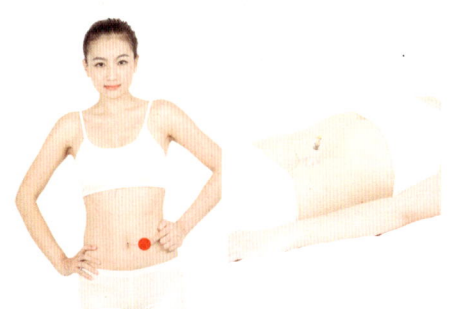

大横

定位 大横位于人体的腹中部，距脐中4寸。

拔罐 将穴位清洁干净，用拔罐器将气罐拔取在大横穴上，留罐10～15分。

> 小贴士：拔罐时，室内需保持20℃以上的温度。最好在避风向阳处。

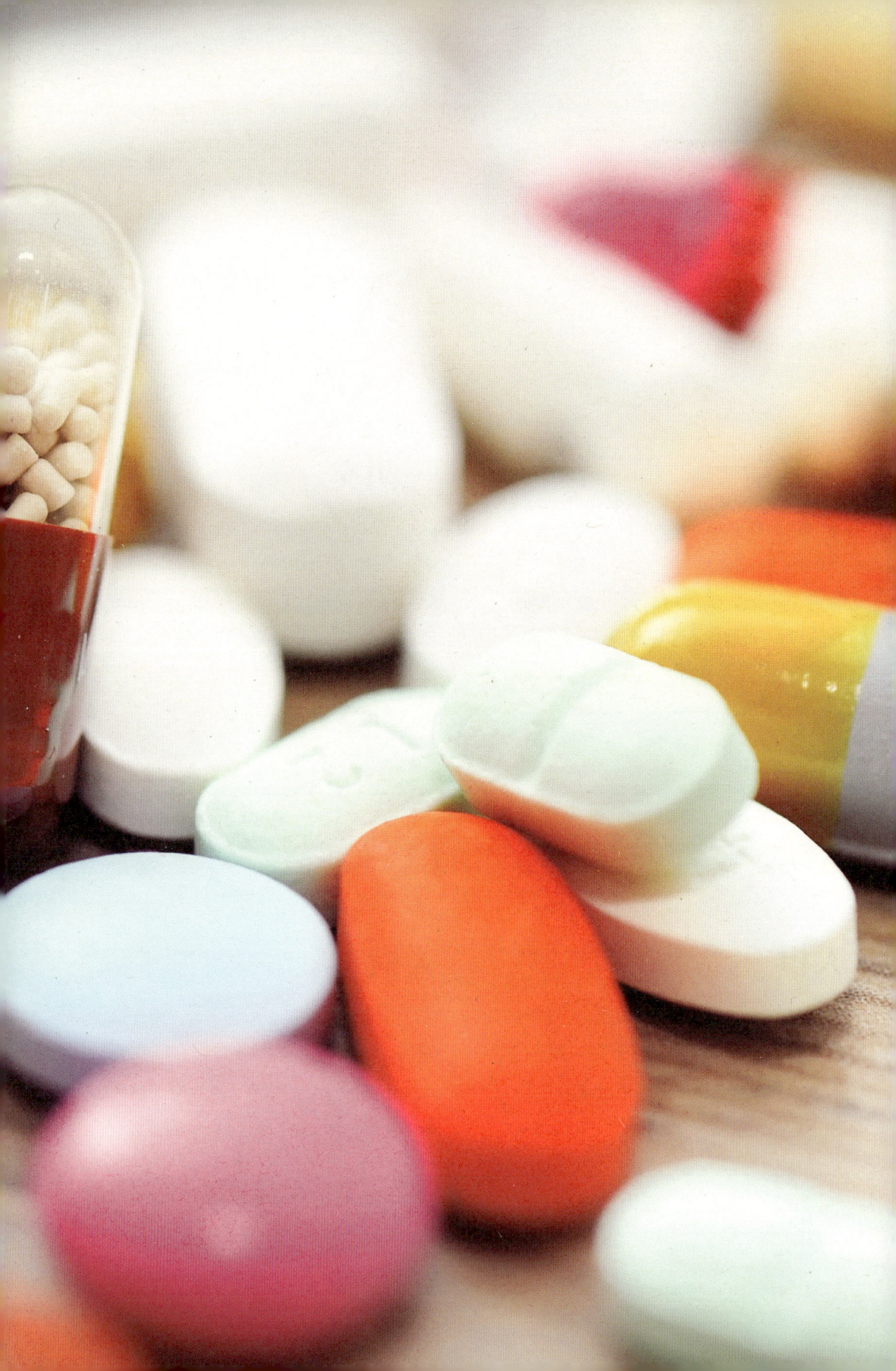

Chapter 4

肠胃病常用药使用详解

肠胃病患者应该先经过详细诊断，并且向医师咨询后方可用药，特别是患有其他疾病正在用药或接受治疗的患者、怀孕或有怀孕可能的女性患者以及出现严重症状的患者。严格遵守服用方法和服用剂量。服药3天仍无效者，或出现并发症者应让医师做进一步诊疗。

一 中和胃酸药

① 复方氢氧化铝片

本品为抗酸药氢氧化铝、三硅酸镁与解痉药颠茄流浸膏组成的复方，前两者可中和过多的胃酸，后者既能抑制胃液分泌，解除胃平滑肌痉挛，又可使胃排空延缓。

本品主要用于缓解胃酸过多引起的胃痛、胃灼热感（烧心）、泛酸，也可用于慢性胃炎。

② 胃必治

本品为复方制剂，每片含铝酸铋200毫克、重质碳酸镁400毫克、碳酸氢钠200毫克、甘草浸膏粉300毫克、弗朗鼠李皮25毫克、茴香粉10毫克。铝酸铋可在胃及十二指肠黏膜上形成保护膜，碳酸氢钠、重质碳酸镁均有明显抗酸作用，与甘草浸膏、弗朗鼠李皮、茴香配成复方，可中和胃酸，消除胃肠胀气和大便秘结，增强胃及十二指肠黏膜屏障，使黏膜再生。

本品主要用于缓解胃酸过多引起的胃疼、胃烧灼感（烧心）、泛酸，也可用于慢性胃炎。

③ 斯达舒

本品为复方制剂，每粒含氢氧化铝140毫克、碘甲基蛋氨酸50毫克，颠茄提取物10毫克。氢氧化铝为抗酸药，能中和胃酸并保护溃疡面，碘甲基蛋氨酸能促进肉芽发育和黏膜再生，颠茄提取物可抑制腺体分泌，解除平滑肌痉挛引起的疼痛。

用于缓解胃酸过多引起的胃痛、胃灼热感（烧心）、泛酸，也可用于慢性胃炎。

④ 丽珠得乐

本品主要成分是三钾二枸橼酸铋。在胃的酸性环境中形成弥散性的保护层覆盖于溃疡面上，阻止胃酸、酶及食物对溃疡的侵袭。本品还可降低胃蛋白酶活性，增加黏蛋白分泌，促进黏膜释放前列腺素，从而保护胃黏膜。另外，本品对幽门螺杆菌具有杀灭作用，因而可促进胃黏膜的愈合。用于慢性胃炎及缓解胃酸过多引起的胃痛、胃灼热感（烧心）和泛酸。

二 抑制胃酸药

① 雷尼替丁

为强效组胺 H_2 受体拮抗剂,作用比西咪替丁强 5～8 倍,且作用时间更持久,能有效地抑制组胺、五肽胃泌素和氨甲酰胆碱刺激后引起的胃酸分泌,降低胃酸和胃酶活性,主要用于胃酸过多、烧心的治疗。

② 法莫替丁

主要剂型有片剂、胶囊剂、注射剂等。为组织胺 H_2 受体拮抗剂,能够抑制胃酸分泌。适用于胃及十二指肠溃疡、反流性食管炎、上消化道出血、卓-艾综合征等症。

③ 西咪替丁

本品能明显抑制昼夜基础胃酸分泌,也能抑制由食物、组胺、五肽胃泌素、咖啡因与胰岛素等所诱发的胃酸分泌,并使其酸度降低。本品对因化学刺激引起的腐蚀性胃炎有预防和保护作用,对应激性溃疡和上消化道出血也有明显疗效。

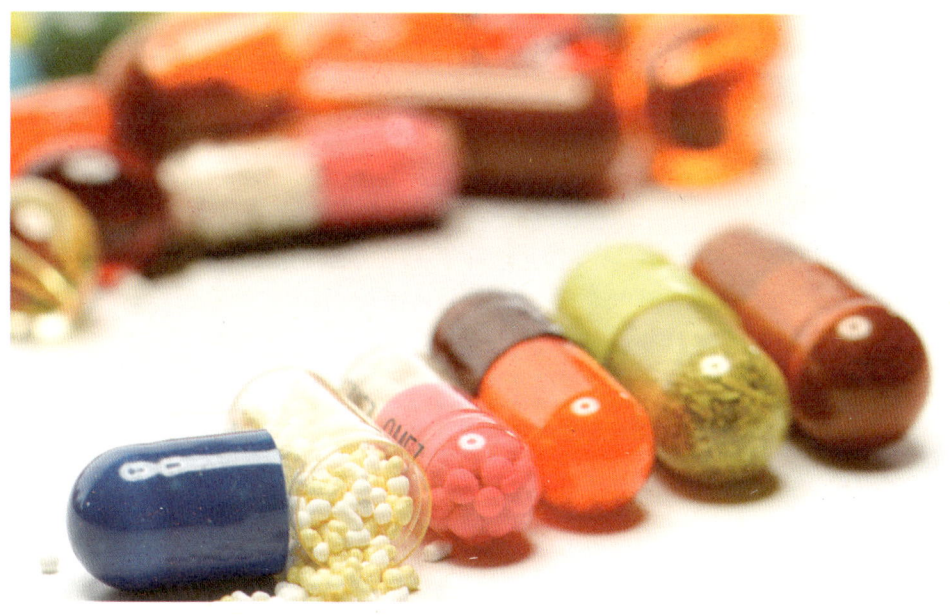

三 胃泌素受体阻断药

● 丙谷胺片

本品为胃泌素受体的拮抗剂，化学结构与胃泌素（G-17）及胆囊收缩素（CCK）两种肠激肽的终末端化学结构相似。其功能基团酰胺基能特异性能和胃泌素竞争壁细胞上胃泌素受体，因而能明显抑制胃泌素引起的胃酸和胃蛋白酶的分泌，对组胺和迷走神经刺激引起的胃酸分泌作用不明显。能增加胃黏膜氨基己糖的含量，促进糖蛋白合成，对胃黏膜有保护和促进愈合作用，能改善消化性溃疡的症状和促使溃疡愈合。常用于胃和十二指肠溃疡，慢性浅表性胃炎十二指肠球炎。

四 胃动力药类

❶ 吗丁啉

本品直接作用于胃肠壁，可增加食管下部括约肌张力，促进胃排空，增加胃窦和十二指肠运动，协调幽门的收缩，同时也能增强食管的蠕动和食管下端括约肌的张力，抑制恶心、呕吐。本品不易透过血脑屏障，常用于消化不良、腹胀、嗳气、恶心、呕吐、腹部疼痛。

❷ 胃复安

本品对胃肠道的作用主要在上消化道，促进胃及上部肠段的运动；提高静息状态胃肠道括约肌的张力增加下食管括约肌的张力和收缩的幅度，使食管下端压力增加。主要用于：①各种病因所致恶心、呕吐、嗳气、消化不良、胃部胀满、胃酸过多等症状的对症治疗；②反流性食管炎、胆汁反流性胃炎、功能性胃滞留、胃下垂等；③残胃排空延迟症、迷走神经切除后胃排空延缓。

❸ 莫沙比利

新一代胃肠动力药，通过激活胃肠道的胆碱能中间神经元及肌间神经丛的受体，使之释放乙酰胆碱，产生上消化道促动力作用。近期疗效和远期疗效好，而且无明显不良反应。